Wichtiger medizinischer Hinweis:

ROH-ARK-VERLAG

IMPRESSUM

1. Auflage, 2019
ISBN 978-3-942510-21-9

Alle Rechte vorbehalten.
© Roh-Ark-Verlag
Rohkost-Verlag

Tel.: 0177-3108870
Fax: 03212-3452345
E-Mail: info@roh-ark-verlag.de

Autorin: Alexandra Skirde
Layout & Design: Ina Becker, www.designista.de
Satz: Thiede-Satz · Bild · Grafik, Dortmund
Lektorat: Klaus Marks, Bremen

Dieses Buch ist ganz einfach bestellbar im Handel und auf der Internetseite des Verlages: www.rohkost-verlag.de

Alexandra Skirde

Powerfood
für Deine Organe

**Wie Du Deinen Körper mit natürlichen Vitalstoffen versorgst.
Mit 100 leckeren Rezepten für Deinen Alltag.**

ROH-ARK-VERLAG

Alexandra Skirde   ✉ alex@iss-sinnvoll.de   ✉ alex@rawandsexy.de
🅾 rawandsexy.de   🏠 www.iss-sinnvoll.de   🏠 www.rawandsexy.de

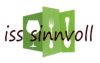

Alexandra Skirde
Fachberaterin für holistische Gesundheit
Holistischer Roh-Vegan-Chef

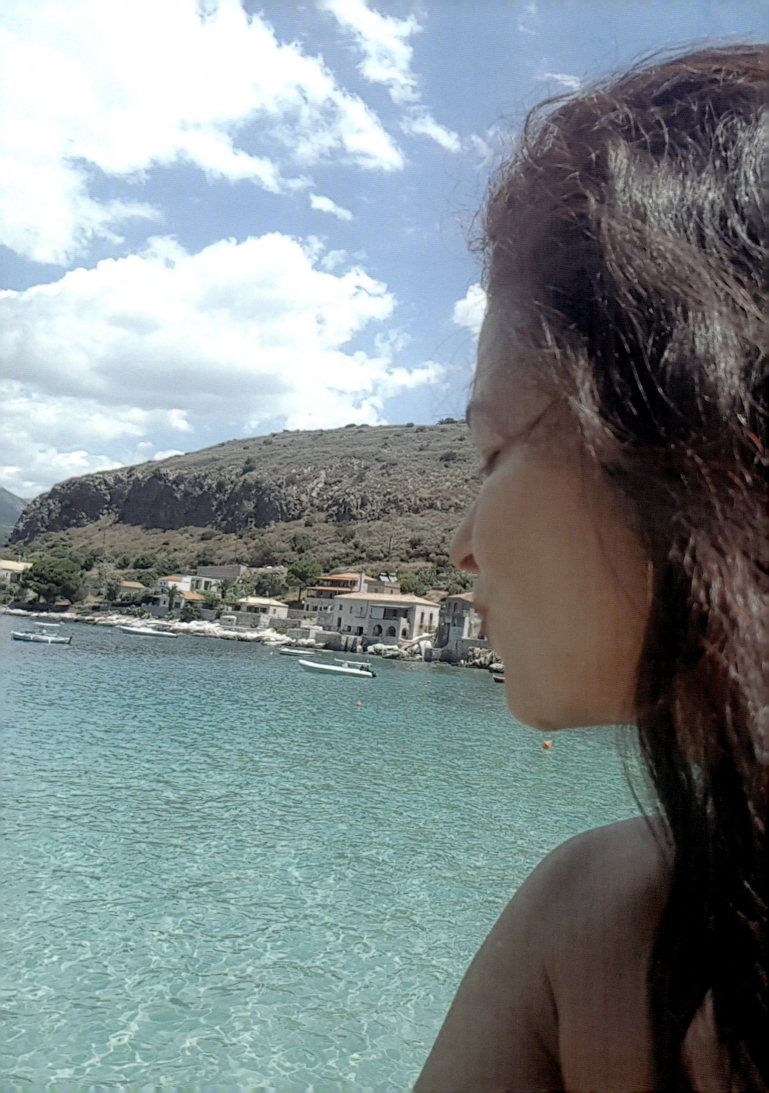

Back to nature

„Das Fett macht keine Fettsucht und die Kohlenhydrate machen keine Zuckerkrankheit. Bei den Stoffwechselkrankheiten (und zwar bei allen) ist nicht die Menge von Fett, Eiweiß, Kohlenhydraten der ausschlaggebende Faktor, sondern nur die Denaturierung der Nahrungsmittel. Deshalb müssen wir, wenn wir diese Krankheiten heilen wollen, unser Hauptaugenmerk auf die Beseitigung der Denaturierung legen."

Dr. Joseph Evers (1894-1975)

Quellenangabe
Evers Joseph, Warum Evers-Diät, S. 84

INHALT

INHALT

VORWORT

Als leidenschaftliche Foodbloggerin, Fachberaterin für holistische Gesundheit und holistischer Raw Vegan Chef war es nur eine Frage der Zeit, wann ich mein erstes Buch schreibe. Nun ist es soweit. Und wie sollte es anders sein, als dass es sich rund um RAWFOOD dreht... Doch „normale" Gourmet-Rawfood-Rezepte gibt es auf meinem Blog www.rawandsexy.de sowie im Internet genug – ebenso wie wissenschaftliche Therapie-Ansätze – daher möchte ich hier einen anderen Blickwinkel geben.

Ich habe wirklich lange überlegt, was ich in meinem ersten Buch transportieren möchte: ein „rundum-sorglos-Paket" – vollgepackt mit allem, was ich als essentiell empfinde und gerne weitergeben möchte? Oder doch eher fokussiert auf Rezepte, die uns gut tun und gerade auch für Einsteiger praktikabel und lecker sind? Wenn ich mich in meinem Umfeld umschaue, so schreien die Menschen regelrecht nach Rezepten. Doch mein Herzensanliegen ist es, Dir auch wertvolle Basics zu vermitteln. Also versuche ich in meinem Erstlingswerk die Grätsche zwischen wertvollen laien-verständlichen Informationen locker-fluffig weiterzugeben – gepaart mit vielen RAW-Gourmet-Rezepten.

In meinen Augen stellt die vegane Rohkost unsere artgerechte Ernährung dar. Sie ist voller Nährstoffe – versorgt uns mit allem, was wir benötigen für Körper, Geist und Seele – fügt unseren Freunden, den Tieren, kein Leid zu – und steckt voller ENERGIE und SONNENKRAFT – beschwingt uns positiv.

Meistens möchten wir mit unserer Ernährung vor allem unseren Gaumen zufrieden stellen und beglücken. Wir werden von frühester Kindheit an über Ernährung geprägt und verbinden mit Essen Kindheitserinnerungen, Glücksgefühle, Geselligkeit oder einfach nur „LECKER". Weicht man nun vom Mainstream-Food ab, trifft man nicht selten auf Unverständnis, fragende Blicke „Wieso tust Du das?" bis Mitleid „Du Arme darfst das nicht mehr essen".

Wir tendieren dazu, an Altem festzuhalten – „Das war schon immer so" – oder „Meine Eltern und Großeltern haben das auch immer gekocht – das kann doch nicht schlecht sein". Der Mensch ist ein Gewohnheitstier. Meiner Erfahrung nach ist Ernährung ein sensibleres Thema als Politik. Für die Allgemeinheit ist es vollkommen unstrittig, sich einen Burger, Pommes, Chips, Brötchen, Frikadellen, Torten etc. „in den Mund zu stecken". Doch wenn ich lieber Gurke mit Avocado oder Zucchini-Spaghetti mit Cashew-Aioli esse, wird das genauestens hinterfragt: „hast Du keine Mangelerscheinungen? Was ist mit Deinem Vitamin-B12-Spiegel? Wie kommst Du an Deine Proteine?" Ich gehe später intensiver auf diese Themen ein, möchte hier nur kurz erwähnen, dass Menschen wie ich sich weitaus mehr mit ihrem Nährstoff-Zustand beschäftigen als der Mainstream und daher vermutlich weniger Nährstoff-Defizite haben als Mainstream-Esser, die ich gerne „Alles-Es-

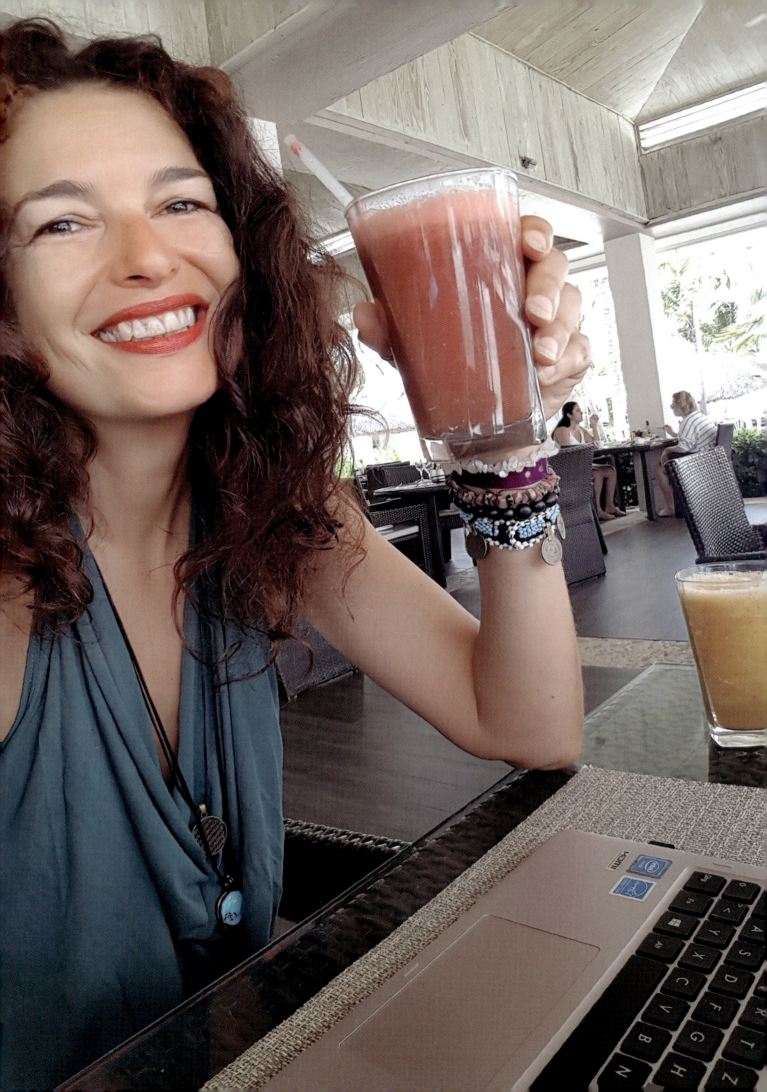

ser" nenne. Kurz zu Vitamin B12 – es handelt sich hier um Mikroorganismen, die in der Erde vorkommen und die für die Bioverfügbarkeit ein „Taxi" im Körper benötigen, den „Intrinsic Factor". Ist Dein Magen aufgrund der Industrie-Kost und Western Livestyle ruiniert (Sodbrennen, Gastritis & Co), wird der Intrinsic Factor nicht gebildet. B12 ist außerdem sehr hitzeempfindlich und somit weder im Schweinebraten noch in pasteurisierter Milch/Milchprodukten enthalten. Vitamin B12 ist KEIN VEGANES „Problem", sondern eins für alle – nur Veganer setzen sich vielleicht mehr damit auseinander – VIELLEICHT…

Proteine – also Aminosäuren – finden sich in bioverfügbarer Form in dunkelgrünem Blattgemüse, Nüssen und Samen. Es gibt keine essentielle Aminosäure, die wir nicht durch die rohvegane Ernährung erhalten können. Oder positiv ausgedrückt: wir bekommen alle benötigten Mikro-Nährstoffe inklusive Aminosäuren durch rohvegane Ernährung. Also keine Angst. Im Gegenteil – die Nährstoffe sind in rohveganer Form energetisierend – entgiftend – nährend – entlastend – aufbauend – regenerierend…

Unser Gaumen diktiert uns unsere lukullischen Gelüste auf. Es ist wie eine Sucht – vielleicht sogar die größte Sucht, die existiert. Sie ist gepaart mit dem Zustand unseres Organismus. Sind wir z.B. schwer belastet mit dem Pilz Candida Albicans, so kann dieser von uns vor allem Süßes einfordern. Er liebt Süßigkeiten. Wie ferngesteuert greifen wir also zur Schokolade und zum Kuchen. Oder zur Pasta mit Tomatensauce (die voller Zucker steckt – im doppelten Sinn: Kohlenhydrate der Pasta sind Zucker pur – und Tomatensauce ist üblicherweise stark gewürzt mit Zucker). Candida ist schlau und weiß, wie er an sein Lieblingsessen kommt.

Wäre es nicht wunderschön, wenn wir dem Candida seine Lebensgrundlage entziehen und zeitgleich unseren Gaumen UND unsere ZELLEN und Organe beglücken könnten?

Des Weiteren höre ich sehr oft „auf Fleisch verzichten kann ich ganz gut – aber nimm mir nicht mein Brot und meinen Käse weg". Hierzu muss ich sagen: Ich nehme NIEMANDEM etwas weg – sondern ich erweitere das Ernährungs-Spektrum – ich gebe quasi ein „Add On" – und es hat jeder die freie Wahl sich auszusuchen, was er essen möchte. Ob Ausreden nach dem Motto „das dauert alles so lange – ich habe nicht die Zeit dazu" oder „wo bekomme ich all die Zutaten her?" – all das höre ich sehr oft. Doch nach meinen Coachings sind die Menschen erstaunt, wie gut es ihnen geht und wie schnell und einfach die holistisch vegane Gourmet Rohkost umzusetzen ist.

Da ich ein Gourmet bin, ist es für mich immer wichtig, den Gaumen UND die Zellen glücklich zu machen.

Somit widme ich dieses Buch nicht nur unserem Gaumen – sondern auch unseren Organen – und zwar auf Gourmet-Zell-Niveau – ganz nach meinem Motto „eat RAW…stay sexy" – das sagt schon alles, oder?

Ich freue mich, Dir unsere Organe und deren Funktionsweisen kurz vorstellen zu dürfen und führe dann einige Rezepte auf – die als Anregung dienen sollen und natürlich nach individuellem Geschmack und Kreativität variiert werden können.

Ich habe bei jedem Organ die entsprechenden Lieblings-Nährstoffe sowie entsprechend einige Lieblings-Lebensmittel aufgezeigt und dazu Rezepte kreiert. So siehst Du auf einem Blick, wie Du Deine Organe glücklich machen kannst. Im Anhang erhältst Du noch einige Informationen zu den Mikro-Nährstoffen: Vitamine, Mineralstoffe, Spurenelemente, essentielle Aminosäuren.

Vorweg erhältst Du noch ein paar Informationen über meinen „RAW Way of Life". Außerdem möchte ich Dir noch einige der in meinen Augen wertvollsten Lebensmittel aus meinem Lieblings-„clean eating-ABC" vorstellen, auf den Säure-Basen-Haushalt eingehen sowie grob die Mikro- und Makro-Nährstoffe aufzeigen, damit Du einen kleinen Überblick bekommen kannst, wieso Rohkost so wichtig und so gut für uns ist.

So bekommst Du ein kleines buntes Basis-Wissen – gepaart mit knallbunten Rezepten.

Und vergiss nicht – nichts ist in Stein gemeißelt – jeder muss seinen eigenen Weg finden – am besten gelingt das, indem Du selbst ausprobierst, was Dir gut tut und Dir bekommt und was nicht. Versuche wieder auf Dein Körpergefühl zu vertrauen. Das ist in unserer modernen Industriegesellschaft vermutlich die größte Herausforderung.

Ich wünsche Dir viel Spaß beim Zell-Genuss auf höchster Gourmet-Ebene,

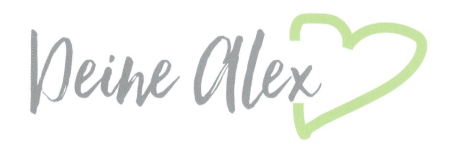

I. Allgemeines

Ernährung – ein paar Denkansätze…

… soll uns auf allen Ebenen positiv beschwingen und gut tun

… soll uns und unsere Zellen nähren, so dass sie ordnungsgemäß arbeiten können

… soll uns zu Höchstleistungen pushen

… soll Spaß machen und schmecken

… is(s)t emotional

… etc. – was verbindest DU mit Ernährung?

Wissenschaft…

Ich möchte mit diesem Buch nicht allzu wissenschaftlich werden – sondern von meinem eigenen Weg erzählen – wie ich ihn gehe und erschließe – er ist im ständigen Fluss – alles verändert sich – auch mein Weg und wie ich meinen RAW Way of Life gehe und lebe.

„Wissenschaft" – definiere Wissenschaft… Wikipedia sagt dazu:
Zitiert von Artikel „Wissenschaft" Georg Klaus, Manfred Buhr (Hrsg.): Philosophisches Wörterbuch. 11. Aufl., Leipzig 1975: „Die Wissenschaft ist ein System der Erkenntnisse über die wesentlichen Eigenschaften, kausalen Zusammenhänge und Gesetzmäßigkeiten der Natur, Technik, Gesellschaft und des Denkens, das in Form von Begriffen, Kategorien, Maßbestimmungen, Gesetzen, Theorien und Hypothesen fixiert wird"

Rohkost wird oft nicht anerkannt, weil sie nicht „wissenschaftlich" belegt ist. Doch das ist ein Irrtum – es gibt unzählige wundervolle Rohkost-Bücher, in denen hunderte von Fällen klar dokumentiert sind. Einige dieser Bücher sind z.B. „Rohkost" von Dr. oec. Troph. Edmund Semler, „Die Rohkost-Revolution" von Sven Rohark, „Die pH-Formel" von Robert O. Young, „Wunderlebensmittel" von Brian Clement, „Heile dich selbst" von Markus Rothkranz, sämtliche Bücher von Norman W. Walker, Dr. Max Gerson, Professor Arnold Ehret, Dr. Johanna Budwig, Dr. John H. Tilden, Galina Schatalova, Helmut Wandmaker etc…

Was mich betrifft: ich bin Wissenschaftler für mich selbst – beobachte bewusst was passiert – nehme wahr – entscheide dann, in welche Richtung es gehen soll – und zwar auf allen Ebenen – und einen großen Teil davon betrifft das Essen. Egal wie ich es drehe und wende: alle Wege in Bezug auf Essen führen für mich zur Rohkost – voller Leidenschaft, Genuss und Inspiration.

Was wir brauchen – unsere Lebensbedürfnisse:

Wasser

Wir alle kommen aus dem Wasser – schon im Bauch unserer Mutter sind wir von Wasser umgeben – Wasser ist essentiell. Wir benötigen Wasser, um unseren Körper am Fließen zu halten und Nährstoffe bis in die Zellen transportieren zu können. Doch WELCHES Wasser? Leitungswasser? Sprudelwasser? Gefiltertes Wasser? Schau bitte weiter hinten im Buch nach – hier gehe ich etwas tiefer auf das Thema ein.

Essen

ist natürlich ein wesentliches Lebensbedürfnis: unsere Zellen können nur so gut sein wie das Material, dass sie dafür bekommen – und das ist nun mal unser Essen. Aber Essen ist nicht alles: genauso wichtig sind gute Gedanken – auch wenn Du mal „sündigst" – dann bitte immer mit guten Gedanken dazu.

Gedanken

beeinflussen alles! Es heißt „Gedanken schaffen Realität". Das beste Essen und das beste Sport-Training werden überschattet von schlechten, negativen Gedanken. Versuche, Dir so viele positive, freudvolle Gedanken wie möglich zu machen. Wenn ich mal vor einem großen Problem stehe, male ich mir aus, was schlimmstenfalls passieren könnte – allein diese Vorstellung hilft mir immer aus dem tiefsten Tal hinaus. Hinzu kommt, dass ich von Natur aus ein sehr positiver Mensch bin. Solltest Du damit Probleme haben, dann widme Dich mal Deinem Darm – wenn Du ihn reinigst, sanierst und pflegst, kann es sein, dass Dein Gemüt sich auch stark bessert. Der Darm und unsere Gedanken stehen in starker Verbindung.

Gute frische Luft

ist essentiell – am besten ist die Luft im Wald an einem Wasserfall – hier erhältst Du die meisten Ionen. Wir benötigen so dringend gute Luft, damit wir Sauerstoff erhalten, der unsere Zellen und Organe durchbluten kann. So ist Sauerstoff ein topp Anti-Aging-Mittel – wenn wir dann auch noch bewusste Tiefenatmung machen – umso besser.

Moderate Bewegung

ist wichtig – weder Über-Training – noch zu wenig. Unser Körper ist dafür gemacht, dass er bewegt wird. Das heißt aber nicht, dass wir 8 Std. am Tag Hochleistungstraining absolvieren sollen – und genauso wenig heißt das, dass wir 8 Std. am Tag im Büro sitzen sollen. Außerdem bringt Bewegung Sauerstoff in unseren Körper und kurbelt den Stoffwechsel an. Für Sportmuffel: viel Spaß und unglaublich effektiv ist ein 5 Minuten Training auf dem Mini-Trampolin: Beim Hüpfen findet eine enorme Lymph-Aktivierung statt. Der Benefit des Trampolin-Hüpfens: Zellreinigung, Sauerstoffversorgung, Muskelaufbau, da alle Muskeln durch die wechselnden Beschleunigungskräfte unwillkürlich mitarbeiten und die beim Abbremsen verstärkte Gravitationskraft führt zur Muskel-Stärkung. Ein Mini-Trampolin kostet nicht viel und passt in jede Wohnung.

Gute soziale Kontakte

Ohne sie würden wir vereinsamen. Alles macht mehr Spaß, wenn wir es teilen können und gemeinsam erfahren – ob es das gemeinsame Essen ist – gemeinsame Reisen – gemeinsame Feste – gemeinsames Chillen – oder einfach der Austausch und in gemeinsamen Erinnerungen schwelgen bzw. gemeinsam Pläne schmieden.

Gleichgesinnte sind wertvoll – gebe auf sie acht und pflege die Kontakte gut.

Lachen

so richtig herzhaft – es stärkt das komplette Immunsystem und trainiert Deine Bauchmuskeln. Solltest Du mal nicht zum Lachen kommen (was sehr schade wär), so lächle wenigstens morgens im Auto 3 Minuten am Stück – zieh die Mundwinkel hoch – allein DAS reicht schon für unser Gehirn, um Serotonin auszuschütten und Sorgen abmildern zu können.

Sonne

Sie gibt uns Energie – belebt uns und macht uns gute Laune. Durch sie können wir das für uns so wichtige Vitamin D tanken. Es heißt nicht umsonst „Sonnen-BADEN". Du solltest also nicht von morgens bis abends in der knalligen Sonne liegen – sondern bewusst Sonne tanken. Mehr dazu beim Vitamin D.

Schlaf!

Ausreichender Schlaf ist so wichtig. Wir fühlen uns wie gerädert, wenn wir nicht genug Schlaf bekommen. Im Schlaf regenerieren wir einerseits – andererseits arbeiten nach der TCM-Lehre, also der Traditionellen Chinesischen Medizin, einige Organe nachts auf Hochtouren – z.B. die Leber – sie entgiftet zwischen 1 – 3 Uhr nachts unseren Körper, die Lungen arbeiten von 3 – 5 Uhr auf Hochtouren, der Dickdarm von 5 – 7 Uhr. All das, während wir schlafen und Energie tanken für den nächsten Tag. Interessant ist, wenn Du nachts aufwachst – dann schau mal auf die Uhr und welche Organ-Zeit dann herrscht – und reflektier mal, ob Du DIESEM Organ nicht etwas mehr Aufmerksamkeit schenken möchtest, da hier eventuell der Energiefluss gestört sein könnte. Mehr hierzu im Organ-Teil des Buches.

Essen ist nicht alles, habe ich zu Beginn dieses Abschnitts gesagt – doch für mich persönlich ist Essen die EINFACHSTE und schnellste Änderung, die ich vornehmen kann – und sie schmeckt auch noch köstlich.

Ein kurzes Statement zum Thema Bio-Lebensmittel:

Ich werde oft darauf angesprochen, dass Bio-Lebensmittel überteuert sind und dass auch hier geschwindelt wird.

Was kennzeichnet Bio-Obst und Gemüse?

• Das Saatgut ist nicht genmanipuliert

• Es werden keine chemischen/künstlichen Herbizide, Fungizide, Pestizide verwendet

• Kunstdünger ist tabu

Genmanipuliertes Saatgut und dessen Auswirkungen auf unseren Organismus ist noch weitestgehend unerforscht – außerdem möchte ich, selbst wenn es erforscht wäre, ungern etwas so künstliches wie genmanipulierte Lebensmittel in meinen Körper lassen.

Durch Herbizide, Fungizide, Pestizide bauen die Pflanzen nicht den Schutz gegen die Fress-Feinde auf, den sie normalerweise aufbauen würden, wenn sie in freier Wildbahn bzw. unbehandelt wachsen würden. Wir nennen diese Schutz-Stoffe „sekundäre Pflanzenstoffe", also Stoffe, die die Pflanze nicht unmittelbar für den Bau ihrer Fasern und Strukturen benötigt, sondern als „Schutz". Sekundäre Pflanzenstoffe gehören zu den „Antioxidantien".

Durch Kunstdünger bekommen die Pflanzen die Nährstoffe quasi auf dem silbernen Tablet geliefert und müssen keine tiefen Wurzeln bilden, um die Nährstoffe (also Mineralstoffe und Spurenelemente) aus den unterschiedlichen und teilweise tiefen Bodenschichten heraufzuholen. Ich möchte jedoch nicht nur die Nährstoffe, die im Kunstdünger enthalten sind und die der Pflanze hingeworfen werden, sondern SÄMTLICHE Nährstoffe, die in den Bodenschichten enthalten sind und die wir so dringend benötigen. Durch die Pflanzen werden z.B. Calcium und Magnesium erst in die für uns bioverfügbare organische Form umgewandelt.

Die Pflanzen können natürlich nur so gut sein wie der Boden, auf dem sie wachsen – daher sollte Monokultur vermieden werden und dem Boden durch unterschiedliche Pflanzen die Chance gegeben werden, sich zu erholen und nicht auszulaugen. Ich hatte selbst 3 Jahre eine 80 qm große Demeter-Parzelle in Düsseldorf auf dem „Hof am Deich" – eine wundervolle und bereichernde Erfahrung für mich. Hierdurch habe ich mich ein wenig ins Thema „Ackerbau" eingearbeitet und rumexperimentiert.

Fazit:

Es gibt starkzehrende Pflanzen wie z.B. Gurken, Kohl, Sellerie, Salat etc. ..., schwach-zehrende Pflanzen wie z.B. Radieschen, Petersilie, Feldsalat und die Boden Verbesserer: die Leguminosen – also Hülsenfrüchte, z.B. Erbsen oder Buschbohnen.
Die Einteilung hängt vom Stickstoff-Bedarf der Pflanzen ab. Leguminosen haben spezielle Bakterien an den Wurzeln, die helfen, den Stickstoffgehalt zu erhöhen und so den Boden wieder fruchtbar machen. Idealerweise baut man nach einem Starkzehrer einen Schwach-zehrer oder einen Boden-Verbesserer an.

Natürlich sind die Pflanzen auch den Umweltfaktoren ausgeliefert – aber das sind konventionelle Pflanzen auch – bzw. die bekommen im Gewächshaus teilweise erst gar kein echtes Sonnenlicht oder keine echte Erde ab.

Somit ist für mich Obst und Gemüse aus biologischem Anbau auf jeden Fall dem konventionellem vorzuziehen. Ich möchte, dass meine Lebensmittel vor Energie und Sonnenkraft nur so strotzen. Diese Power kann dann in uns übergehen und uns mit allem versorgen, was wir brauchen, um voller Tatendrang glücklich und zufrieden durchs Leben zu gehen. Einige wenige Lebensmittel brauchen nicht zwingend in Bio-Qualität gekauft werden – z.B. Kokosnüsse oder Granatäpfel – diese sind natürlicherweise schon so gut geschützt vor Fress-Feinden & Co, so dass spritzen auch im konventionellen Bereich nicht nötig ist. Dennoch bleibt zu beachten, dass eventuell der Boden rund um die Pflanzen gespritzt wird, um Unkraut fernzuhalten. Dies kann ebenfalls ungünstige Folgen haben.

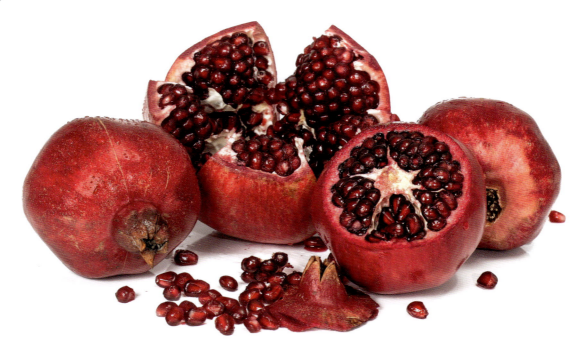

Lebensmittel aus dem Supermarkt – oder warum ICH NICHT in konventionellen Supermärkten Lebensmittel kaufe:

Ich sage es frei heraus – in meinen Augen kann man vielleicht 1 % der in konventionellen Super-märkten angebotenen Waren als Lebensmittel verwenden. Sämtliche anderen dort angebote-nen Nahrungsmittel sind in meinen Augen nicht biokompatibel. Wir sind mit Supermärkten groß geworden und glauben, dort gesunde Produkte finden zu können. Doch das ist in meinen Augen leider Fehlanzeige.

Was finden wir vorzugsweise im Supermarkt? Getreideprodukte – Milchprodukte – Fleisch- und Wurstwaren – Tiefkühlware – Konserven – Softdrinks und Alkohol – und auch Obst und Gemüse, das oftmals nicht biologisch angebaut, dafür aber in Plastik eingepackt wurde.

Ich möchte gar nicht so sehr auf Getreide, Milchprodukte sowie Fisch und Fleisch eingehen – hierzu gibt es wundervolle Literatur – z.B. „Milch besser nicht" oder die „China Study", „Weizen-Wampe", „Dumm wie Brot" etc...

Ich selber bin seit Sommer 2012 komplett milchfrei und bis auf wenige Ausnahmen im Jahr auch komplett getreidefrei und fühle mich pudelwohl. Früher hatte ich oft Bauchweh nach dem Essen von Pizza, Pasta & Co. Ich hielt es für „normal", nach dem Essen Verdauungsbeschwerden zu haben. Umso überraschter war ich, als ich plötzlich keine Beschwerden mehr hatte, nachdem ich Getreide und Milchprodukte komplett vom Speiseplan gestrichen hatte. Teste es doch selbst mal aus: ernähr Dich mal einen Monat komplett milch- und getreidefrei und überwiegend von Pflan-zen – und beobachte, was mit Dir passiert!

Unverarbeitetes TK-Obst und -Gemüse scheint noch die beste haltbare Ware in Supermärkten zu sein, da hier das Gut oft direkt nach der Ernte eingefroren wurde und da es ansonsten weitestge-hend unverarbeitet ist.

Von Eingedostem und auch von Fertig-Säften jeglicher Art rate ich dringend ab. Eingedoste Ware und auch Fertig-Säfte sind wertlos. Für das Eindosen wird das Gut stark erhitzt – dabei gehen sehr viele Nährstoffe verloren und Proteine denaturieren irreversibel. Wunderbar finde ich, so viele lebendige Lebensmittel wie möglich zu essen: Roh – ursprünglich – frisch gepresste Säfte – frisch kredenzte Smoothies etc. Lebensmittel, die noch möglichst nährstoffreich sind.

Ein Beispiel hierzu: Wenn Du ein rohes Ei in die heiße Bratpfanne gibst, wird das durchsichtige, glibberige Eiweiß schnell weiß und fest. Es wird NIE WIEDER durchsichtig und glibberig. So verhält es sich grundsätzlich mit Proteinen: ab 42 °C denaturieren sie irreversibel. Auch bei uns Menschen. Daher ist auch Fieber um die 40 °C/41 °C so gefährlich – doch dies kommt glücklicherweise eher selten vor, meistens bewegen sich die Temperaturen ja deutlich drunter. Du brauchst auch grundsätzlich keine Angst vor Fieber bekommen – im Gegenteil: Bei Fieber läuft Dein Immunsystem auf Hochtouren – aus einem „Ackerweg" wird eine „6-spurige Autobahn" – dies ist sehr sinnvoll, so kann der Körper schneller das Mittel, das er gegen den aktuellen Erreger benötigt, herstellen – vervielfältigen – eliminieren – heilen.

Doch zurück zu den Supermärkten – und zu Konserven: die Innenbeschichtung der Dosen besteht oft aus Kunststoff – also aus Mikro-Plastik, das ebenfalls bei der Hitze in die Ware übergeht. Konservierungsstoffe und weitere künstliche Zusatzstoffe entwerten das ursprüngliche Gut nun endgültig. Von den Konservierungsstoffen ist die Zitronensäure noch die scheinbar harmloseste – aber das täuscht! Der Name kommt so natürlich und unschuldig daher – dabei handelt es sich oft um ein auf Schimmelpilzen gezüchtetes Kunstprodukt, das durch die Blut-Hirn-Schranke gelangen kann und gerne ein Schwermetall oder einen Erreger „Huckepack" mit in unser Gehirn nimmt. Ich glaube, Du stimmst mir zu, dass wir so einen Gesellen nicht in unserem Organismus und erst Recht nicht im Gehirn haben wollen.

Es bleibt uns nichts anderes übrig, als zu lernen, Etiketten richtig zu lesen und zu deuten. Idealerweise kaufen wir nichts, was wir nicht aussprechen können – und wo Zitronensäure enthalten ist. Das betrifft auch Fertig-Säfte – die meisten beinhalten Zitronensäure. Hinzu kommt, dass die Vitamine, die man mit dem Saft gerne erhalten möchte, sich meist einige Minuten nach der Pressung verflüchtigen. Den Saft, den wir im Supermarkt (auch im Bio-Laden) kaufen, ist ja schon vor längerer Zeit als vor 10 Minuten gepresst worden. Presse Deinen Saft am besten selbst – idealerweise in einem Slow Juicer, der den Saft langsam presst und dadurch keine Hitze beim Pressvorgang entsteht. Aber selbst mit einem Zentrifugal-Entsafter erhältst Du mehr Nährstoffe als mit gekauftem Saft. Für Smoothies, die immer mehr Einzug in Supermärkte halten, gilt dasselbe: hol Dir einen Mixer und mixe Deine Smoothies selbst. Je frischer er ist, desto mehr Nährstoffe erhältst Du.

Fazit:

Achte darauf, dass frisches Obst und Gemüse möglichst nicht mit Pestiziden behandelt und nicht in Plastik eingeschweißt/verpackt ist. Selbst wenn es sich um ausgewiesene Bio-Lebensmittel handeln sollte, sind diese nicht wirklich Bio, wenn sie in Plastik verpackt sind, da in diesen Fällen die Plastikverpackung oft chemisch behandelt wird, was dann wiederum in das Lebensmittel übergeht.

Wenn Dein Essen so natürlich und unbehandelt wie möglich ist, umgehst Du ganz einfach und geschickt sämtliche Tücken im konventionellen Supermarkt.

UND: Presse Deine Säfte und Smoothies selbst.

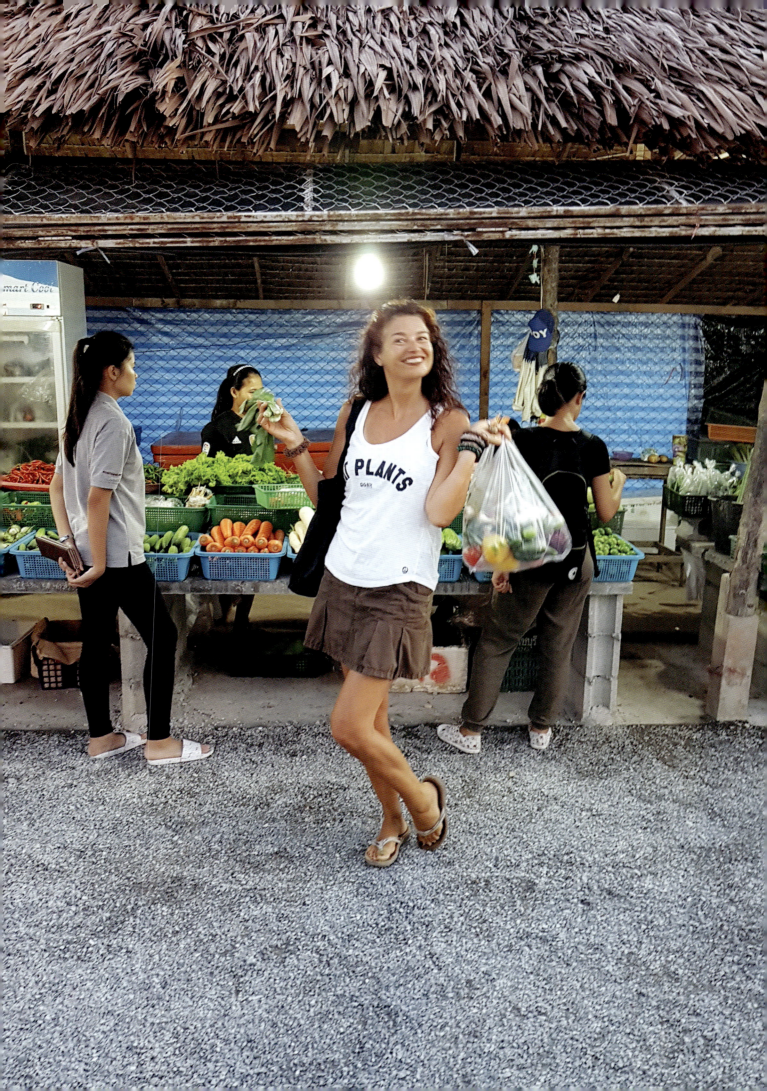

Säfte und Smoothies – was ist sinnvoller? – und ein „Ausreißer" zu Gluten und Lactose…

Kurz und knapp:
BEIDES hat seine Daseinsberechtigung. Es kommt ganz darauf an, was Du möchtest:

Säfte sind Mikro-Nährstoffe pur – in Minutenschnelle verdaut – von ihren Ballaststoffen befreit rasen sie regelrecht wie ein Formel 1-Auto durch unseren Verdauungstrakt, um im Darm ins Blut aufgenommen werden zu können. Idealerweise verwenden wir eine langsame Saftpresse, um möglichst viele Mikro-Nährstoffe zu erhalten – die meisten sind hitzeempfindlich und beim Pressvorgang entstehen bei einem Zentrifugal-Entsafter teilweise zu hohe Temperaturen beim Pressen. Dennoch sind frisch gepresste Säfte den gekauften immer vorzuziehen, da Mikro-Nährstoffe innerhalb weniger Minuten nach dem Pressen oft verfliegen bzw. oxidieren. Fazit: konsumiere den hergestellten Saft möglichst sofort.

Smoothies sind fein gemixt und noch im Besitz sämtlicher Ballaststoffe – sie sind aufgrund ihrer Konsistenz quasi „vorverdaut" und brauchen länger als Säfte durch unseren Verdauungstrakt – dafür wirken sie wie ein Magnet, der den Schmutz aus den Ecken (also den Darmzotten) zieht und nach draußen befördert. Für Smoothies gilt dasselbe wie für Säfte: je frischer, desto besser und desto mehr Mikro-Nährstoffe erhältst Du.

Säfte vitalisieren und mineralisieren uns eher, während Smoothies eher eine reinigende Funktion haben – obwohl Smoothies natürlich auch viele Nährstoffe ans Blut abgeben und an die Zellen weitergereicht werden.

Wichtig ist, dass Du Säfte und auch Smoothies nicht einfach runterschluckst, sondern gut einspeichelst – dadurch erhält Dein Gehirn die Information „Achtung: Verdauung geht gleich los" und stellt die entsprechenden Helferlein in Form von Enzymen (Speichel-Amylase) zur Verfügung. Schluckst Du die Säfte/Smoothies, ohne diese gut einzuspeicheln, könnten Verdauungsbeschwerden wie Blähungen die Folge sein.

Damit alle Nährstoffe auch ideal vom Darm aufgenommen und an die Blutbahn zum Weitertransport in die Zelle aufgenommen werden können, sollte der Darm in einem Topp-Zustand und die Darmzotten frei sein. Gerade eine Ernährung mit vielen Milch- und Getreide-Produkten (u.a. Gluten) verschleimt und verklebt die Zotten regelrecht. Das Kasein, aus dem u.a. Käse hergestellt wird, wird auch als Tapeten-Kleister verwendet. Gruselig – oder? Klebt wundervoll… Der Anteil an Gluten im Getreide betrug vor 50 Jahren ca. 5 % und heutzutage ca. 50 %. Das hat mehrere Gründe – z.B. bemisst sich der Getreidepreis an der Börse nach dem Gluten-Gehalt: je mehr Gluten, desto höher der Kurs. Außerdem kann die Industrie mit den hohen Gluten-Mengen im Getreide besser arbeiten – es ist wie das Kasein in Milchprodukten das Klebereiweiß der Getreide-Produkte. Das gilt auch für Milch- und Getreide-Produkte aus biologischem Anbau. Ich möchte meinem Körper diese in meinen Augen „künstlichen Industrie-Produkte" nicht antun. So gut kann kein Käse und kein Brot der Welt schmecken – oder wie siehst Du das? Leider dockt das Kasein vom Käse in unserem Gehirn genau DA an, wo auch Kokain andockt – daher fällt es uns so schwer, vom Käse zu lassen. Das Bewusstsein fürs Reduzieren von Fleischprodukten ist voll da in der Bevölkerung – bei den Milchprodukten hapert es noch. Selbst bei einer Lactose-Intoleranz, bei der unser Körper uns ganz klar sagt „ich möchte nicht, dass Du mir diese Produkte zuführst – lasse sie bitte weg – ich bilde auch keine Enzyme mehr für dessen Verdauung" – was quasi einem Streik gleicht – setzen wir uns mit künstlichen lactosefreien Milchprodukten oder Lactase-Tabletten (Lactase = das Enzym, das für die Verdauung von Milchprodukten benötigt wird und bei Lactose-Intoleranz nicht mehr vom Körper hergestellt wird) einfach darüber hinweg. Wir ignorieren unseren Körper einfach – Hauptsache der Gaumen bekommt was er will. Kann man das schon eine Sucht nennen? Was meinst Du? Sei ehrlich…

Ein anderer Blickwinkel: warum stellt Dein Körper keine Lactase mehr her? Weil er begriffen hat, dass Du kein Säugling mehr bist, der von der Muttermilch abhängig ist, für deren Verdauung Lactase notwendig ist. Du hast Zähne im Mund und kannst inzwischen Deine Lebensmittel kauen. Raffiniert, oder? Ich bezeichne eine Lactose-Intoleranz nicht als leidige „Krankheit", sondern als eindeutiges Zeichen des Körpers, dass dieser keine Milchprodukte mehr benötigt.

Alternative, die keine Alternative, sondern in meinen Augen die erste Wahl darstellt: probiere doch mal meine RAW-BroHt-Rezepte und RAW-Creamcheese-Rezepte – vielleicht fällt es Dir damit leichter, von Käse & Co los zu kommen? Und das auch noch mit wundervollem Zell-Genuss!

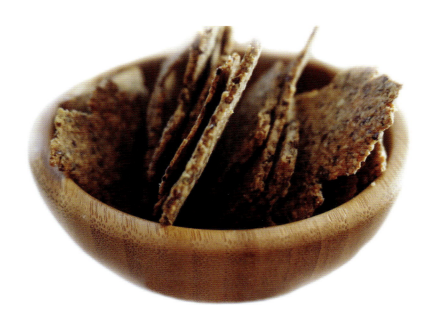

Mein Essens-Rhythmus

Seit ich denken kann, praktiziere ich – unbewusst – intermittierendes Fasten. Vielleicht fragst Du Dich jetzt „inter-was??" – intermittierendes Fasten heißt auch „intervall-Fasten": Du isst nur innerhalb weniger Stunden am Tag – idealerweise in einem Zeitraum von maximal 8 Stunden – die restliche Zeit isst Du nicht.

Ich bin ein typischer Abendesser. Ich liebe Dinner. Meistens esse ich gegen 20/21 Uhr das letzte Mal am Tag. Und dann esse ich erst wieder am nächsten Tag – frühestens um 12/13 Uhr – so habe ich eine Fasten-Zeit von 16 Stunden. In dieser Pause hat der Darm Zeit, sich von seiner Verdauungsarbeit zu erholen und seine Zellen zu reinigen. Er kann quasi Hausputz machen.

Als ich noch ein Kind war, habe ich meistens erst gegen 19.30 h zu Abend gegessen. Meine Mutter war berufstätig und kam immer erst gegen 18.30 h nach Hause. Das gemeinsame Dinner haben wir immer sehr genossen. Morgens wollte ich dann nie etwas essen – meine Mutter hat sich immer Sorgen gemacht: „das Kind kann doch nicht mit leerem Magen in die Schule"… Doch – es kann. Ich hab morgens nie etwas runter bekommen – und das ist bis heute so. Selbst wenn ich mal ausnahmsweise frühstücke, so liegt mir das meistens schwer im Magen. Ich fühl mich regelrecht beschwert. Das tut mir nicht gut. Daher esse ich maximal in einem Zeitraum von 8 Stunden – ab mittags. Die übrige Zeit des Tages faste ich. Ich bin leistungsfähig in meinem Job und voller Energie. Das alte Sprichwort „iss morgens wie ein Kaiser – mittags wie ein König – abends wie ein Bettler" kann ich keine Sekunde nachvollziehen. Stammt auch aus einer anderen Zeit – vermutlich war dies seinerzeit für hart körperlich arbeitende Menschen sinnvoll?

Warum esse ich nur innerhalb von 8 Stunden am Tag? Wie gesagt – so kann mein Darm mal ein wenig Pause machen – Du freust Dich ja auch, wenn Du ab und an mal relaxen kannst und nicht immer Vollgas geben musst, oder? Und in diesen 8 Stunden esse ich meistens nur 2-mal – maximal 3-mal. Du musst bedenken – für jede Kleinigkeit, die Du in den Mund nimmst – selbst jedes kleine Gummibärchen – wird die komplette „Groß-Fabrik" angeschmissen: von der Enzymproduktion bis zum kompletten Verdauungstrakt inklusive der Nachbar-Organe, die weitere Verdauungs-Säfte produzieren und zur Verfügung stellen. Daher esse ich lieber 2- bis 3-mal am Tag und nicht ständig und immerzu.

Natürlich kannst Du Deinen Rhythmus auch wählen, wie es für Dich angenehmer ist: wenn Du ein ausgesprochener Frühstücks-Liebhaber bist, kannst Du natürlich auch von morgens an innerhalb von 8 Stunden Deinen Ess-Rhythmus festlegen und dann entsprechend ab dem späten Nachmittag fasten. Probiere es einfach mal aus und beobachte, wie es Dir bekommt. Obwohl ich persönlich kein Frühstücks-Fan bin, habe ich dennoch im Rezept-Teil auch einige RAW-Gourmet-Frühstücks-Ideen zusammengestellt.

Es darf auch mal Erhitztes sein…

Bei Deiner Nahrungsaufnahme kannst Du auch darauf achten, in welcher Reihenfolge Du isst: wenn Du kein absoluter Rohköstler bist, isst Du idealerweise zuerst roh – und erst danach Erhitztes. Rohkost wird schneller verdaut als Erhitztes. So passiert Dein Rohgenuss schnell den Magen – gelangt in den Zwölffingerdarm – von dort in den Dünndarm – und hier können die Nährstoffe in die Blutbahn zur Versorgung der Zellen und des Organismus abgegeben werden. Isst Du erst Erhitztes, so benötigt dies viel längere Zeit zur Verdauung. Deine Rohkost kann nicht eben schnell vorbeihuschen und in den Dünndarm gelangen, sondern muss sich hinten anstellen, bis Deine Bratkartoffeln oder Deine Erbsensuppe verdaut sind. Schlange stehen und warten, bis sie endlich dran ist mit der Verdauung, gefällt der Rohkost nämlich nicht – sie fängt an zu gären. Diese Gärung geht in Fusel-Alkohol über, der aufwendig von der Leber abgebaut werden muss. Eine Folge hieraus können übrigens erhöhte Leberwerte in Deinem Blutbild sein.

Noch ein Tipp:

Iss zuerst Obst – die enthaltenen Vitamine reinigen die Zellen. Anschließend Salat und Gemüse – die enthaltenen Mineralstoffe mineralisieren die Zellen. Wenn Du DANN möchtest – iss erst JETZT mit etwas Zeitabstand etwas Erhitztes – hierbei ist übrigens dämpfen die schonendste Methode – ich würde hierzu Glas-Dämpf-Einsätze sowie Keramik-Töpfe von Pyroflam favorisieren.

Ich selbst bin auch keine 100 %-ige Rohköstlerin – auch wenn ich Rohkost sehr liebe – dennoch esse auch ich ab und zu Erhitztes…

Noch ein Tipp:

zu Hülsenfrüchten: sie werden basisch und somit leichter verstoffwechselt, wenn Du sie über Nacht in Wasser einweichst und am nächsten Tag kochst. Wechsel nach der halben Kochzeit das Wasser – auf diese Weise werden sie basisch.

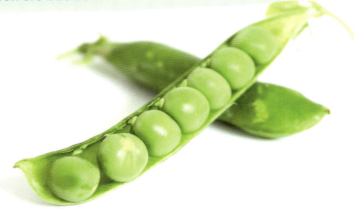

Nun fragst Du Dich vielleicht, was ICH so an Erhitztem esse?

Vorweg: ich esse vegan. In Thailand liebe ich ab und zu ein Veggie-Massaman-Curry oder auch mal Pad Thai. In der Karibik esse ich sehr gerne gebratene Yucca-Scheiben sowie Hülsenfrüchte und gedünstetes Gemüse. Außerdem darf es auch mal ein Eintopf sein – z.B. ein Linsen-Dhal oder ein Kartoffel-Gulasch – und auch Buchweizen-Nudeln mit geröstetem Knobi und geschmolzenen Tomaten sowie Kartoffel-Stampf mag ich sehr – ebenso wie Quinoa-Salat etc... Von der Marke „Taifun" hole ich ab und zu Tofu. Und ganz selten backe ich mal Schoki-Muffins und Bananen-Brot. All das klingt vielleicht für einen „Alles-Esser" sehr gesund – für MICH ist dies jedoch die Rubrik „Junk-Food" – das ich mir ab und zu mal mit Genuss gönne. Ebenso genieße ich sehr gerne eine Tasse Kaffee – am liebsten mit etwas Zimt: meine Nieren mögen Kaffee nicht gern – aber meine Bauchspeicheldrüse liebt Zimt – und die Leber liebt Bitterstoffe – und da Kaffee eins der bittersten Lebensmittel überhaupt ist, ist es für mich ok, Kaffee zu genießen. Ganz nach dem Motto „die Dosis macht's" – und natürlich die guten Gedanken dazu sowie der Ausgleich mit vielen rohköstlichen Basen.

Unterwegs auf Reisen

Reisen ist eine meiner ganz großen Leidenschaften. Ich liebe es, andere Kulturen zu erkunden und den Duft anderer Länder einzusaugen. Im Vorfeld recherchiere ich immer vor meinen Reisen, wo vor Ort Bio-Läden, Bio-Restaurants oder sogar RAW-Restaurants sind und gehe zielgerichtet dorthin. Vorsichtshalber habe ich jedoch immer eine kleine Notfall-Ration zu futtern bei mir, falls ich unterwegs Hunger bekomme – meistens in Form von einigen Medjool-Datteln und einigen Nüssen.

Im Flugzeug auf Langstrecke habe ich immer mein eigenes Food mit: meistens Stangensellerie, Kohlrabi, Zucchini, Avocado, Datteln, Paranüsse, Rohkost-Riegel aus dem Bio-Laden oder auch Rohkost-Schoki. Sprossen habe ich auch sehr oft mit an Bord.

Wenn ich länger auf Reisen bin und kein Bio/RAW-Restaurant vor Ort zu finden ist, habe ich immer einen Vorrat an Nussmusen, Gewürzen, Datteln, Buchweizen, Linsen (ich ziehe mir daraus Sprossen Vorort), Kakao, Chia-Samen und Kokosöl dabei. Außerdem Himalaya-Salzsteine und einige leere Gläser, so dass ich in einem Glas Salzsole ansetzen kann und einige Gläser zum Anmischen von Chia-Pudding, Saucen etc. stets parat habe. Sehr gerne mische ich mir aus Kokosöl und Kakao eine Schoki-Sauce und gebe diese über mein Obst. Vor allem in der Karibik funktioniert das sehr gut: am Buffet hole ich mir diverse Salate und ein wenig Obst und bastel mir Wraps & Co. Einige Ideen und Kreationen hierzu findest Du auch hinten bei den Rezepten. Probiotika habe ich auch meistens mit und mache sie mir so in den Tropen-Kokos-Joghurt. Das geht ruck zuck und schmeckt köstlich:

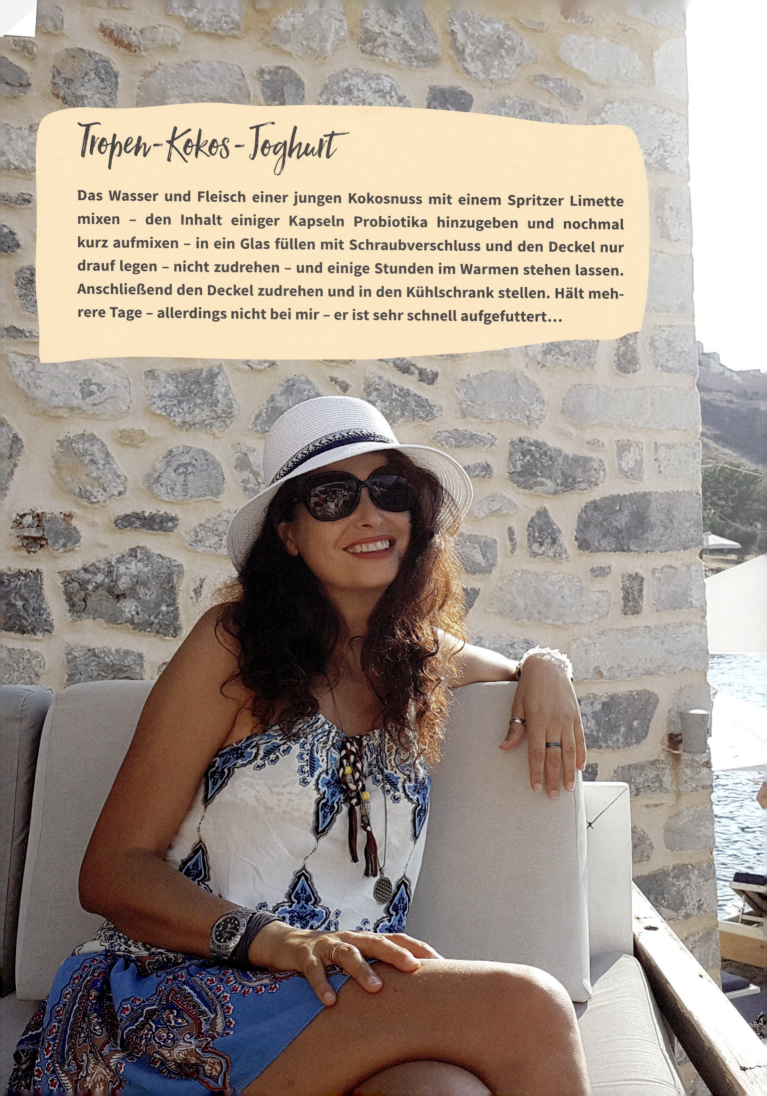

Tropen-Kokos-Joghurt

Das Wasser und Fleisch einer jungen Kokosnuss mit einem Spritzer Limette mixen – den Inhalt einiger Kapseln Probiotika hinzugeben und nochmal kurz aufmixen – in ein Glas füllen mit Schraubverschluss und den Deckel nur drauf legen – nicht zudrehen – und einige Stunden im Warmen stehen lassen. Anschließend den Deckel zudrehen und in den Kühlschrank stellen. Hält mehrere Tage – allerdings nicht bei mir – er ist sehr schnell aufgefuttert...

Und was mache ich, wenn ich ins Restaurant gehe?

Im Restaurant bestelle ich mir meistens einen Salat ohne Dressing. Meistens habe ich einige Cracker oder BroHt mit – manchmal auch etwas Dressing, das ich daheim vorbereitet habe. Das klappt hervorragend und meine Freunde haben sich daran gewöhnt, dass ich immer etwas „anders" bestelle – und oftmals finden sie meine Bestellung so interessant, dass sie dasselbe wie ich bestellen. Doch wie gern hätte ich hier in meiner Heimatstadt Düsseldorf das ein oder andere Restaurant, in dem ich neben Salaten auch andere Rohköstlichkeiten bekommen könnte – ein RAW-Törtchen – oder ein Buchweizen-Tabouleh zum Beispiel – oder einen Chia-Pudding mit Sinn und Verstand – hier gibt es zwar in manchen Cafés inzwischen Chia-Pudding, doch leider mit konventioneller Sojamilch angerührt. Da Soja zu den Lebensmitteln gehört, die fast komplett genmanipuliert angebaut werden und man hier wirklich auf Bio-Qualität achten sollte, fällt Soja-Chia-Pudding für mich ganz klar weg. Außerdem wird zum Süßen fast immer die Fructose-Bombe Agavendicksaft oder Fructose-Glucose-Sirup verwendet. Mein Traum ist es, dass es irgendwann genauso selbstverständlich sein wird, Bio-Gourmet-Rohkost in den Restaurants zu bekommen, wie an jeder Ecke ein Fastfood-Restaurant vorzufinden. Ein Weg dorthin ist, mit den Restaurant-Inhabern zu sprechen: frag sie direkt nach „Superfoods" oder „clean eating" – diese Worte sind inzwischen so hipp, das die Restaurant-Inhaber vielleicht aufhorchen und diese Idee in Erwägung ziehen, an die sie vorher vielleicht nicht gedacht haben. Jeder einzelne von uns kann etwas bewirken. Wir müssen es nur angehen.

Hast Du schon mal von der ALGE gehört?

Die ALGE steht für „Alle Lieben Gesundes Essen" und ist ein bio-veganes Restaurant/Bistro-Franchise-Konzept mit Sinn und Verstand. Rohkost wird hier groß geschrieben – Zusatzstoffe, Zucker, Tofu etc. wird man hier in den kunstvollen Gourmet-Kreationen nicht finden – dafür viel Geschmack und positive Energie. Hier kannst Du wirklich wundervoll schlemmen.

Aktuell gibt es drei ALGEN:

In Mönchengladbach ist die ALGE von Gourmet-Chef David Rütten. Er betreibt ebenfalls die ALGE-Farm in Mönchengladbach, wo er einen Großteil seines Salates und Gemüses für seine ALGE mit viel Leidenschaft und Liebe selbst anbaut und im Restaurant verarbeitet. Besser geht es nicht – regional – saisonal – mit Liebe – und mit Sinn und Verstand zu Gourmet-Highlights kredenzt. Außerdem gibt es eine ALGE in Königs-Wusterhausen sowie in Heidelberg. Auch hier kann man auf allen Ebenen genießen. In Moers besteht die Möglichkeit, ALGE Kochkurse zu buchen. Auf Ibiza befindet sich die ALGE Rohkost-Finca – hier kannst Du Urlaub machen und Gourmet-Rohkost kredenzen bzw. diese Kunst erlernen. Weitere ALGEN sind in Planung. **Mehr erfährst du auf www.alge.de**

Hinter den ALGEN steht ein momentan 17-köpfiges Team von Fach-Kompetenzen – kostenlos und voller Leidenschaft – bestehend aus dem Schirmherr Boris Lauser – außerdem Dr. Barbara Miller, Ina Becker und viele weitere Fach-Kompetenzen aus sämtlichen Rubriken – Ärzte – Anwälte – Social Media/Marketing-Profis – Immobilien-Spezialisten etc. Ich freue mich riesig, seit einiger Zeit ebenfalls zum Kompetenz-Team dazugehören zu dürfen – in den Bereichen Bloggen und kreatives Gourmet-Rawfood-Coaching der ALGE-Betreiber.

Die Gründer sind die ganzheitliche Ernährungsberaterin und Yoga-Lehrerin Beate und ihr Mann Jürgen Gratze, der 1974 die noch heute existierende und weiter wachsende „Schülerhilfe" gegründet hat. Jürgen verfügt über einen unglaublichen Geschäftssinn und koordiniert das Projekt – gepaart mit viel Leidenschaft für die Mission, die Rohkost immer mehr in der Gesellschaft zu etablieren.

Schau mal vorbei in eine der ALGEN – hier warten tolle Genuss-Welten auf Dich.
Wenn auch DU Deinen Traum vom eigenen bio-veganen Bistro/Restaurant erfüllen möchtest – melde Dich gerne bei der ALGE unter alge@alge.de – auf das die ALGE-Familie weiter wächst.

Mit David Rütten (Alge Mönchengladbach) und Beate Gratze (Alge Initiative)

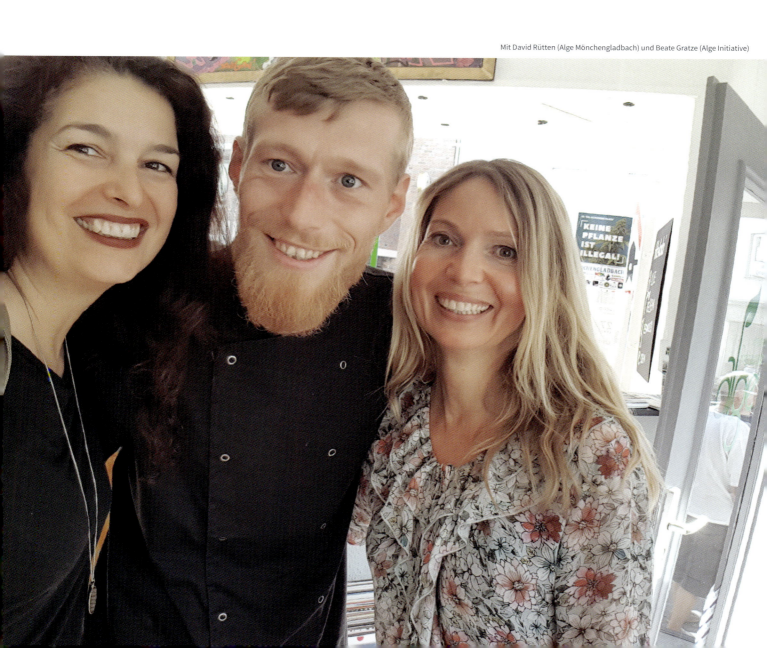

Was mache ich, wenn ich eingeladen bin – bei Freunden oder Familie?

Wenn Deine Oma zum Geburtstag einlädt und voller Liebe eine selbstgebackene Torte präsentiert, die zwar voller ungünstiger und konventioneller Lebensmittel steckt, so überwiegt HIER die LIEBE und FREUDE – gönn Dir ein Stück Torte und genieße den Moment – in der Runde Deiner Lieben. Das ist vollkommen OK. Wenn Du das NICHT möchtest, so bastel eine RAW-Torte und bringe sie als Ausdruck DEINER Liebe mit – lasse alle, die mögen, davon kosten und beteilige Dich am „Kaffeeklatsch". Das gesellschaftliche Leben und gemütliche Beisammensein ist wertvoll und wichtig – und Du führst schon genug Diskussionen wegen Deiner Ernährung im Umfeld – daher genieße Deine familiären Kontakte.

Auf Partys von Freunden kannst Du Dich am Buffet beteiligen – sei es mit einer oben erwähnten Torte – oder anderen rohveganen Gourmet-Speisen. Frage die Gastgeber im Vorfeld, ob es OK ist, wenn Du etwas zum Buffet beisteuerst. Meiner Erfahrung nach ist das immer eine willkommene Ergänzung bzw. Bereicherung und meistens sind meine Kreationen als erstes aufgefuttert. Wollen die Gastgeber NICHT, dass Du etwas für das Buffet mitbringst, dann iss entweder vorher daheim – und/oder nimm nur für Dich etwas mit – z.B. einige Datteln/Nüsse/Energie-Bällchen, einen selbstgemachten Salat oder ganz einfach einige Stangen Staudensellerie und Zucchini-Scheibchen etc. Glaube mir – Du wirst immer etwas finden, das Du „mal eben" einstecken und mitnehmen kannst.

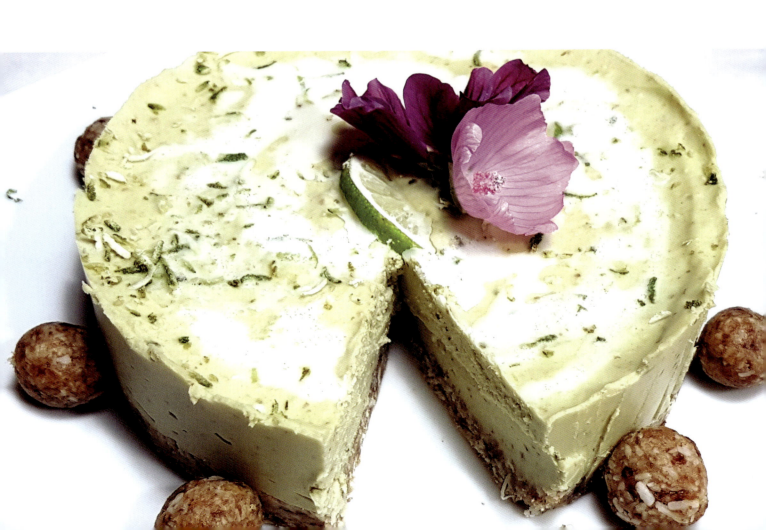

Und was nehme ich mit ins Büro bzw. auf die Arbeit?

Ich arbeite nur halbtags im Büro. Das ist natürlich eine sehr komfortable Situation. Dennoch esse auch ich etwas im Büro – ich mache meistens gegen 14 Uhr Feierabend und gegen 12/13 Uhr bekomme ich meistens Hunger. Für alle Fälle nehme ich mir immer etwas zu essen mit: das kann etwas ganz Einfaches sein wie ein paar Gurken-Scheiben und einige Medjool-Datteln, oder einige Blumenkohl-Röschen. Es kann aber auch ein schneller Salat sein – z.B. Chinakohl-Salat oder Rucola-Salat – oder auch einfach ein paar Scheiben BroHt und etwas Dipp und einige Tomaten. Manchmal nehme ich auch ein Stück RAW-Törtchen mit oder mache mir morgens schnell einen Chia-Pudding oder ein Kokosöl-Dessert. Die Rezepte hierzu findest Du alle hinten im Rezept-Teil beim Organ-Food.

Interessant ist, dass sich bei mir im Büro immer mehr Kollegen und Kolleginnen für gesunde Ernährung und Gourmet-Rawfood interessieren. Ich gebe immer gerne Tipps und inzwischen hat sich auf der Etage, auf der ich arbeite, ein regelrechter „Tausch-Zirkel" gebildet – meisten hat jemand von uns etwas Rohköstliches mit – Energie-Kugeln oder Salat oder ein Törtchen etc... - und dann wird fleißig untereinander getauscht – probiert – geschlemmt – und viel „hmmmm – lecker" verteilt.

Wenn ich mal ganztags im Büro bin oder zum Lunchen mit Kollegen verabredet bin, bereite ich immer etwas „mehr" von allem zu – das ist dann fast wie ein kleiner „Rohkost-Potluck" (also ein Rohkost-Picknick) – da gibt es dann schon mal diverse Dipps, Wraps, BroHt, Salate, Törtchen etc... Manchmal bringen meine Kollegen auch etwas mit – manchmal gebe ich das Lunch aus – das Feedback ist anschließend jedoch immer dasselbe „mir geht's so gut – ich fühl mich so gut und energetisch und gar nicht müde" – kann es ein schöneres Kompliment geben?

Meiner Meinung nach sollte es auch in Restaurants NICHT heißen „schmeckt es?", sondern „wie fühlst Du Dich?".

Was mache ich denn im Winter – wenn es kalt ist?

Meistens brauche ich im Winter eher selten etwas Erhitztes zum Wärmen des Körpers. Ich favorisiere Gewürze wie Chili oder Ingwer, die die innere Hitze ankurbeln. Oder eine Rohkost-Suppe, die auf max. 42 °C erhitzt wird.

Reicht dies jedoch nicht aus, kannst Du natürlich gerne mal etwas Erhitztes essen. Es ist besser, Du isst mal nicht „so gesund" – hast aber dafür eine gute Körpertemperatur und bist zufrieden. Das ist weniger stressig für Deinen Körper als gegebenenfalls mit Rohkost zu frieren. Vielleicht versuchst Du, vorab einen Salat zu essen – so erhältst Du schon mal einen Rohkost-Anteil.

In Restaurants ist es Standard, den Salat vor dem eigentlichen Hauptgang serviert zu bekommen. Ob die Restaurant-Betreiber den Verdauungs-Sinn dahinter wohl kannten? Oder ob dies aus der Gewohnheit heraus („das war schon immer so") – oder aus der Verlegenheit heraus geschah, da die Küche viel Zeit für den Hauptgang brauchte und so die Zeit überbrückt werden konnte, ohne dass der Gast „Hunger leidet" und sich beschwert? Wer weiß, wer weiß…

Eine mögliche „Wärmequelle" im Winter stellen z.B. Hülsenfrüchte dar – gerne als indisches Linsen-Dhal mit zusätzlich wärmenden Gewürzen wie Chili, Ingwer und Zimt gekocht. Hülsenfrüchte werden übrigens basisch verstoffwechselt, wenn Du sie über Nacht in Wasser einweichst – nach ca. 12 Std. die Hülsenfrüchte abseihst und wäschst – in einem Topf mit gefiltertem Wasser kochst – und nach der halben Kochzeit das Koch-Wasser erneuerst.

Esse also ab und an etwas Erhitztes – sinnvoll gekocht und mit guten Gedanken. Genieße es – aber teste auch gerne aus, ob Du mit Rohkost und wärmenden Gewürzen wie Chili, Ingwer, Zimt etc. auskommen kannst: Sauerkraut mit Mandelpüree und Chili zum Beispiel.

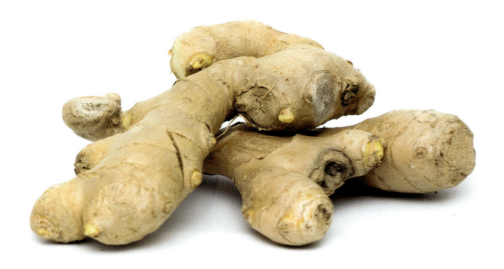

Und sonst so… Kleidung und Kosmetik…

Nun hast Du einen ganz guten Überblick über meine Ernährung in allen Lebenslagen bekommen. Doch was mache ich sonst so? Was ist mit dem Thema Nachhaltigkeit?

Kleidung.

Ich kaufe bevorzugt Bio-Kleidung, die möglichst frei von Giftstoffen ist und deren Produktion die Mitarbeiter der Mode-Unternehmen nicht schädigt. Ganz weit vorne ist hier das GOTS-Siegel: Global Organic Textile Standard. Die Textilien sind GMO-Frei aus biologisch erzeugten Naturfasern produziert – unter Einhaltung hoher umwelttechnischer und sozialer Anforderungen entlang der gesamten Produktionskette. Ich kaufe Jeans sehr gerne von „Kuyichi" und „KOI". Bei Avocado-store, Grundstoff.net, Grüne Erde, Hess Natur, Maas etc. schaue ich auch regelmäßig online vorbei. Selbst Aldi hat inzwischen immer wieder GOTS-zertifizierte Kleidung, Bettwäsche und Handtücher im Angebot. Recherchier doch mal selbst rund um das Thema GOTS/Nachhaltige Kleidung – und schau, ob Du das ein oder andere auch auf diesem Gebiet ändern magst. Ich möchte jedenfalls keine giftige Kleidung an meinem Körper tragen…

Kosmetik.

Ich verwende so gut wie keine Kosmetik – außer meinen heißgeliebten Lippenstift – vor allem von „Lavera" – hier wird ohne Tierversuche produziert. Daumen hoch! Cremes – benutze ich fast nie – und wenn, dann bevorzuge ich Kokosöl. Zum Waschen nehme ich Seife – für die Haare ein Shampoo ebenfalls von Lavera. Mückenschutz mache ich mir selbst aus Kokosöl – gemixt mit Bergamotten-Öl und Zitrus-Öl – das klappt ganz gut. Sonnencreme verwende ich seit 2013 nicht mehr – ich verfüge durch die vielen Antioxidantien in meiner Ernährung über einen inneren Sonnenschutz. Im Urlaub liege ich allerdings nicht von morgens bis abends in der knallen Sonne – ich tanke BEWUSST Sonne und kurbel meine Vitamin D-Produktion an – und liebe ansonsten den Schatten. Mehr dazu im Vitamin-Teil unter Vitamin D.

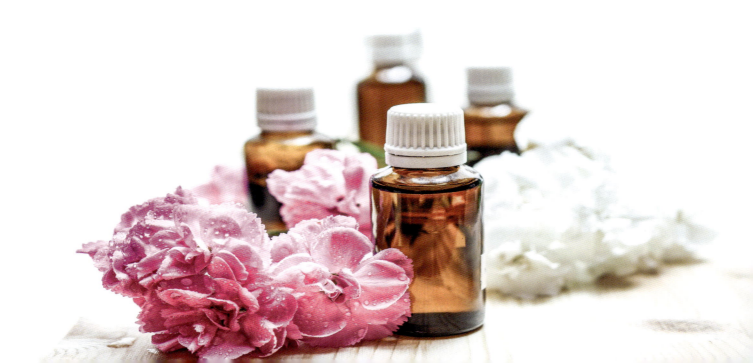

Warum mache ich all das? Was ist mein Ziel?

Ich habe in diesem Leben nur diesen einen Körper – warum soll ich ihn misshandeln? Nur weil mein Gaumen – ich nenne es mal „konventionell trainiert" war und der Mainstream genau das macht, was ihm vorgegeben wird – von der Werbung und Massenmedien. Mein Food schmeckt mir ausgezeichnet – frei von Zusatzstoffen & Co. Artgerecht eben. Mein Gaumen liebt es – und meine Zellen auch. Für mich war die Transformation sehr einfach – man muss nur einmal anfangen – die erste Cashew-Aioli zaubern – oder Rohkost-BroHt naschen – ein Traum… Ich liebe z.B. Spitzkohl – solo – roh – für mich ein Gedicht… Früher mochte ich Pasta sehr gerne. Ab und zu probiere ich ein paar Nudeln – und stelle immer wieder fest, dass mir gekochte Getreide-Nudeln nicht mehr schmecken. Auf meine Zucchini-Spaghetti und Kelp-Nudeln möchte ich allerdings nicht mehr verzichten.

Und warum mache ich all das? Meinen Körper möchte ich nicht unnötig belasten – und da ich mein Leben sehr mag und genieße, möchte ich gerne sehr alt werden – und zwar möglichst OHNE dabei als Pflegefall dahin zu vegetieren und viele Pillen nehmen zu müssen. Man sagt, die Menschen werden heute immer älter – doch 1. Ist das wirklich so? und 2. WIE werden die Menschen alt?

Bei der Gelegenheit möchte ich Dir noch gerne meinen „Lieblings-Tipp" mit auf den Weg geben. Überall und jedem gebe ich diesen Tipp – das geht auch bei flüchtigen Urlaubs-Bekanntschaften – im Büro – im Freundeskreis – einfach überall: falls Du oder einer Deiner Lieben eines Tages eine schlimme Diagnose oder Nachricht bekommen solltest – google dann dieses Thema mit einem Zauberwort dahinter. Dieses Zauberwort heißt: GANZHEITLICH.

Du wirst vollkommen andere Ergebnisse bekommen. Wenn Du alle Informationen hast, kannst Du selbstständig und mündig entscheiden – wenn Du möchtest.

Oft höre ich Menschen sagen „ich will gar nicht so alt werden – 80 Jahre reicht mir – ich habe lieber „gelebt" und „alles mitgenommen". Hundert Jahre möchte ich gar nicht werden." Ich frage dann zurück: „Du fühlst Dich jetzt gut und fit und bist 52 Jahre – nun stell Dir vor, Du würdest Dich genau SO auch mit 102 Jahren fühlen – das wär doch ok, oder?" – JA – wär es… „ABER" – dann kommt immer wieder ein „aber" – es ist scheinbar für viele Menschen echt schwer, aus der Komfortzone und dem Alltag raus zu kommen und sich etwas artgerechter zu ernähren. Ich hoffe, dieses Buch kann ein wenig dabei helfen.

Warum mache ich all das auch noch? Ich mache es nicht nur für mich – sondern auch für die Umwelt. Nachhaltigkeit ist hier das Zauberwort. Es macht einen großen Unterschied, ob ich regional und saisonal im Bio-Laden oder beim Bio-Bauer einkaufe – oder ob ich die großen Food-Konzerne unterstütze.

II. Info-Runde...

Kommen wir jetzt zum Info-Teil – ich beginne mit dem Stoffwechsel, den ich sehr spannend finde.

Stoffwechsel – was ist das eigentlich?

... der Oberbegriff für sämtliche im Körper stattfindenden biochemischen Reaktionen, die der Aufnahme – dem Transport – der Umwandlung von Stoffen dienen. Hierzu zählt die Nutzung der Stoffe für die jeweiligen Zwecke sowie die Ausscheidung der dabei entstehenden Abfallprodukte (Stoffwechselendprodukte).

Die beiden großen Stoffwechselprozesse im Körper:

1. **Atmung:**
   Sauerstoffaufnahme durch Einatmung – Kohlendioxidabgabe durch Ausatmung

2. **Ernährung:**
   Nahrungsaufnahme – Makro-/Mikronährstoffverwertung und anschließende Ausscheidung der Stoffwechselendprodukte durch den Stuhl, Urin, Atem, Schweiß

Ziel des Stoffwechsels ist die Homöostase. Alle Stoffwechselprozesse laufen im Körper Hand in Hand, sind miteinander gekoppelt, regulieren sich gegenseitig, arbeiten im Kollektiv. Daher sollte bei Stoffwechselstörungen nicht nur ein Stoffwechselprozess (z.B. die Schilddrüse) für sich allein betrachtet werden. Es sollte immer als Teil eines komplexen Netzwerkes gesehen und entsprechend der Mensch als Einheit erkannt und darauf z.B. durch entsprechende Ernährung, Bewegung und geregeltem Tagesrhythmus eingegangen werden.

Gesundheit – was ist das eigentlich?

Das kann man vielleicht mit den Worten „unendliche Energie" umschreiben. Einige verstehen unter Gesundheit „die Abwesenheit von Krankheit" – doch das ist mir zu negativ ausgedrückt – für mich ist Gesundheit ein absoluter Energie-Überschuss – gepaart mit einem Kribbeln im Bauch, rund um den Solar-Plexus, das ich gerne „Bauch-Hüpfer" nenne. Diese Bauch-Hüpfer fühlen sich unendlich gut an – voller Schöpferkraft, Freude und Tatendrang.

Wie definierst DU Gesundheit? Jeder definiert das für sich selbst vermutlich anders...

Superfood – was ist das eigentlich?

Superfoods sind in aller Munde – meist haben sie exotische Namen – Acai – Moringa – Goji – Maca etc… Dabei vergessen wir oft unsere heimischen Superfoods: Blaubeeren, Johannisbeeren (vor allem die schwarzen), Aronia, Wildkräuter wie Brennnessel und Giersch, Bitterstoffe in Löwenzahn, Chicoree, Radicchio & Co, mein heißgeliebtes Weizengras und Sprossen, Kohl und Sauerkraut, Zwiebeln, Meerrettich und Knoblauch, Senf-Saat etc…

Was ist also ein SUPERFOOD? Ein Lebensmittel, das mehr kann als andere Lebensmittel, das idealerweise viele bioverfügbare Mikro-Nährstoffe beinhaltet. Es sollte unbehandelt sein und idealerweise im Verbund wirken – also nicht ein Wirkstoff rausisoliert werden – egal, ob es sich um Wurzeln, Samen, Nüsse, Früchte etc. handelt. Bei Superfoods gilt: viel hilft viel! Je mehr Superfoods Du isst, umso besser – denn ein Superfood wird erst zum Superfood, wenn man richtig viel davon verzehrt. Bist Du durch Umwelt, Job oder durch Deinen Lebensstil (z.B. Rauchen, Alkohol, Schlafmangel, viel Fast Food…) übermäßig hohem oxidativen Stress ausgesetzt, geht dieser einher mit verminderter körpereigener Entgiftungs- und Ausleitungsfähigkeit. Superfoods wirken hier antioxidativ und kurbeln die Entgiftung sowie Ausleitung an. Du kannst verschiedene Superfoods kombinieren, die ihre Wirkweisen gegenseitig verstärken, wie z.B. Brokkoli mit Brokkoli-Sprossen, Granatapfel mit Datteln, Ingwer mit Knoblauch, Kurkuma mit schwarzem Pfeffer und etwas Kokosöl, … Bevor ich mich nun den Organen und deren Lieblings-Food widme, möchte ich Dir kurz ein paar Basics über die Makro- und Mikro-Nährstoffe geben. Doch zuvor noch ein „Modewort":

CLEAN EATING – was hat es damit auf sich?

Ganz einfach:
Clean eating heißt, dass unser Körper mit den Lebensmitteln entlastet und gereinigt werden kann und möglichst nicht belastet wird. Seien es Ballaststoffe, die wie ein Magnet die „Abfallstoffe" aus unseren Darmzotten ziehen und ausgeschieden werden können oder das wundervolle frisch gepresste Weizengras, das uns mit einem 0,4 cl Shot täglich mit fast allem versorgt, was unser Körper für den Tag an Mikro-Nährstoffen braucht…

ENTGIFTUNG ist das Zauberwort – clean eating hilft uns bei der inneren Körperhygiene, reinigt unsere Zellen – macht quasi inneren Hausputz.

Und wie lange sollte ich entgiften?
Ganz einfach – Dein Leben lang – denn wir VERgiften uns auch immerzu (nicht nur durch Ernährung – auch durch unsere Umwelt, Stress, schlechte Gedanken, Rauchen, Alkohol etc…), so dass die ständige Entgiftung obligatorisch ist.

III. Mikro- und Makro-Nährstoffe

Ein kleines Statement zu tierischen Produkten und Vegan – und eine kleine Verdauungs-Reise durch unseren genialen Organismus…

Da in meinen Augen die Mikro-Nährstoffe oft zu kurz kommen, widme ich mich ihnen ganz bewusst noch vor den Makro-Nährstoffen. Kleiner Tipp: ich zähle schon seit Jahren keine Kalorien mehr – natürlich war ich darin seit meiner Jugend ein Profi – doch als ich erkannte, dass es erheblich bedeutsamer ist, wie viele MIKRO-NÄHRSTOFFE ich zu mir nehme, habe ich meine Ernährung komplett umgestellt – und heutzutage spielt Kalorienzählen keine Rolle mehr bei mir. Wenn Du Dich größtenteils von Pflanzen ernährst, wirst Du sicher dieselbe Erfahrung machen.

Zu Beginn habe ich übrigens sehr viel abgenommen – bei einer Größe von 1,77 m wog ich von ursprünglich 60 kg auf einmal nur noch 52 kg. Und das komplett unbeabsichtigt. Ich habe schon angefangen, mir Sorgen zu machen – hab aber andererseits so ein Ur-Vertrauen zu meinem Körper entwickelt, dass ich mir gedacht habe „er wird schon wissen was er tut".

So war es auch: er hat „Hausputz" gemacht – alles gereinigt – von den abgelagerten tierischen Proteinen, die auch ich zuvor konsumiert hatte – und mein Körper hat sich von sonstigen überflüssigen Einlagerungen wie Stärke-Rückstände getrennt.

Du musst wissen, dass für den Körper tierische Proteine hochinteressant sind. Da er diese zu Ur-Zeiten nicht so häufig bekam, ist er genetisch so programmiert, dass er sie um jeden Preis behält. Früher wurde ab und zu ein Büffel erlegt – oder ein Hase – da gab es noch keine Supermärkte und Metzger mit abgepackten Würstchen, Filets, Koteletts, Steaks & Co wie heutzutage. Heute bekommt unser Körper leider viel zu viel tierisches Protein – nicht nur das Steak und Käse-Brötchen, das Du Dir im Restaurant bestellst bzw. kaufst oder daheim machst – sondern auch die unbewussten tierischen Proteine aus Fertigprodukten und aus Gerichten, die Du auswärts isst und nicht genau die Zutatenlisten des Kochs kennst.

Sonderfall Würstchen – diese werden von den meisten und insbesondere von Kindern gerne gegessen – mit lecker Senf oder Ketchup – im Brötchen oder mit Toast-Brot – nur leider bestehen die meisten Würstchen aus den Abfällen der Fleisch-Produktion, die tüchtig mit Gewürzen, (künstlichen) Aromen und Milch- und Gluten-Produkten durch den Wolf gedreht werden und dann in einen Tier-Darm gepresst werden. Es kann noch Phosphat und Nitritpökelsalz für die Konservierung und als Würze hinzu gegeben werden und oft auch Geschmacksverstärker. Und selbst in Geflügelwurst darf ein gewisser Anteil Schweinefleisch enthalten sein – wusstest Du das?

Wein wird mit Gelatine geklärt – hier ist das Vegan-Label sehr sinnvoll.

Heutzutage nehmen wir also so viele tierische Proteine auf, dass unser Körper gar nicht mehr hinterher kommt, diese SINNVOLL zu verwerten – geschweige denn zu verdauen: unsere Darmzotten sind überfordert und verstopfen – die Leichengifte, die wir mit den tierischen Proteinen mitbekommen, belasten unseren gesamten Organismus – die giftigen Säuren, die das Tierische mit sich bringt, geben uns förmlich den Rest.

Vollkommen hilflos fängt unser genialer Organismus an, die tierischen Stoffe, die er bei dieser Flut nicht verarbeiten kann, einzulagern. Am liebsten möglichst weit weg von den Organen – in den Beinen und Armen – doch da wir nicht stoppen mit der Flut, werden wir weiter regelrecht überschwemmt – und nun sind die Arterien dran – hier lagern sich ebenfalls tierischen Proteine ab – in der Hoffnung, dass irgendwann die „tierische Ebbe" kommt und der Organismus anfangen kann, die „Trümmer" abzubauen. Doch meist wartet er vergeblich. So lagert er Jahr um Jahr immer mehr Trümmer ab – in den Gelenken – Knochen – auch nach und nach im Bauchraum und in den Gefäßen, die immer mehr verschließen und einen optimalen Blutdurchfluss inklusive der Zell-Versorgung mit Sauerstoff und Nährstoffen schwer macht. Was das bedeutet, muss ich glaube ich nicht in Worte fassen.

Nun denken viele „das betrifft mich nicht – ich bin Veganer"! Hier muss ich Dich leider enttäuschen – denn vegan ist nicht gleich gesund. Es gibt die sogenannten Fast Food-Veganer – ich nenne sie auch gerne „Soja-Pudding-Veganer" – die alles genauso weiter machen wie bisher, nur dass sie tierisches Eiweiß weglassen. Dennoch wird weiter Weißmehl, Weißzucker, Süßstoffe, Fast Food, Frittiertes und Gebratenes, die falsche Reihenfolge, Soja, alles konventionell angebaut und oft nicht in Bio-Qualität, gegessen. Alles oder das Meiste auch noch erhitzt. So gehen viele Mikro-Nährstoffe den Bach runter – zerkochen regelrecht – die Enzyme werden zerstört und der Organismus muss bei der Verdauung Höchstarbeit vollbringen – der Magen wird mit Gärung und Fäulnis überstrapaziert, indem erst Brot mit Aioli, dann Tofu-Schnitzel mit Pommes und veganer Mayo und Salat gegessen wird und zum Nachtisch kommt als „gutes Gewissen" die Wassermelone und Ananas dran, die das lange Warten bei der Verdauung im Magen gar nicht lustig finden und zu gären beginnen.

Nun muss die Leber Abhilfe leisten und den bei der Gärung entstandenen Alkohol aufwändig abbauen – und die Bauchspeicheldrüse muss mehr Verdauungssäfte als nötig produzieren, da die Enzyme der Nahrung durchs Kochen zerstört wurden und nun Plan B – die körpereigenen Enzyme – herhalten müssen für die Zerlegung der Nahrung in die Einzelbausteine. Chaos im Bauch – dies kann zu Blähungen und Bauchschmerzen führen. Der Tofu war vielleicht als I-Tupf noch genmanipuliert und somit unbekannt für unseren Verdauungstrakt – dies fordert die Verdauung nochmals enorm. Außerdem wird unsere Entgiftung stark gefordert – denn vermutlich sind viele Pestizide in diesem Essen. Die Leber und Galle leisten einen Wahnsinns-Job bei der Fett-Verdauung des Schnitzels und der Pommes – parallel wird immer noch der Wassermelonen-Ananas-Alkohol abgebaut – usw.

Man könnte sagen: Großbrand im Bauch!

Und DIES ist NUR EINE Mahlzeit – die eventuell von einem Wein oder Bier begleitet wird, das dafür sorgt, dass sich die Magensäure verdünnt und nicht ordnungsgemäß alle möglichen Erreger des Mahls beseitigen kann. Und vielleicht gibt es ja kurz danach noch ein Stück Kuchen mit Sahne – natürlich ein Obst-Kuchen – wir meinen ja, der wäre gesund – denn Obst ist ja per se gesund – so glauben wir.

Das zu viel Obst uns übersäuert, da die enthaltene Fructose aus den meist viel zu süßen über- züchteten und unreif geernteten Obst-Sorten unsere Bauchspeicheldrüse an den Rande des Zusammenbruchs treiben kann, haben wir nicht auf dem Schirm. Ebenso wenig, dass die Kombi- nation von Getreide und Obst wiederum zu Gärung führt – und die vorhandene Gärung der noch im Magen wartenden Wassermelonen-Ananas-Gärung unsere Leber weiterhin überlastet – all das sehen und spüren wir nicht wirklich, höchstens in Form von Völlegefühl.

Darauf gönnen wir uns einen Espresso, der die Nieren endlich integriert: diese haben schon vor Langeweile Däumchen gedreht, während sämtliche anderen Organe versuchen, das Feuer zu löschen. Und zum Espresso passt besonders gut ein Schnaps – gerne auch ein Doppelter.

PROST – auf die Leber – sie hat ja noch nicht genug zu tun.

Aber nicht, dass Du glaubst, das wär schon alles... Dadurch, dass Erhitztes gegessen wurde und die Enzyme zur Verdauung vom Körper zur Verfügung gestellt werden müssen, benötigen DIESE Enzyme ein Taxi zum Ort des Geschehens: in den Verdauungs-Trakt. Dieses Taxi ist ein Carrier-Pro- tein – in diesem Fall in Form der Leukozyten – also der weißen Blutkörperchen. Somit ist also auch unser Blutkreislauf involviert in das Geschehen.

Und DAS geschieht meist mehrmals täglich – Woche um Woche – Monat für Monat – Jahr für Jahr – Jahrzehnt für Jahrzehnt.

Treu ergeben macht unser genialer Organismus alles, um uns zu schützen. Doch wir merken es nicht einmal, sondern sind grummelig, dass wir nach so einem Mahl müde sind und vielleicht sogar Bauchweh haben. Vielleicht ist es sogar für Dich „normal", nach dem Essen müde zu sein, Bauchweh und Blähungen zu haben?

Dann überleg doch mal, was unser Organismus mit Essen eigentlich erreichen will: nicht Trägheit und Schmerzen – sondern ENERGIE – FREUDE – TATENDRANG – HARMONIE.

Wenn Du dies nach dem Essen nicht fühlst, kannst Du ja mal überlegen, das ein oder andere umzustellen. Beobachte Dich und Deinen Körper – gehe mal einen Schritt auf ihn zu – er wartet sehnsüchtig auf Dich.

Ich vergleiche all das gerne mit einem Auto: in einen Benziner kippt man keinen Diesel – und andersrum. Artgerecht Tanken – darauf achten wir – doch auf unsere artgerechte Tank-Zufuhr achten wir leider nicht. Oder besser gesagt: wir wissen es auch nicht besser. Genauso bekommt unser Auto das beste Öl – doch unser genialer Organismus bekommt die billigsten und giftigsten Varianten in Form von Transfett (Margarine, Frittiertes, Gebratenes etc.).

„Aufwachen" wär angesagt – und Deinem Körper zu danken für alles, was er für Dich tut. Ignorier ihn nicht länger, sondern gehe auf ihn ein. Weitere Symptome können übrigens auch Allergien, Haut-Geschichten, Kopfschmerzen etc. sein. Versuche, Deinem Körper zu geben, was er so dringend braucht: ich kann es nicht oft genug sagen: BASEN BASEN BASEN.

Die Lösung: viel Grünzeug – etwas Obst – einige Nüsse und Samen – reines Wasser – gerne sinnvoll kombiniert – möglichst ROH – bunt – voller Spaß – Freude – Leidenschaft – Energie und LIEBE. Köstliche Rezept-Ideen hierzu findest Du im Organ-Teil des Buches.

Mikro-Nährstoffe – was versteht man darunter?

Interessant:
Unser Gehirn benötigt ein Viertel aller Nähr- und Mikro-Nährstoffe – und diese sollten so rein und fein wie möglich sein – clean und super – nährend und wohltuend, da wir gerade für unsere wertvolle Schaltstelle doch sicher nur das Beste wollen, oder? Da unser Gehirn so nach den Nährstoffen giert, ist es nur nachvollziehbar, dass ein Vitamin-Mangel schnell zu nervösen Zuständen, Angst, Depressionen, Schlafstörungen, Konzentrationsschwäche etc… führen kann. Unser Gaumen dagegen giert nach „lecker" – vor allem nach viel Zucker, viel Fett, viel Eiweiß – wichtig ist hier, dass diese Stoffe so ursprünglich wie möglich sind und NICHT industriell hochverarbeitet.

Ganz einfach:
Vitamine, Mineralstoffe, Spurenelemente, Enzyme, Antioxidantien wie z.B. sekundäre Pflanzenstoffe etc… Und was hat es damit auf sich? Jeder weiß, dass wir Vitamine und Mineralstoffe benötigen – aber worin unterscheiden sich Mineralstoffe und Spurenelemente? Und wie funktioniert es mit den Antioxidantien und freien Radikalen?

Fazit:

Vitamine und Mineralstoffe sind für viele Lebensfunktionen essentiell. Der wesentlichste Unterschied zwischen den beiden Gruppen liegt darin, dass Vitamine von einigen Pflanzen und Tieren hergestellt werden können – Mineralstoffe kommen in der Natur vor (z.B. im Boden) und werden durch die Pflanzen erst für uns bioverfügbar gemacht: Mineralstoffe werden aus dem Erdreich mit den tiefen Wurzeln der Pflanzen hochgeholt und in die Pflanze eingebaut, so dass diese Mineralstoffe für uns durch das Essen dieser Pflanze bioverfügbar wird. Wichtig ist, dass wir keine isolierten Vitamine und Mineralstoffe zu uns nehmen, sondern im Verbund, denn die meisten Mikro-Nährstoffe wirken erst dann so richtig – sind quasi Teamplayer – und im Einzel nicht so gut.

Vitamine

sind winzige Motoren, die an unzähligen Körperabläufen beteiligt sind: Wachstum, Regeneration, Energiegewinnung etc... Ohne sie käme das gesamte Leben zum Erliegen. Die Bezeichnung Vitamin kommt übrigens aus dem Lateinischen und heißt „Vita" = Leben und „Amin" = Stickstoffverbindung. Es gibt 4 bekannte fettlösliche Vitamine, die im Körpergewebe gespeichert werden können (A, D, E, K) und 9 bekannte wasserlösliche Vitamine, die bis auf das Vitamin B12 nicht im Körper gespeichert werden können und bei Überdosierung mit dem Urin wieder ausgeschieden werden (B1, B2, B3, B5, B6, B8, B9, C, H). Man variiert bei der Begrifflichkeit von Vitaminen – so galt lange Zeit auch Cholin als Vitamin B4 – die Pandamsäure als Vitamin B15 oder Laetril als Vitamin B17 – doch diese „Vitamine" sind aufgehoben worden!?

Mineralstoffe und Spurenelemente

unterscheiden sich in der benötigten Tagesdosis – von Mineralstoffen (z.B. Calcium, Magnesium, Kalium...) benötigen wir über 50 mg/kg Körpergewicht täglich – von Spurenelementen (z.B. Iod, Kupfer, Selen...) weniger als 50 mg/kg Körpergewicht. Sie dienen dem Aufbau von körpereigenen Geweben (z.B. bilden Calcium und Phosphor zusammen Knochen) und körpereigenen Stoffen (z.B. Eisen für das Hämoglobin im Blut).

Bisher wurden als essentiell nachgewiesen: Calcium, Magnesium, Kalium, Natrium, Chlorid, Phosphor, Iod, Eisen, Chrom, Kupfer, Zink, Mangan, Selen, Molybdän.

Mineralstoffe liegen übrigens meist im wässrigen Milieu ionisiert vor, also als positiv oder negativ geladene Teilchen. Aus diesem Grund werden sie auch als Elektrolyte bezeichnet.

Mineralstoffe sind Bestandteile von Enzymen, z.B. enthält die Speichelamylase Ptyalin ein Calcium-Ion und ein Chlorid-Ion. Sie sind außerdem beteiligt am idealen Stoffwechselgeschehen, am funktionstüchtigen Immunsystem, am reibungslosen Bewegungsablauf, an der Säuren-Neutralisation, an der Hormon-Haushaltssteuerung, an Reizweiterleitungen der Nervenzellen etc…

… Da war aber doch noch etwas… – Genau, die 4 Grundelemente des Organismus: Wasserstoff, Kohlenstoff, Sauerstoff, Stickstoff. Es gibt unterschiedliche Quellen die besagen, dass unser Organismus zu ca. 90 % aus diesen 4 Elementen besteht, die übrigens nicht zu den Mineralstoffen zählen. Die Funktionsweisen der einzelnen Vitamine/Mineralstoffe folgen im Anhang.

Enzyme

Wunderschön finde ich die Herkunft des Namens: im Altertum war die „unsichtbare Kraft" der Enzyme schon bekannt – z.B. durch die Umwandlung von Weintrauben in Wein – oder die Gärung der Gerste zu Bier. Der Grieche Zozeen nannte es die „geheime Götterkraft" – für die Araber bedeutete die Forschung rund um die Enzyme „al-iksir" – der „Stein der Weisen". Hieraus leitet sich „Elixier" ab – und aus „al-kimija" das Wort „Alchemie": der Stoff, der allgegenwärtig ist – in Tieren und Menschen – in Metallen und in der Erde. Eine magische Heilkraft, die Krankheit zu Gesundheit wandeln kann – dieses wundervolle Elixier, wie es die Araber, Griechen und Ägypter im Altertum bis ins Mittelalter nannten und ewig auf der Suche nach dem entscheidenden Schlüssel waren. Sie meinten: die Enzyme!

Enzyme gehören zu den Proteinen und aktivieren Reaktionen im Körper, ohne dabei verbraucht zu werden (im Gegensatz zum Vitamin, das verbraucht ist, wenn es einmal genutzt wurde).

Einfach gesprochen: Enzyme fungieren wie „Scheren" und zerschneiden die Mikro-Nährstoffe in ihre Einzelbausteine, die Aminosäuren, so dass aus diesen wieder neue Stoffe – z.B. Hormone, Antikörper, Muskeln etc… hergestellt werden können.

Es gibt körpereigene Enzyme sowie Nahrungs-Enzyme, die jedoch sehr temperaturempfindlich sind und weder Temperaturen über 42 °C noch unterhalb des Gefrierpunktes mögen.

Rohkost liefert die Enzyme mit, die das jeweilige Lebensmittel zur Verdauung benötigt. Die körpereigenen Enzyme übernehmen auch Hilfestellungen bei wesentlichen Körper-Aufgaben wie z.B. Sehen, Entgiften, Atmung etc… Daher möchte ich die körpereigenen Enzyme ungern mehr als unbedingt nötig für die Verdauung nutzen, sondern lieber für die Entgiftung & Co.

Antioxidantien

die „guten" Gegenspieler der „bösen" freien Radikalen, denen ein Elektron fehlt – normalerweise „klauen" freie Radikale dieses aufwändig, z.B. der Zellmembran, was nicht gut für unseren Organismus ist. So können nach und nach chronische Zivilisationskrankheiten entstehen. Antioxidantien haben ein Elektron übrig und geben es den freien Radikalen freiwillig, ohne dabei selbst zum freien Radikal zu werden. Ein sehr starkes Antioxidant ist z.B. das Vitamin C (schwarze Johannisbeere, Hagebutte, Acerola, Blaubeere, Guave…) oder auch unser körpereigenes Glutathion.

Auf das Glutathion möchte ich kurz eingehen – es ist eins meiner „Lieblings-Beschützer". Es handelt sich hierbei um die Zusammensetzung der Aminosäuren Cystein, Glycin und Glutaminsäure, die zusammen mit der Glutathion-Peroxidase (Enzym in Kombination mit Selen) auf die Jagd nach freien Radikalen geht und diese unschädlich macht. Außerdem sind sie in der Lage, das verbrauchte Vitamin C und Vitamin E wieder herzustellen, so dass diese erneut einsatzbereit sind.

Exkurs Sonnenbrand:

Hat der Körper genug Antioxidantien, verlängert sich die Toleranzgrenze, in der wir in der Sonne bleiben und Vitamin D tanken können. Antioxidantien stellen also einen Sonnenschutz von innen dar. Mehr zum Thema Sonne und Sonnenbrand im Anhang bei den Vitaminen (Vitamin D).

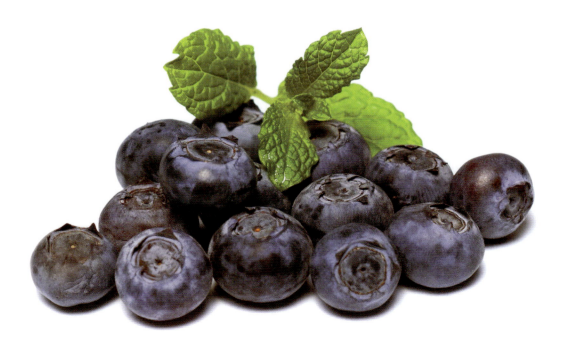

Und wie steht es mit den MAKRO-NÄHRSTOFFEN?

Diese unterteilen sich in Kohlenhydrate – Proteine – Fette.

Kohlenhydrate – unsere größten Energielieferanten

In Pflanzen: durch Chlorophyll und Sonnenenergie aus Kohlenstoff, Sauerstoff, Wasserstoff hergestellt.

Wichtige Fakten zu Kohlenhydraten:
Vorab: **Überall** finden sich Kohlenhydrate – in jedem Salat – in jedem Keimling – in jedem Grashalm. Das ist auch gut so – schließlich bekommen wir durch sie die optimale Energie.

Kohlenhydrate werden durch Verdauung in Zucker umgewandelt – außer Ballaststoffe – diese „kehren" den Darm rein und werden unverdaut über den Stuhl ausgeschieden.

Kohlenhydrate versorgen Körperzellen, insbesondere unser Gehirn und unsere Muskeln, mit wertvoller Glucose:
Glucose, die mit der Nahrung aufgenommen wird, wird in der Leber in den Speicher-Zucker Glykogen umgewandelt:

- 1/3 wird in der Leber gespeichert (ca. 100 g)
- 2/3 werden in den Muskeln gespeichert (ca. 300 – 500 g)

Interessant: unser Gehirn hat nur Zugriff auf das Glykogen der Leber

- Nur das Glykogen der Leber kann wieder in Glucose umgewandelt und an das Blut gegeben werden – und so auch unser Gehirn versorgen
- Glykogen in unseren Muskeln wird direkt zu ATP (Adenosintriphosphat = Energie, die in den Kraftwerken der Zelle – Mitochondrien genannt – gebildet wird) umgebaut und steht damit ausschließlich der Muskulatur als Energiequelle zur Verfügung

Die Glucose-Speicherkapazitäten der Leber und Muskeln sind begrenzt – sind diese voll, werden sie in Fettdepots eingelagert. Daher machen Kohlenhydrate im Übermaß dick.

Langkettige Kohlenhydrate sollten unbedingt den kurzkettigen Kohlenhydraten vorgezogen werden:

- **Langkettige Kohlenhydrate mit hoher Nährstoffdichte** – ROH genießbar und wertvoll: Kürbis, Buchweizen, Süßkartoffeln… Neben Kohlenhydraten enthalten sie ebenfalls bioverfügbare Proteine, Fette, Mikro-Nährstoffe, Ballaststoffe.

  → Folge: langsame Verstoffwechslung – der Blutzucker steigt nur langsam an

- **Kurzkettige „leere" Kohlenhydrate:** Weißmehl-Produkte (Brot, Nudeln, Gebäck, Süßigkeiten…), Weißzucker, geschälter Reis, Traubenzucker… Mikro-Nährstoffe fehlen hier, da sie raus-isoliert wurden.

  → Folge: Der Blutzucker schnellt in die Höhe und die Bauchspeicheldrüse wird überlastet. Diabetes Typ 2 kann entstehen. Und: Fett-Einlagerungen, da der enorme Kohlenhydrat-Schub viel zu hoch ist

Eine kleine Anmerkung zur Süßkartoffel:

Im Roh-Zustand ist sie sehr wertvoll für uns und entlastet sogar die Bauchspeicheldrüse – im erhitzten Zustand verliert sie jedoch diesen Status und wird zur Belastung für den Körper und lässt den Insulin-Spiegel in die Höhe schnellen. (Quelle: Enzym-Buch) Weiteres Süßkartoffel-Benefit: unsere guten Darmbazillen können sich vermehren – die Süßkartoffel fungiert also als Probiotika. Als I-Tüpfelchen regt sie auch die Vitamin B12 Produktion im Dickdarm an.
(Quelle: Medical Food, Anthony William, S. 214)

Einige kurze Fakten zur „guten" Glucose und „bösen" Fructose:

Eine sehr gute Glucose-Quelle sind Datteln – sie sind auch optimal als Snack zwischendurch bzw. für Sportler als Energie-Kick vor/während/nach dem Training geeignet – idealerweise mit etwas Grünzeug, damit die in den Datteln enthaltene Glucose auch im Organismus optimal eingebaut werden kann – unsere Verwandten, die Gorillas, fressen zum Obst auch grüne Blätter, das darin enthaltene Chlorophyll hilft bei der Energiegewinnung. Datteln sind hochbasisch – genauso wie getrocknete Feigen.

Warnen möchte ich vor dem so hochgelobten Agavendicksaft und auch vor High-Corn-Fructose-Sirup (HCFS) – hierbei handelt es sich um bis zu 80 % isolierte Fructose, die eine Katastrophe für unsere Bauchspeicheldrüse darstellt. Fructose in Früchten im Verbund mit sämtlichen anderen Stoffen wie Ballaststoffen und Mikro-Nährstoffen ist in kleinen Mengen sehr gut für uns. Doch isolierte Fructose ist nicht dafür gemacht, in die Zelle zu gelangen und dort Energie zu liefern. Sie wird schleunigst über die Leber abgebaut. Die dabei entstehenden Stoffwechselendprodukte wie Harnsäure können zum Metabolischen Syndrom führen und die Leber so stark schädigen wie Alkohol. Außerdem können wir an Gewicht zunehmen, da das Leptin blockiert wird, dessen Aufgabe es ist, uns beim Essen das Sättigungsgefühl zu verschaffen, sobald unsere Nährstoff-Depots gefüllt sind, die uns Energie geben. Ist das Leptin außer Gefecht gesetzt, spüren wir dies nicht, essen weiter und nehmen zu.

UND: wie umgehe ich einen Hype auf Süßes?

Ganz einfach: iss etwas BITTERES – am besten einen halben Teelöffel Bitterpulver (z.B. Heidelberger 7 Kräuter Stern – natürlich die Bio-Variante) unter die Zunge geben und langsam zergehen lassen. Oft essen wir nur aus Langweile – insbesondere Süßes – das dockt besonders gut an unser „Belohnungs-Zentrum" im Gehirn an. Wenn wir nun einige Minuten mit der Auflösung des Bitter-Pulvers im Mund beschäftigt sind, schlagen wir damit zwei Fliegen mit einer Klappe:

1. Der Hype nach etwas Süßem verfliegt – und wir unterstützen dabei noch gleichzeitig unsere Verdauungssäfte

2. Unserem Mund ist nicht mehr so „langweilig" – er ist einige Minuten beschäftigt

So können wir uns ganz einfach selbst überlisten…

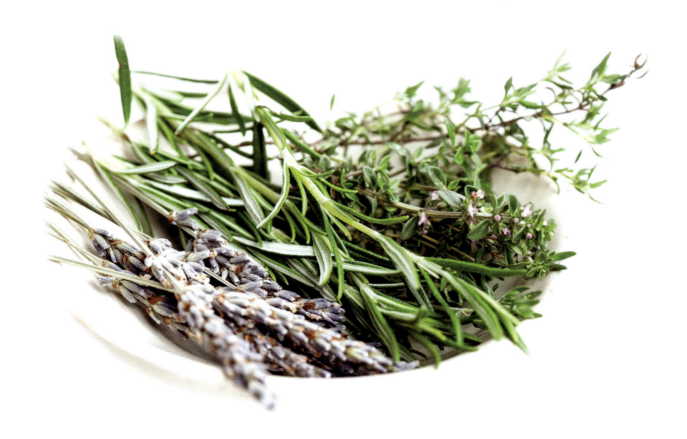

Proteine – Bausteine des Lebens

Wichtige Fakten zu Proteinen:

Proteine bestehen aus aneinandergereihten Aminosäuren (AS). Acht AS (bei Säuglingen 10) sind essentiell (lebensnotwendig) und können nur mit der Nahrung zugeführt werden: das Wort „essen" steckt drin und sagt schon alles. Im Anhang gehe ich genauer auf sie ein.

Aufgabe der Proteine:

- Baustoff für Zellen, Zellmembran, Organe, Gewebe, Antikörper, Enzyme, Hormone, Knochen, Haut, Arterien, Nägel, Haare etc…
- Muskelkontraktionen und Bewegungen jeder Art
- Energielieferanten: neigen sich die Glucose-Vorräte im Blut bzw. Glykogen-Vorräte in Muskeln und Leber z.B. aufgrund starker körperlicher Betätigung dem Ende zu, werden Proteine zur Energieversorgung der Zelle herangezogen: Proteine können in Glucose umgebaut werden, liefern somit Brennstoff für die Zellen
- Ein Großteil der AS wandert in die Muskelzellen und wird dort gespeichert.
- Für den Protein-Stoffwechsel wird das hitzeempfindliche Vitamin B6 benötigt – daher können unserer Proteine nur so gut sein, wie unser Vitamin B6-Haushalt.

Tierisches oder pflanzliches Protein?

Pflanzliches Protein enthält alle essentiellen AS in bioverfügbarer Form, d.h. sie können leicht vom Körper aufgenommen werden.

Tierisches Protein besteht aus langen AS-Ketten, dies sind äußerst komplexe Proteine, die viel Verdauungsenergie benötigen. Dementsprechend kann dies unser Verdauungssystem schwächen. Hinzu kommt, dass unser Darm mit all seinen Kurven und verwobenen Darmzotten nicht für die Verdauung von großen Portionen tierischen Eiweißes gebaut wurde – im Gegensatz zu den kurzen, geraden und unkomplizierten Därmen von fleischfressenden Tieren.

- Tiere in freier Wildbahn:

  Deren Magensäure ist 10 x stärker als die von uns Menschen –
  daher können Tiere auch ihre Beute komplett mit Fell und Knochen vertilgen.

  Beispiel Braunbär: seine Hauptnahrungsquellen sind Beeren und Blätter.

- Wer isst schon gerne rohes Fleisch?

  Kein Tier erhitzt sein Fleisch (siehe Spiegel-Ei-Beispiel)

- Parasiten in rohem Fleisch:

  Tiere in freier Wildbahn sind durch deren hochkonzentrierte Magensäure
  vor Parasiten geschützt.

  Ein kleines Stück rohes Fleisch bzw. Fisch enthält zehntausende Eier und Larven von Parasiten, die gerne in unseren menschlichen Bäuchen schlüpfen wollen.

Proteinüberschuss → führt zur Übersäuerung des Körpers

Beim Proteinabbau entsteht das Zellgift Ammoniak, das sofort vom Körper in Harnstoff umgewandelt werden muss. Harnstoff wird über die Nieren ausgeschieden, was diese überfordern und zu Gicht, Osteoporose etc. führen kann. All das kann Deinen Säure-Basen-Haushalt durcheinander bringen.

Proteinmangel

Wenn Du die essentiellen AS nicht im richtigen Verhältnis konsumierst, können nur so viele Proteine verwendet werden, wie die am wenigsten zugeführte AS vorliegt.

Beispiel: ich möchte einen Kuchen backen, habe alle Zutaten in der benötigten Menge vorliegen, aber statt 500 g Mehl nur 5 g Mehl – somit kann ich nur einen kleinen Mini-Kuchen backen, da hier das Mehl die limitierende Größe ist. Es ist egal, dass ich 2 kg Zucker habe und 10 Eier etc. – ich habe nur 5 g Mehl und das ist die Basis für meinen Kuchen. Genau SO verhält es sich mit den Aminosäuren im Körper. Die limitierende essentielle AS ist maßgebend dafür, ob körpereigene Proteine aus den Muskeln gelöst werden können und die Lücke mit Fett gefüllt wird. Übergewicht kann entstehen.

Und was hat es mit Proteinen und Sport auf sich?

Auch hier gilt: Es kommt auf die RICHTIGEN AS im richtigen Verhältnis an.

BCAAs – „branched-chain-amino-acids" – Kurzportrait der essentiellen AS Leucin, Isoleucin, Valin – die verzweigtkettigen AS – sie sind verwandt miteinander und arbeiten ähnlich. Leucin gibt hier den Ton an – sorgt für gesteigerten Protein-Aufbau in Form von Muskeln und hemmt Protein-Abbau.

- Verstoffwechslung der BCAAs erfolgt ausschließlich in den Muskeln – die meisten anderen AS werden in der Leber verstoffwechselt
- CFS = Central Fatigue Syndrom kann nach extremen Ausdauersport auftreten – vermutlich aufgrund von einer zu großen Aufnahme der AS Tryptophan – die BCAAs können dies regulieren
- Bauchspeicheldrüsen-Entlastung: die Kombination der AS BCAAs, Methionin, Cystein können Glucose für die Muskeln verwertbar machen – ohne die Verwendung von Insulin.

GUTE Protein-Quellen:

Ölsaaten und Nüsse wie Kürbiskerne, Sesam, Sonnenblumenkerne, Cashews, Paranüsse, Mandeln – außerdem Buchweizen, Algen, grünes Blattgemüse, Kohl (z.B. Grünkohl, Blumenkohl, Brokkoli...), Sprossen, ungeschwefeltes Trockenobst...

Fette – die energiereichsten Lebensmittel

Wichtige Fakten zu Fetten:
… keine Angst vorm Fett – es ist lecker – und wir brauchen es – nur eben das RICHTIGE Fett…

Denn: Fett ist essentiell. Das heißt, wir müssen es mit der Nahrung aufnehmen. Nun meine ich damit nicht das Fett aus Chips, Frittiertem, Gebratenem oder aus Gebäck wie Croissants sowie erhitzte Fette aller Art, sondern für den Körper wertvolles Fett aus Kokosnüssen, Nüssen & Samen, Avocados, Oliven etc. Das Fett, das wir mit der Nahrung aufnehmen, wird als erstes von unserem schlauen Körper für die Gefäßwände und Organe verwendet. So bleibt alles schön geschmeidig und geschützt – das dient unserer Gesunderhaltung. Essen wir genügend „gutes" Fett, bleibt auch noch etwas für die Haut übrig – sie wird wunderschön elastisch und bleibt länger faltenfrei.

Außerdem: der Gaumen kommt nicht zu kurz, denn Fett ist ein toller Geschmacksträger.

Aufgabe von Fetten:

- **Energielieferanten:** Fett-Energiereserven sowie Protein-Reserven reichen normalerweise aus, eine Hungersnot von 4 Wochen zu überstehen. Alle Körperfunktionen sollten erhalten und der Organismus am Leben bleiben.
- **Schutzfunktionen:** das Fettgewebe unter der Haut ist wie eine Isolierschicht und ein idealer Kälteschutz. Auch die inneren Organe wie Nieren, Augäpfel, Leber etc. werden durch eine Fett-schicht geschützt und gemeinsam mit den Faszien in Position gehalten. Handteller, Fußsohlen und Gesäß werden durch das sogenannte Baufett und den umgebenen Kollagenfasern vor starkem Druck geschützt.
- **Lösungsmittel** für die fettlöslichen Vitamine A, D, E, K, die nur mit Fett resorbiert werden können. Ohne Fett entsteht hier ein Vitaminmangel.
- **Hochwertige Fette** sind unverzichtbar und lebensnotwendig für unser Gehirn, die Nerven und für jede einzelne Zelle – und somit für unsere gesamte Gesundheit.
- **Mögliche Folgen von Fett-Mangel bzw. fettarmen Diäten bzw. Fettsäurenüberschuss** reichen von Haarausfall über schlechte Wundheilung, Unfruchtbarkeit, Leber-/Nierenfunktions-störungen, Wachstumsstörungen bis Allergien, rheumatische Erkrankungen und viele weitere chronisch-entzündliche Erkrankungen.
- **Fett ist notwendig um tief schlafen zu können.**

Fettarten:

- **Gesättigte Fettsäuren** wie das wundervolle Kokosöl
- **Einfach und mehrfach ungesättigte Fettsäuren** wie z.B. Oliven, Avocado, Walnüsse, Sesam… Die mehrfach ungesättigten Omega 3- und Omega 6-Fettsäuren sind essentielle Fettsäuren und haben idealerweise das Verhältnis von einem Teil Omega 3 zu vier Teilen Omega 6. Die Pflanzen-kost bietet dies von Natur aus.

- **Omega 3 Fettsäuren – stark entzündungshemmend** sind enthalten in: Leinsamen, Hanfsamen, Chia, Walnüsse
- **Omega 6 Fettsäuren** sind enthalten in: Sonnenblumenkerne, Nüssen, Oliven

Trans-Fettsäuren:

Die „giftige" Variante, die so in der Natur nicht vorkommt. Als Schlüssel-Schloss Prinzip blockieren sie das Schloss, so dass die guten Fette nicht in die Zelle kommen und nicht verwendet werden können. An Stelle von guten Fetten werden Transfette als Bausubstanz für das Gehirn verwendet. Die Folge: starre, unflexible Gehirnzellen. Durch jahrzehntelangen Verzehr von Transfetten können Demenz, Alzheimer, Parkinson etc. entstehen. Transfette lassen sich kaum abbauen und ausscheiden. Deklariert als „teilweise gehärtete Fette"/„gehärtete Fette"/„pflanzliche Fette" in fast allen Fertiggerichten enthalten und auch in Speisen in Betriebskantinen, Krankenhäusern, Altenheimen, Hotels, Flugzeugcaterern etc…

Gesunde Fette:

Fette in Maßen – am besten NICHT isoliert als Öl, sondern als ursprüngliches Lebensmittel mit allen dazugehörigen Begleitstoffen verzehrt – ist nicht nur lecker, sondern UNABDINGBAR für die Gesunderhaltung des Körpers.

Einzig kalt gepresstes Öl aus erster Pressung – mild duftend und unerhitzt – kann unserem Körper einen Beitrag zur Gesundheit und Vitalität liefern.

Schön lebendig – ursprünglich – energievoll sind frische gekeimte Nüsse und Samen – z.B. Mandeln, die auch basisch sind, Paranüsse mit großem Selen-Anteil, Kürbiskerne mit viel bioverfügbarem Eisen, Buchweizen mit allen essentiellen Aminosäuren etc… Außerdem Avocados, Oliven, Kakao…

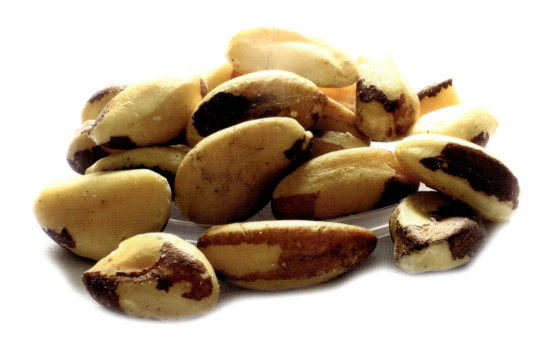

Die Kraft

des Wasserstoffs

Die Basis: Säure-Basen-Haushalt und der pH-Wert (potentia hydrogenii)

Der Säure-Basen-Haushalt ist einer der wichtigsten Regulationssysteme im menschlichen Körper. Er reguliert die gesunde Zell- und Organfunktion und ist somit die Basis unserer Gesundheit. Ich möchte bei der Thematik auch nicht zu tief gehen – sondern einen kleinen Einblick geben. Für tiefere Einblicke empfehle ich sehr das Buch „Die pH-Formel" von Robert O. Young – oder „Wunderlebensmittel" von Dr. Brian Clement. Hier möchte ich einigen Zitaten Raum geben:

Zitat aus dem Buch „Die pH-Formel" (S. 36/37) von Robert O. Young – in meinen Augen eines der besten Bücher überhaupt:

„Das gestörte Säure-Basen-Gleichgewicht im Blut führt zu Reizungen und Entzündungen und bereitet den Boden für Krankheiten. Akute oder chronische Krankheiten entstehen entweder, wenn der Körper die Mineralstoffreserven mobilisiert, damit der Zellstoffwechsel nicht zusammenbricht, oder wenn er mit aller Kraft versucht, den Körper zu entgiften. So kann der Körper etwas Säure über die Haut ausscheiden, wodurch Symptome wie Ekzeme, Akne, Furunkel, Kopfschmerzen, Muskelkrämpfe, Schwellungen, Reizungen, Entzündungen und Schmerzen entstehen. Chronische Symptome treten auf, wenn alle Möglichkeiten, die Säure zu neutralisieren oder auszuscheiden, erschöpft sind.

Wenn sich saure Stoffwechselprodukte im Körper ansammeln und in die Blutbahn gelangen, wird der Blutkreislauf versuchen, sie in flüssiger Form loszuwerden, über die Lungen oder die Nieren. Ist die Menge der Abbauprodukte zu groß, werden Abfälle in verschiedene Organsysteme eingelagert, etwa dem Herzen, der Bauchspeicheldrüse, der Leber und dem Dickdarm, oder sie werden im Fettgewebe gespeichert, etwa in den Brüsten, an den Hüften, Oberschenkeln, am Bauch – und im Gehirn. Dieser Vorgang des Abbaus und der Ausscheidung von sauren Abfällen kann auch als Alterungsprozess bezeichnet werden."

Wow – das sagt doch so Einiges aus… Viele Menschen meinen, es reicht, einfach „nur" ein paar Nahrungsergänzungsmittel zu nehmen – dann wird der Körper den Rest schon richten – mehr Veränderung bedarf es nicht.

Ein weiteres Zitat von Robert O. Young „Die pH-Formel" (S. 41/42):

„Stellen Sie sich Ihren Körper als großes Aquarium vor. Zellen und Organsysteme sind die Fische, die in Flüssigkeit (etwa dem Blut) schwimmen, die Nähr- und Stoffwechselprodukte (Abfälle) transportieren. Dann stellen Sie sich vor, ich fahre mit dem Auto heran und leite dessen Abgase in den Luftfilter, der das Aquarium mit Sauerstoff versorgt. Das Wasser reichert sich mit Kohlenmonoxid an und wird sauer. Dann werfe ich zu viel Futter oder falsches Futter ins Bassin, die Fische können nicht mehr alles fressen oder verdauen, das Futter beginnt, sich zu zersetzen. Toxische saure Abfälle und chemische Stoffe sammeln sich an, wenn die Nahrung zerfällt, das Wasser wird noch saurer.

Wie lange wird es dauern, bis die Fische sterben? Keiner von uns würde so etwas auch nur einem Goldfisch antun, aber unserem eigenen Körper tun wir Vergleichbares Tag für Tag an, er wird durch Umweltverschmutzung, zu viel Essen, saure Nahrungsmittel und vieles andere verunreinigt. Die Fische schwimmen mit dem Bauch nach oben, aber es scheint so, dass wir sie nicht sehen oder nicht wissen, was es bedeutet. Kommen wir zurück zu unserem verschmutzten Aquarium. Was würden wir tun, wenn wir dieses traurige Stadium erreicht hätten? Würden wir die Fische behandeln? Nein – wir würden das Wasser wechseln. Tun Sie Ihrem Körper den gleichen Gefallen. Wechseln Sie das Wasser. Reinigen Sie ihn. Und halten Sie ihn sauber."

Dr. Norman W. Walker möchte ich an dieser Stelle ebenfalls zitieren – aus „Täglich frische Salate erhalten Ihre Gesundheit" (S. 55):

„Letzten Endes ist Müdigkeit das Ergebnis der Unfähigkeit des Körpers, seine Zellen schnell zu ersetzen und zu regenerieren, damit sie spontan die Energie liefern, die gefordert wird. Somit ist Müdigkeit das erste Anzeichen dafür, dass die Zellen „hungern" und sich nicht schnell genug erneuern können, obwohl vielleicht täglich reichliche Mengen an gekochter Nahrung gegessen wird. Müdigkeit ist das erste Anzeichen dafür, dass sich der Körper auf Krankheit und schließlich auf eine vorzeitige Alterung zubewegt".

Ich selber habe die Erfahrung gemacht, dass mit sinnvoller Rohkost diese Art der Müdigkeit nicht entsteht. Im Gegenteil – ich habe schier unersättliche Energie – gebe meinem Körper, was er braucht und er kann daher schnell regenerieren. Ich sage immer „in diesem Leben habe ich nur diesen einen Körper – warum sollte ich ihn misshandeln?" – vor allem wo es doch so einfach ist, gut zu ihm zu sein. Bin ich gut zu ihm – ist er gut zu mir. Die meisten Menschen achten darauf, ein schönes, wohlgeordnetes Zuhause zu haben – nach außen muss alles aussehen wie in einem „schöner Wohnen"-Magazin – doch innerlich sind die meisten Menschen die schlimmsten Messies – mit Zellen voller Müll.

Mikroorganismen lieben ein saures Milieu – schwimmen am liebsten in ihren Abfallprodukten und lieben niedrige Sauerstoffkonzentrationen, die bei Übersäuerung vorliegen. Wenn wir übersäuern, merken wir dies in zwei Stufen.

Die erste Stufe ist erst nur im Blut nachweisbar – die zweite Stufe äußert sich durch unterschiedliche Hilferufe – in Form von Schmerzen und „unerklärlichen" Symptomen jeder Art – auch in Form des „plötzlich" auftretenden Bluthochdrucks oder der plötzlichen Arthrose – bis gestern war doch alles noch gut – was habe ich seit gestern getan, warum es mir auf einmal so geht? War es die Pizza gestern Abend? Oder der Stress auf der Arbeit?

Irgendetwas ist immer der letzte Tropfen, der das (saure) Fass zum Überlaufen bringt. Dieses Fass füllen wir seit Jahren und Jahrzehnten – und es wird Zeit, das Fass von den Säuren zu befreien und mit Basen zu füllen – artgerecht – idealerweise mit Freude, Spaß und Gaumenschmaus.

Wie bekommen wir nun Basen in unseren Körper?

Einerseits stellt unser Organismus Basen selber her – und zwar unser Magen: hier wird einerseits die zur Verdauung benötigte Salzsäure hergestellt – und gleichzeitig auch die starke Base Natriumhydrogencarbonat. Diese schützt die Magenschleimhaut vor Verätzungen und gelangt teilweise über die Blutbahn in den restlichen Organismus, der sich daran nach Bedarf bedienen kann. Vor allem wenn wir basische Lebensmittel essen, haben wir besonders viele Basen zur Verfügung. Nun könnten wir sagen „ok – dann lassen wir das Ganze doch den Magen mit der Natriumhydrogencarbonat-Produktion richten" – doch im selben Zuge wird auch Salzsäure produziert, die den Magen übersäuert und zu Sodbrennen oder Gastritis bis zum Magengeschwür führen kann.

Fazit:

Wir müssen Basen mit der Nahrung aufnehmen!

Besonders viele Basen haben dunkelgrünes Blattgemüse, Sprossen, frische Grassäfte, Mandeln, Nüsse und Samen, Trockenfrüchte etc…

Hier kommt es natürlich wieder auf den Boden an, auf dem die Lebensmittel gewachsen sind – und damit schließt sich der Kreis, warum Bio-Lebensmittel unabdingbar sind.

Um sicher zu gehen, können wir auch basische Nahrungsergänzungsmittel einnehmen, z.B. Kaiser-Natron, Salzsole-Wasser oder Basenpulver (z.B. Dr. Jacobs Basenpulver oder Merlins Pulver vom Buchweizenberg). Unser Ziel sollte sein, nicht an die Basen-Depots unseres Körpers gehen zu müssen – denn in dem Fall geht es immer auf Kosten der Gesundheit – seien es die Zähne, die Knochen, die Arterien etc…

Ziel des ORGANISMUS ist es, zu ÜBERLEBEN! Unser Körper hofft, dass wir eines Tages zur Besinnung kommen und ihm endlich die Mineralstoffe und Basen zurückgeben, die wir uns geliehen haben und die er doch so dringend braucht. Geben wir unserem Körper, was er benötigt, fängt er unverzüglich mit der Sanierung an. Egal wie alt Du bist. Es ist nie zu spät. Fang am besten heute noch an.

Wie können wir entsäuern? Damit wir unsere Vitalität – Leistungsfähigkeit – Freude – Energie – Spaß – Ausdauer wieder erlangen und den Alterungsprozess verlangsamen?
Über die Lungen können wir zu viele Säuren im Körper in Form von Kohlendioxid „wegatmen". Unsere Nieren sind die „Großmeister" der Entsäuerung – über den Urin leiten sie aus, was geht und halten das Säure-Basen-Gleichgewicht in Balance. Die Haut scheidet Säuren über den Schweiß aus. Frauen können über die Menstruation ausleiten. Diese dauert übrigens in einem ausgeglichenen Körper nur wenige Stunden und ist schmerzfrei. Je länger die Menstruation dauert und je schmerzhafter sie ist, desto übersäuerter ist man (Frau). Frauen aus Naturvölkern abseits der Industrieländer haben nur wenige Stunden und schmerzfrei ihre Menstruation und sind dennoch sehr fruchtbar.

Hier einige Entsäuerungs-Maßnahmen:

• Basische Bio-Lebensmittel essen und saure Lebensmittel zurückfahren → Entsäuerung über Nieren und Darm

• Einnahme von Bitterstoffen – in Form von Wildkräutern/Salaten/Präparaten → Entsäuerung über Leber, Nieren und Darm

• Ggf. Mineralstoff-Komplex supplementieren → Entsäuerung über Nieren

• TIEF durchatmen – am besten in einer grünen Lunge – also in einem dichten Wald – idealerweise vor einem Wasserfall (hier ist die Luft am besten) → Entsäuerung über die Lungen

• Moderate Bewegung – idealerweise an der frischen Luft – Trampolin hüpfen → Entsäuerung über die Lungen und über die Haut

• Basen-Bäder integrieren: da die Wirkung erst nach 30 Minuten einsetzt mindestens 60 Minuten in einem Bad bei maximal 38 °C mit ca. ½ Kilo Himalayasalz oder Totes Meer-Salz baden – entweder als Ganzkörper-Bad oder als Fußbad (über die Fußsohlen entsäuern wir auch sehr gut) → Entsäuerung über die Haut

• Basen-Strümpfe: falls keine Zeit für Basen-(Fuß-)Bäder sein sollte – Strümpfe in Basen-Wasser tauchen und über Nacht anziehen und so im Schlaf entsäuern → Entsäuerung über die Haut

• Barfuß durch den Morgentau über Wiesen/Waldböden gehen → Entsäuerung über die Haut (Füße)

• Sauna: hier sind die ersten 5 Minuten besonders wertvoll – gefolgt von einem kalten Bad → ebenfalls Entsäuerung über die Haut

• Zum Abtransport der Säuren stilles Wasser (idealerweise Umkehrosmose-Wasser) trinken → Entsäuerung über die Nieren

• Unterstützung der Ausleitung durch basische Tees, also Kräuter-Tees (Früchte-Tees sind sauer!) → Entsäuerung über die Nieren

• Bürstenmassagen mit der Klosterbürste – aktiviert die Lymphe → Entsäuerung über die Haut

Basische Lebensmittel:

Tabellen gibt es im Internet genügend hierzu – daher nur in Kürze: die Zutaten der Rezepte in diesem Buch zeigen, welche Lebensmittel basisch wirken. Wir finden hier viel Grün, Salat, Gemüse, Nüsse, Saaten, Obst, Gewürze, Kräuter, Öle. Natürlich gehören auch WILDKRÄUTER mit zu den stärksten und basischsten Lebensmitteln – allerdings bin ich auf dem Gebiet leider Laie, so dass ich mich auf die Lebensmittel aus dem Bio-Supermarkt beschränke. Wenn Du jedoch kundig in Sachen Wildkräuter bist, so verwende sie bitte – Du kannst sie gegen sämtliche Kräuter und gegen sämtliches Grünzeug, das ich hier genannt habe, nach Lust und Laune eintauschen.

Auf Weizengrassaft möchte ich kurz eingehen:

Seit 2013 bekomme ich jede Woche 500 g frisches Weizengras von Green Connection geliefert und bin hochzufrieden damit. Die 500 g Gras reichen für die Woche – ergeben für meinen Mann und mich jeweils jeden Morgen einen Shot. Du kannst das Gras im Slow Juicer pressen – oder es so machen wie ich: Mein Freund Sven Rohark hat im Sommer 2016 mit meinem Bianco Puro Originale Mixer experimentiert und in den Mixer etwas gefiltertes Wasser gegeben, so dass das Schneidwerk bedeckt ist und greifen kann. Dann hat er ein Büschel Gras mit der Schere in ca. 5 cm lange Strei-fen geschnitten und im Bianco mit dem Nuss-Programm und mit Hilfe des Stampfers kurz gemixt. Anschließend den entstandenen Gras-Brei durch ein Sieb pressen – den frischen Saft im Glas auf-fangen und genießen. Vorteil der Prozedur: der Mixer ist ruck-zuck gereinigt – viel schneller als der Slow Juicer – und durch das Pulse-Programm wird die Gras-Struktur schön aufgebrochen – ohne den Saft zu erhitzen. Perfekt.

Warum verwende ich FRISCHEN Gras-Saft und kein Pulver? Weil viele gute Inhaltsstoffe – allen voran das so wichtige Chlorophyll – ca. 10 Minuten nach dem Press-Vorgang verfliegen – und jedes Pulver, das ich kaufen kann, ist vor längerer Zeit als vor 10 Minuten gepresst worden. Außerdem sind wir Menschen keine Gras-Esser – doch bei den meisten Gras-Pulvern handelt es sich um aus-gepresste Gras-Reste, also Abfall, der getrocknet (unter 42 °C?) und dann pulverisiert wird. Alles nur ein Marketing-Gag? Da bleibe ich lieber bei meinem frischen Weizengras-Saft und investiere die 5 Minuten morgens sehr gerne hierfür.

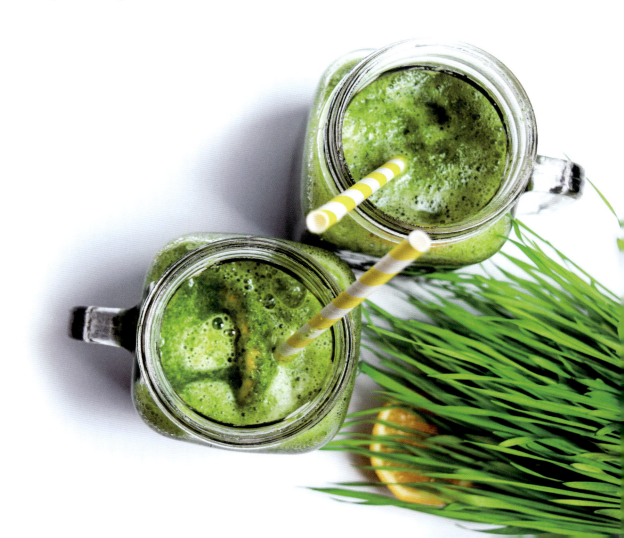

Hier ein paar Infos, was das wundervolle Weizengras alles vermag –
von der Webseite **www.weizengras.de**

Grassaft-Power

- Antioxidanzien
- Beta Karotin
- Vitamine A, B, E, C, F, K
- Cholin
- 70 % Chlorophyll - verbessert den Sauerstoffgehalt des Körpergewebes und Blutes, ist alkalisierend, reinigend, antibakteriell und wundheilend
- Mineralien pur - Weizengras nimmt so gut wie alle Mineralien im Boden auf
- lebendige Enzyme - die Zündfunken des Lebens
  - ▶ Proteasen - fördern die Verdauung von Eiweißen
  - ▶ Cytrochrome Oxidase - ein Antioxidanz zur Unterstützung der Zellatmung
  - ▶ SOD (Superoxid-Dismutase) wird in allen Körperzellen gefunden und bremst die Zellalterung
  - ▶ Amylase - fördert die Stärkeverdauung
  - ▶ Transhydrogenase - hilft der Herzmuskulatur
  - ▶ Lipase - ein Fett spaltendes Enzym
  - ▶ Phycocyanin - hilft bei der Blutbildung
- 21 % des Saftes sind Aminosäuren (Proteine in bester verfügbarer Form)

Weizengras: Ein hervorragender Spender von Chlorophyll.

Die folgenden Daten über die Nährstoffe, die im ersten Schnitt Weizengras (bei 15-20 cm Länge) enthalten sind, stammen aus einem Bericht von Dr. C. F. Schnabel an die American Chemical Society (Amerikanische Gesellschaft für Chemie).

Nährstoff Milligramm pro amerikanisches Pfund (453,59 g):

- Chlorophyll 5.000
- Cholin 4.000
- Vitamin C (Ascorbinsäure) 2.000
- Vitamin A (Karotin) 360
- Vitamin E 120
- Vitamin F 120
- Vitamin K 120
- Niacin 120
- B-Vitamine: B_2 (Riboflavin) 24, B_1 (Thiamin) 12, Pantothensäure 8, B_6 4

Weizengrassaft - eine Mahlzeit für sich!

Hier sind die Haupt-Nährstoffe,
die in jeder Einheit Weizengrassaft vorkommen:

Aminos/Proteine	Vitamine/Mineralien	Enzyme
Asparaginsäure	Pro-Vitamin A	Oxidase
Glutaminsäure	Vitamin B1	Lipase
Serin	Vitamin B2	Protease
Glycin	Vitamin B3	Amylase
Histidin	Vitamin B5	Catalase
L-Arginin	Vitamin B6	Peroxidase
Threonine	Vitamin B12	Transhydrogenase
Alanin	Vitamin C	Superoxide Dismutase
Prolin	Vitamin K	
Tyrosin	Kalium	
Valin	Calcium	
Methionin	Phosphor	
Cystein	Magnesium	
Isoleucin	Selen	
Tryptophan	Zink	
L-Lysin	Eisen	
Leucin	Jod	
	Kobalt	
	Kupfer	
	Mangan	
	Natrium	
	Schwefel	
	Chlorophyll	

Vitaminkick mit Weizengrassaft

Der Forscher H. Earp-Thomas isolierte über 100 verschiedene Vitalstoffe im frischen Weizengras. Seine Analyse zeigt auf, das bereits 0,4 cl fast alles beinhaltet, was der Körper braucht. Die wichtigsten Inhaltsstoffe: mg je 0,4 cl deckt % des Tagesbedarfs:

	mg	%
Vitamin A	7,15	89 %
Vitamin B 1	1,45	131 %
Vitamin B 2	10,15	677 %
Vitamin B 3	37,55	250 %
Vitamin B 6	45	403 %
Vitamin B 12	15	500 %
Vitamin C	157	209 %
Vitamin D	14,30	168 %
Vitamin E	15,70	130 %
Vitamin H	5,05	1.683 %
Vitamin K	40	61 %
Folsäure	5,45	1.800 %
Eisen	28,50	230 %
Jod	1	50 %
Kalium	1.600	178 %
Calcium	257	80 %
Kupfer	25	1.666 %
Magnesium	51,50	17 %
Mangan	5	100 %
Phosphor	257	18 %
Schwefel	100	100 %
Selen	0,50	500 %
Zink	2,50	21 %
Panthothensäure	12	200 %

Was finden wir nicht in diesem Buch?

Säuren: Getreide-Produkte, Milch-Produkte, Fleisch, Eier, Fisch, Meeresfrüchte, stark verarbeitete und erhitzte Produkte, Induktions-Herd, Mikrowelle und Fertig-Food. Säuren nehmen wir übrigens auch mehr als genug aus der Umwelt auf: Umweltgifte – schlechte Luft – außerdem Stress und negative Gedanken – allesamt Säurebildner. Somit hilft dieses Buch auch bei dem Weg zum Entsäuern… und zwar mit Genuss…

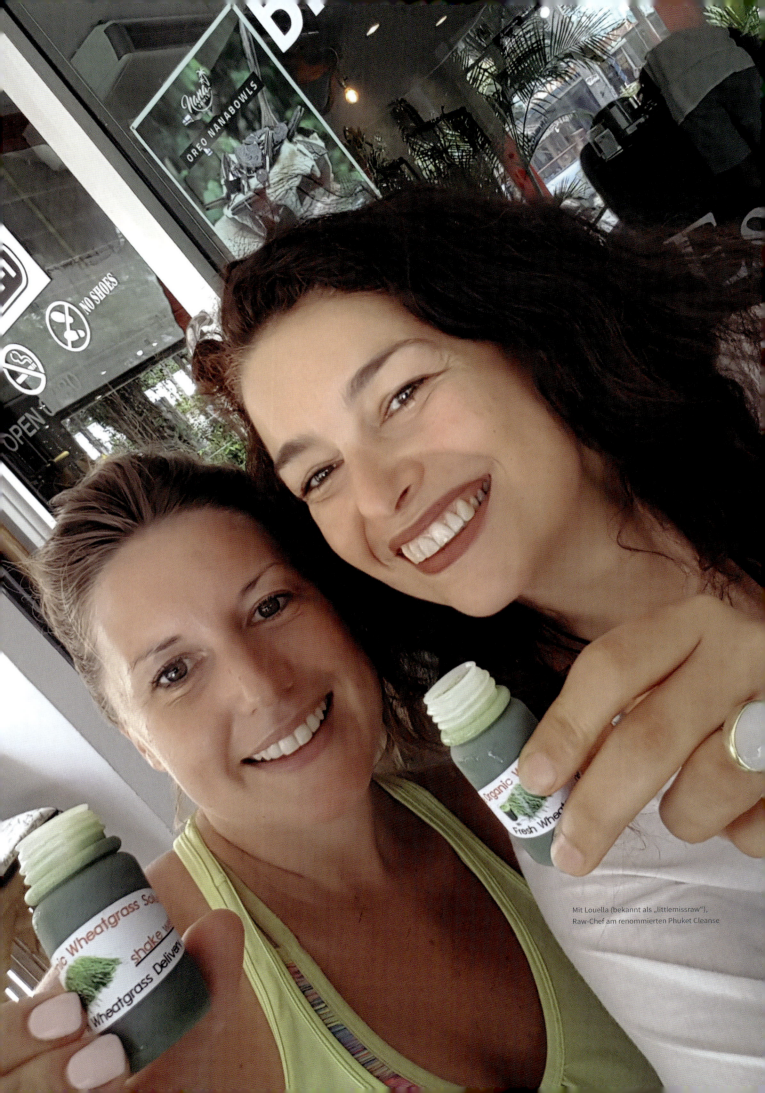

Mit Louella (bekannt als „littlemissraw"),
Raw-Chef am renommierten Phuket Cleanse

Ein paar Worte zum WASSER

Idealerweise trinkst Du lebendiges, mineralstoffarmes STILLES Wasser. Die Mineral-/Vitalisierung des Körpers erfolgt durch ROHES Obst/Gemüse/Salat. Wasser dient als Lösungs-/Transportkapazität. Zitate aus dem Buch „Wasser & Salz – Urquell des Lebens":

> *„Je geringer der Gehalt an Mineralien und Schadstoffen im Wasser, das wir zu uns nehmen ist, desto grösser ist seine Fähigkeit, Stoffe in unserem Körper zu binden und in unsere Zellen zu transportieren oder aus unserem Körper auszuscheiden.*
> *Je leerer Wasser ist, desto besser kann es Stoffe aus unserem Körper entfernen. Mineralien nehmen wir aus unserer Nahrung deutlich mehr auf, als wir es mit Wassertrinken allein könnten."*

Übertragen auf die westliche Industrienahrung bedeutet das, dass erhitzte Nahrung (wozu auch kalte Nahrung wie z.B. Brot gehört – es wurde ja gebacken) für die ordnungsgemäße Verdauung erstmal gelöst werden muss. Hierzu zählen z.B. Getreideprodukte (Pizza, Pasta, Gebäck aller Art, Müsli etc...), Fisch & Fleisch, Eier, Milchprodukte... Der Organismus benötigt viel Wasser für die Lösungsarbeit. Daher kam der allgemeine Ratschlag auf, mindestens 2 – 3 L Wasser am Tag zu trinken.

Da ich mich zu über 90 % von veganer Rohkost ernähre, die per se über einen großen Wasser-Anteil verfügt und nicht so aufwendig wie die o.g. Lebensmittel gelöst werden muss, benötige ich erheblich weniger Wasser. Mein Salat, Gemüse und Obst bringt so viel Wasser von Natur aus mit. Herrlich. Und bioverfügbar. Ich trinke „nur" ca. 1 L Wasser am Tag.

Der zweite Punkt beim Wasser ist seine Fähigkeit, über die Lymphe Stoffwechselendprodukte auszuleiten. Hierzu sollte das Wasser möglichst „leer" sein, also frei von Mineralstoffen.

Du kannst Dir das so vorstellen: Du stellst daheim Deinen Müll vor die Tür, den die Müllabfuhr abholen soll. Nun ist der Müllwagen schon voll und fährt einfach weiter – Dein Müll bleibt bei Dir stehen. Heißt im übertragenen Sinn: Deine Zelle bleibt vollgemüllt – kann nicht sauber werden – und dadurch nicht ordnungsgemäß arbeiten.

Das passiert, wenn unser Wasser zu viele Mineralstoffe enthält. Schau also bei gekauftem Wasser auf das Etikett und wähle das mit der niedrigsten Mineralstoffangabe aus. Wichtig: es sollte frei von Fluorid (das inzwischen offiziell als Neurotoxin anerkannt wurde) sein.

Und was ist mit Kohlensäure angereichertem Wasser, das auch als Mineralwasser tituliert wird?

Der Begriff „Mineralwasser" allein sagt ja schon, dass dieses Wasser nicht das richtige für uns ist. Die Mineralisierung unseres Körpers findet über Wildkräuter, Salat, Gemüse, Kräuter, Grassäfte, Sprossen, Nüsse etc. statt. Und das, was dem Wasser als „Sprudel" zugesetzt wird, ist genau DAS Stoffwechselendprodukt, dass der Körper mühevoll für die Ausleitung über die Ausatmung bearbeitet hat: Kohlensäure in Form von Kohlendioxid. Dieses Stoffwechselendprodukt führen wir nun über „Mineralwasser" dem Körper wieder zu. Paradox! Kohlensäure kann außerdem Blähungen und Aufstoßen verursachen sowie Sodbrennen verstärken.

Auch ozoniertes Wasser, das momentan ganz hipp ist, ist mit Bedenken zu genießen – hierbei wird die Frequenzstruktur des Wassers zerstört, so dass dieses Wasser als „totes Wasser" bezeichnet werden kann. Ich persönlich vertrage dieses Wasser nicht.

Noch ein Wort zu Umkehrosmose-Wasser: durch die Filtertechnik wird das Wasser nicht nur von seinen Mineralstoffen „befreit", sondern auch von Schwermetallen, Medikamentenrückständen, Hormonrückständen, Pestizidrückständen, Bakterien, Viren, Pilzen, Verunreinigungen im Leitungssystem des Hauses sowie: Antibiotika- und Chemotherapie-Rückständen.

Fazit:

Beschwingtes Umkehrosmose-Wasser ist nach momentanem Kenntnisstand in den Augen vieler Fachleute sowie in meinen Augen das sinnvollste Wasser. Beschwingen kann man Wasser z.B. mit Edelsteinen – ganz klassisch mit Rosenquarz, Bergkristall, Amethyst – das ist nicht nur gut für das Wasser – sondern sieht auch hübsch aus.

Und ein paar Worte zum Salz

Salz ist **lebensnotwendig** – und auch hier: auf die Form kommt es an. Wertvoll ist **naturbelassenes Salz** wie Ur-Salz oder Himalaya-Salz – gerne auch als Salzsole angesetzt. **Wertlos** dagegen ist **Tafelsalz** – hier wurden sämtliche Mineralstoffe rausisoliert, so dass es nur noch Natriumchlorid entspricht. Deutlich wird dies, da es z.B. auch keine Rotwein-Flecken aus Teppichen ziehen kann aufgrund der fehlenden Mineralstoffe. Giftig wird es, wenn Iodid (das z.B. aus Tonerkartuschen stammt) und/oder Fluorid (aus der hochgiftigen Aluminiumproduktion – inzwischen auch offiziell als Neurotoxin anerkannt) zugesetzt ist. Meersalz ist auch eher negativ, da es viele Nano-Partikel enthält. Eine sehr gute pflanzliche Salzquelle stellt Sellerie dar. Ebenso Algen (auf die Herkunft achten – ich bevorzuge Algen von Kirstin Knufmanns Algen-Farm, die man über ihren Rohkost-Shop „PureRaw" kaufen kann) und einige Wildkräuter.

Meine allgemeingültigen Topp 10 Tipps

1. **Basen Basen Basen** – gib dem Körper was er braucht: Salat, Gemüse, Wildkräuter, etwas Obst, Sprossen, Nüsse und Samen – all das sind Superfoods, Enzyme, Antioxidantien und clean eating in einem.

2. Unbedingt **BIO-Produkte** bevorzugen – diese sind weitestgehend frei von Genmanipulation, Kunst-Dünger, Pestiziden & Co. und beinhalten erheblich mehr wertvolle Mikro-Nährstoffe als konventionelle Produkte.

3. **Gut kauen** – jeden Bissen ca. 50 x – durchs Kauen werden entsprechende Enzyme zur Verfügung gestellt und die Kohlenhydrat-Verdauung fängt im Mund an: *gut gekaut ist halb verdaut!*

4. **Erst ROH – und wenn unbedingt gewünscht erst im Anschluss ERHITZTES** essen, idealerweise:

   ▶ Obst zuerst – reinigt die Zellen

   ▶ Salat/Gemüse – mineralisiert die Zellen

   Begründung: isst man z.B. schnell verdauliches Obst NACH z.B. fettigen Pommes oder Bratkartoffeln – oder nach einer Nuss-Mahlzeit, muss das Obst warten, bis die Pommes im Magen verdaut sind – dies dauert mehrere Stunden – in dieser Zeit **gärt das Obst → Alkohol entsteht → dieser muss mühevoll von der Leber wieder abgebaut werden (dies kann einer der Gründe für **erhöhte Leberwerte sein, selbst wenn man keinen Alkohol trinkt!**).

5. **Warum roh?** Weil Rohkost sich super anfühlt, ursprünglich ist, wir genetisch daran angepasst sind. Je ursprünglicher und unverarbeiteter ein Lebensmittel ist, desto gesünder scheint es zu sein. Das zeigen auch viele Beobachtungen durch Mediziner in der Praxis: siehe Dissertation Dr. Semler, Bücher von Dr. Probst, Erfahrungsberichte in der Rohkost-Zeitung „Die Wurzel" etc. Hinzu kommt, dass ab 42 °C Enzyme absterben und wichtige Vital-/Mineralstoffe verloren gehen. Möchte man etwas Erhitztes essen und dafür Fett erhitzen, dann ausschließlich Kokosöl oder Ghee verwenden (gesättigte Fettsäuren) – es gibt unterschiedliche Studien hierzu – aber ich gehe lieber auf Nummer sicher und sage, dass ab 140 °C ungesättigte Fettsäuren zu giftigem Transfett werden, welches der Körper sehr schlecht ausleiten kann.

6. Mind. **30 Min. VOR und NACH dem Essen nichts trinken** – damit die Magensäure nicht verdünnt/weggespült wird und in Ruhe arbeiten kann (z.B. Erreger eliminieren…).

7. **Getreide NICHT mit Obst zusammen verzehren** → führt zu Gärung. Lieber Schoki-/Nuss-Müsli bzw. Schoki-/Nuss-Kuchen anstelle von Obst-Müsli/Obst-Kuchen.

8. **Einige Alternativen zu konventionellen Produkten:**

   ▶ **Salz:** Ur-Salz/Himalaya-Salz/Salzsole oder auch Stangensellerie sind wertvoll

   ▶ **Süßungsmittel:** Datteln – auch als Dattel-Sirup mit Wasser gemixt. Geht auch mit Feigen und anderem Trockenobst. Wichtig: Datteln & Co sollten ungeschwefelt sein.

   ▶ **Säuerungsmittel:** für Salate frischen Zitronensaft verwenden. Apfelessig ist auch sehr gut – beinhaltet die sog. Maleinsäure, die unsere Verdauung unterstützt. Alle anderen Essige behindern die Verdauung.

- ► **Öle:** auf Rohkost-Öle achten, die auch beim Press-Vorgang nicht erhitzt wurden

- ► **Getreide-Alternativen:** gekeimter Buchweizen schmeckt köstlich und belastet die Bauch-speicheldrüse nicht – und Rohkost-BroHt aus Sonnenblumenkernen und Flohsamenschalen sind ein Gedicht – (Rohkost-) Nudeln aus Zucchini, Süßkartoffeln & Co schmecken köstlich und nähren uns.

- ► **Anstelle von Milchprodukten:** statt aus tierischen Milch-Produkten kannst Du alles aus Nüssen und Samen machen – z.B. Cashew-Mozzarella, Kokos-Joghurt, Mandelmilch etc. ...

9. **Energie-Kick durch wertvolle Glucose der Dattel** → ruhig mittags oder vor – während – nach dem Sport einige ungeschwefelte Datteln oder Feigen genießen. Sie sind sehr basisch, enthalten wertvolle Glucose, die uns mit Energie versorgen und auch unser Gehirn wieder auf Hochtouren bringt

10. **Einige Maßnahmen zur Stärkung unseres Immunsystems:**

- ► **Frischer Zitronensaft** – den Saft einer Zitrone in 1 Glas stilles Wasser morgens nach dem Aufstehen – kurbelt die Entgiftung über die Nieren an – Viren und Bakterien haben keine Chance.

- ► **Salzsole** – Glas mit Schraubverschluss halbvoll machen mit Himalaya-Salzsteinen – und mit gefiltertem Wasser auffüllen → zur Immunstärkung: 1 TL Salzsole in 1 Glas gefiltertes Wasser geben und genießen – idealerweise morgens nach dem Aufstehen – **entgiftet auf Zell-Niveau!**

- ► **Kaisernatron-Melasse-Drink** – 1 TL Melasse und 1 TL Kaisernatron in 350 ml Wasser auflösen und genießen. Die Melasse ist basisch und fungiert als „trojanisches Pferd", indem sie die Zellen öffnet – Kaisernatron, das eine starke Base ist, kann in die Zelle rein und diese säubern.

- ► Täglich 1 – 2 EL **Kokosöl** essen – es wirkt antiviral, antiparasitär, antifungal, antibakteriell – schützt vor Alzheimer – die sog. „MCT-Fettsäuren" können direkt vom Körper verwendet werden – müssen nicht erst kompliziert von der Leber „umgebaut" werden wie langkettige Fettsäuren (Omega 3, Omega 6,…) etc. ...

- ► **Bio-Grapefruitkernextrakt** – antiviral, antifungal, antibakteriell – hin und wieder 15 Tropfen in 1 Glas gefiltertes stilles Wasser geben und genießen.

- ► **Positive Gedanken** – die Kraft der Gedanken ist unbegrenzt. Selbst wenn Du mal „sündigst" – so mache dies mit POSITIVEN Gedanken und Freude – z.B. wenn Du Fast Food isst, rauchst oder Alkohol trinkst – mit guten Gedanken schaden Dir diese „Ausrutscher" nicht, sondern bereichern Dich und stärken Dein Immunsystem.

- ► **Schlaf** – hier entgiften wir ebenfalls. Bei Schlafentzug werden wir regelrecht zur Mülldeponie. Je mehr Gifte in uns sind, desto eher stößt das Immunsystem an seine Grenzen und Erreger aller Art können sich einnisten.

- ► **Moderate Bewegung** – unser Körper ist für Bewegungen gemacht – und nicht dazu, ständig im Büro auf dem Stuhl zu sitzen oder abends auf der Couch abzuhängen – und genauso wenig, um übertrainiert zu werden – moderat ist das Zauberwort.

- **Sonne tanken** – Sonne ist ein wundervolles Heilmittel! Siehe hierzu auch im Anhang bei Vitamin D.
- **Frische Luft** – Ionen stärken das Immunsystem – vor allem bei Nässe – und am allermeisten an Wasserfällen. Wenn Du mal an einem Wasserfall bist, dann atme hier kräftig und bewusst durch.
- **Barfuß über das Gras gehen** – vor allem das Gras mit Morgentau versorgt uns über die Füße mit wertvollen Ionen und entgiftet uns hervorragend.
- **Herzhaft lachen** – verstärkt enorm die Abwehrzellen unseres Immunsystems und unterstützt uns so beim Stressabbau. Unsere Ausstrahlung wird anziehender und Kräfte werden mobilisiert, von denen Du vermutlich gar nicht wusstest, dass Du sie hast.
- **Soziale Kontakte** – sind unglaublich wichtig! Es ist von großer Bedeutung, mit Gleichgesinnten zusammen zu sein, mit denen Du auf einer Welle schwebst und Dich nicht aufreiben musst. Von Zeit zu Zeit wird sich Dein Freundeskreis entsprechend Deiner Entwicklung verändern.
- **Stress reduzieren** – auch wenn es schwer fällt – aber das BEWUSST WERDEN des individuellen Stresses ist der erste Schritt zur Lösung. Ich male mir immer aus, was in Extremsituationen „worst case" passieren kann – und stelle fest: es ist ja gar nicht so schlimm! So kommt man in die Entspannung und senkt den Stresslevel immer mehr.
- **DANKBARKEIT und LIEBE**

Fazit:

RAWFOOD ist ENERGIE pur – belebt die Zellen – schmeichelt dem Gaumen – wirkt positiv auf den Organismus – macht Spaß – ist schnell zubereitet.

Ich bin ein positiver Mensch und möchte lieber aussprechen, was alles POSITIV ist. Dennoch möchte ich an dieser Stelle die eher ungünstigen Gewohnheiten erwähnen, die unser Immunsystem und unseren Organismus und damit unsere komplette Gesundheit belastet:

NEGATIVE GEDANKEN • schlechte Atmung und schlechte Luftqualität • Weißzucker • Weißmehl • Agavendicksaft • Glutamat • Tofu • Reis • Fisch • Fleisch • Eier • Meeresfrüchte • Softdrinks • Fertigprodukte • Süßstoffe • künstliche Zusatzstoffe (inklusive künstlich hergestelltes Fluorid und Iodid) • Zigaretten • Alkohol • Drogen • Medikamente • Transfette • Mikrowelle • Induktionsherd • konventionelle Kosmetik und Haushaltsreiniger (ich putze übrigens nur mit Essig-Essenz bzw. Zitronensäure).

IV. Organe und Organ-Food

Organe – jeder kennt sie – doch WAS sind sie eigentlich?

Wir unterscheiden:

- **Sinnesorgane** – Augen, Haut, Nase, Ohr, Zunge

- **Innere Organe** – z.B. Bauchspeicheldrüse, Blutgefäße und Blut, Darm, Galle, Gehirn, Herz, Knochen, Leber, Galle, Lungen, Magen, Milz, Muskeln, Blase, Nieren, Schilddrüse, Skelett, Zwerchfell…

- **Organsysteme** – Atmungssystem, Herz-Kreislauf-System, Immunsystem, Hormonsystem, Nervensystem, Verdauungssystem…

Außerdem: die „chinesische Organ-Uhr"

Seit Jahrtausenden ist die „Organ-Uhr" in der TCM (Traditionellen Chinesischen Medizin) ein wichtiger Hinweis für den Zustand unseres Körpers. Bestimmte Krankheits-Symptome äußern sich häufig zu den jeweiligen Zeiten. Demnach hat ein Organ jeweils in einem zwei-Stunden-Zeit-fenster seine Höchst- und seine Ruhe-Zeit. Diese Zyklen sind Basis der Therapie-Ansätze in der TCM. So durchströmt das „Qi" – also unsere Lebensenergie – auf den Meridianen – also Leitbah-nen – unseren Körper. Die Organe sind die Haupt-Meridiane. In der Höchst-Zeit werden sie mit besonders viel Lebensenergie durchflutet. In dieser Zeit kann man besonders gut auf das jeweilige Organ therapeutisch einwirken. Zwölf Stunden später ist die Ruhe-Zeit des Organes mit seinem Energie-Tiefpunkt. Sind wir im Einklang mit dem Qi – dem natürlichen Lebensfluss – so können wir die Organe optimal unterstützen und zu unserem Wohlbefinden beitragen.

Ich habe die jeweiligen TCM-Organ-Zeiten bei den Organen eingepflegt – so erhältst Du gegebe-nenfalls einen Hinweis auf Dein ganz persönliches Qi und kannst mit den beigefügten Rezepten auf köstliche Art und Weise hierauf einwirken.

Auf die inneren Organe in unserem Bauchraum möchte ich kurz eingehen:

Sie sind vom Bauchfell ummantelt. Das Bauchfell stellt eine durchsichtige Haut dar, die die Organe schützt. Damit die Organe nicht verkleben, sondern beweglich bleiben, befindet sich zwischen die-sen Häuten etwas Flüssigkeit, die als „Schmiermittel" fungiert. So können die Organe schmerzfrei verschoben werden – z.B. während der Atmung, während des Herzschlags, während der Peristaltik (Verdauungsbewegungen des Darms) oder bei Bewegungen des Oberkörpers allgemein. Das Bauch-fell ist von allen Seiten von Muskeln umgeben – dies bietet den Organen Schutz vor stumpfen Ver-letzungen.

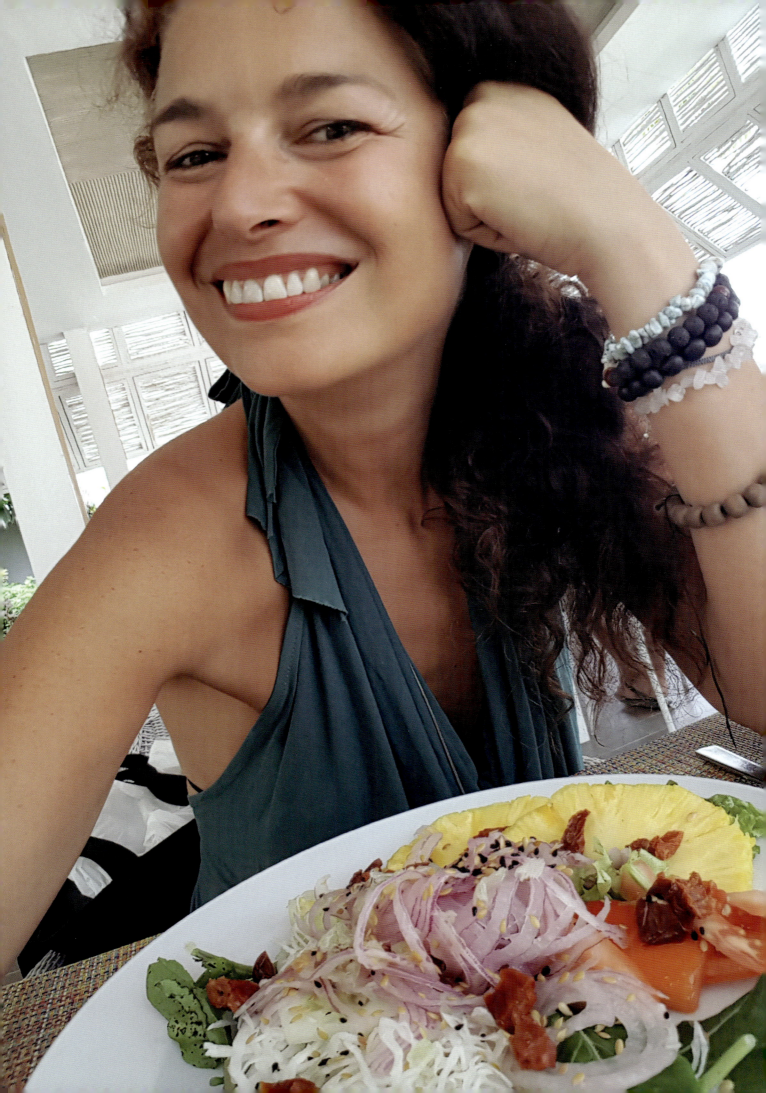

Spannend: Hier liegen auch viele freie schnell-leitende Nervenenden, die unserem Gehirn schnell melden können, wenn etwas im Bauchraum nicht stimmt oder bei mechanischer Überbeanspruchung. Dann verspüren wir: Bauchschmerzen!

Über dem Bauchfell liegt eine Fett- und Bindegewebsschicht – ein Faszien-System – das Omentum majus – auch als „Gekrösel" bekannt – das dem Schutz und der Immunabwehr des Bauchraums dient. Hier befinden sich daher viele Makrophagen und Lymphozyten, also Gesellen des Immunsystems.

Interessant: Wenn wir am Bauch zunehmen, ist es die Fett-Schicht des Omentum majus (OM), das bis auf eine mehrere Zentimeter dicke Schürze anwachsen kann.

Jedes Organ ist für sich eine kleine Einheit, die spezielle Aufgaben zu erfüllen hat. Bei uns Menschen besteht ein Organ aus vielen verschiedenen Zellen und Geweben, die zusammen ein komplexes, lebendiges Ganzes ergeben.

Homöostase: Ich komme aus dem kaufmännischen Bereich – hier würde man sagen: die Bilanz muss stimmen. Soll und Haben – Gewinn und Verlust – alles muss ausgeglichen sein. So auch in unserem Organismus. Warum heißt es z.B. in der Konzernsprache „Organschaft"? Weil auch HIER alle „Organe" (also verbundene Gesellschaften) Hand in Hand gehen.

Du kannst es auch Zahnrad nennen: unser Organismus besteht bildlich gesprochen aus vielen kleinen Zahnrädern, die ineinander laufen und gemeinsam das große Rad antreiben. Ab und zu bleibt mal eins stehen oder läuft langsamer. Das können die anderen Zahnräder kompensieren. Übertragen auf unseren Körper heißt das: er funktioniert und gleicht aus – ohne dass wir es merken. Wirklich genial.

Aber dann: AUF EINMAL – ganz PLÖTZLICH – nehmen diese Reparaturarbeiten überhand und es kommt zur extremen Verlangsamung oder sogar zum Stillstand der Zahnräder.

Wir denken, es kommt ganz plötzlich – gestern war doch noch alles gut – doch wir haben nicht bemerkt, welche geniale Leistung die Zahnräder über Jahre und Jahrzehnte vollbracht haben. Wir haben dies nicht gewürdigt und als selbstverständlich hingenommen. Da wir einfach weiter machen und nichts ändern, ist auf einmal „Payback" – Zahltag – angesagt.

Vielleicht inspiriere ich Dich ja mit meinem Buch und vor allem mit meinen Rezepten, mal das ein oder andere Neue auszuprobieren – neue kulinarische Wege einzuschlagen und neue Geschmacksexplosionen zu erleben – die vielleicht das ein oder andere Zahnrad wieder anschubsen können und ein kulinarisches „Gourmet-Add On" für Dich sein können? Ganz nach dem Motto:

„Eat Raw...Stay Sexy" – Willkommen in meiner Gourmet-Welt...

Die Rezepte je Organ sind übrigens so konzipiert, dass Du immer mal wieder einen „Organ-Tag" einlegen kannst – z.B. einen kulinarischen Tag für die Leber etc.

Sämtliche Produkte sollten idealerweise in Bio- und Rohkost-Qualität verwendet werden – vor allem Nuss-Muse. Ich beziehe meine Nüsse, Trockenfrüchte & Co am Liebsten von Keimling Naturkost (siehe auch Bezugsquellen am Ende des Buches).

Ein Wort zur Rohkost: es gibt kein „richtig" oder „falsch" – bei der Rohkost handelt es sich um ein „Spiel der Konsistenzen": ist etwas zu bröselig/fest – gebe etwas Flüssiges/Knetbares hinzu wie gefiltertes Wasser, Nuss-Mus, Datteln... Ist etwas zu flüssig – gebe eine festere Komponente wie z.B. Nüsse/Samen hinzu. Mit etwas Übung findest Du sicher sehr schnell die für Dich passenden Konsistenzen raus.

Sollen große Mengen gemixt werden, verwende ich meinen Hochleistungs-Mixer von Bianco – bei kleineren Mengen wie z.B. für Dressings verwende ich meinen Tribest Personal Blender von Keimling. Beide Geräte sind sehr wertvoll in der Rohkost-Küche.

Außerdem verwende ich gerne die Spiral-Schneider von GEFU – um im Handumdrehen Zucchini-Spaghetti zu zaubern, den Hobel von Börner – um hauchdünne Gemüse-Scheiben zu zaubern, den WMF-Kult X Zerkleinerer – ideal um kleinere Mengen zu hacken – für große Mengen und Messen empfehle ich den MAGI-Mix, außerdem natürlich mein Excalibur-Dörrgerät und meinen Wasserfilter von AMS – es ist ein Umkehrosmose-Filter, der das Wasser mit den Informationen der Mineralstoffe und Spurenelemente beschwingt.

Also – auf geht's – die Reise zu unseren Organen – auf dass wir ihnen ein wenig „Urlaub" geben mit der folgenden Rezept-Vielfalt...

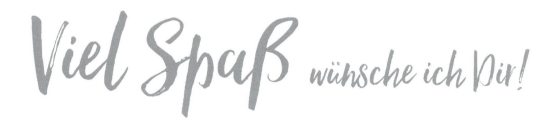

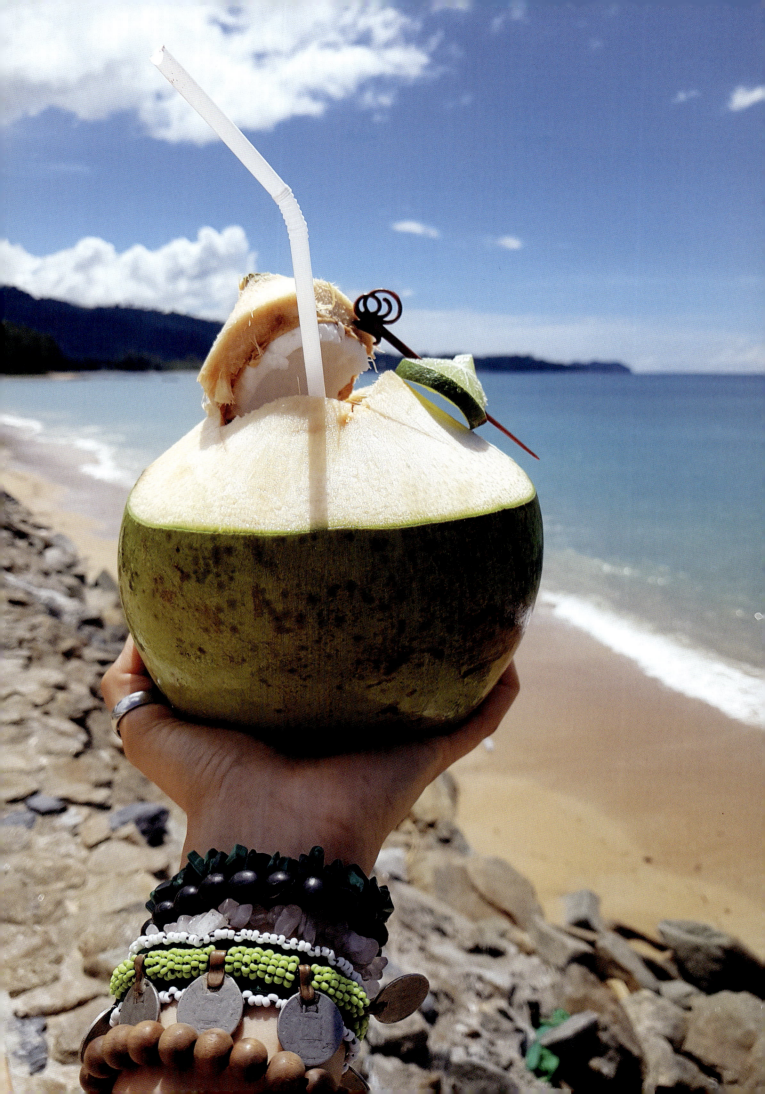

Gehirn

Hauptorgan des menschlichen zentralen Nervensystems.
Sitz des menschlichen Bewusstseins, der Gedanken,
der Emotionen und der Daten.

Lage/Allgemeine Informationen:

- komplexestes Organ
- beherbergt ca. 100 Mrd. Neuronen (Nervenzellen)
- wiegt ca. 1,2 – 1,4 kg
- entspricht ca. 2 % des Körpergewichts
- benötigt 20 – 25 % der gesamten Energie

Aufbau:

- Großhirn – Wahrnehmung, Denken, Handeln
- Großhirnrinde (Cortex) – Sinneswahrnehmung, Bewegung, Erinnern
- Zwischenhirn – Gefühlsverarbeitung – hier sitzt der Hypothalamus (der „Chef") sowie die Hypophyse (die „Sekretärin")
- Kleinhirn – Gleichgewichtskoordination
- Hirnstamm – Herz-Kreislauf-System, Atmungs-System, Reflexe
- Neuronen = Nervenzellen – beinhalten die Synapsen zur Signalübertragung von Zelle zu Zelle = Bildung eines Netzwerks

Aufgaben:

- Datenbank und Datenspeicher
- bewusste Sinneswahrnehmungen/ Funktionen und deren Steuerungen
  ▸ Verhaltensweisen
- unbewusste Sinneswahrnehmungen und deren Steuerungen
  ▸ Hormonausschüttung, Atmung, Verdauung

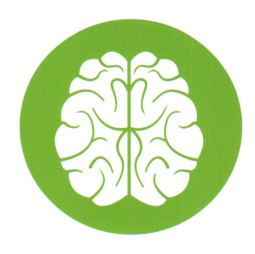

Benötigte Nährstoffe:

Omega 3 Fettsäuren, Laurinsäure, Glucose, Curcumin, Cholin, Vitamin B1, Vitamin B2, Vitamin B3, Vitamin B5, Vitamin B6, Vitamin B9, Vitamin B12, Vitamin C, Vitamin D, Vitamin E, Vitamin H, Vitamin K, Calcium, Magnesium, Eisen, Iod, Kupfer, Mangan, Molybdän, Glycin, BCAA, Lysin, Phenylalanin, Tryptophan

Enthalten in:

Avocados, Basilikum, Blaubeeren, Blumenkohl, Buchweizen, Cashews, Datteln, Hanfsamen, Kakao, Knoblauch, Kokos, Kürbiskernen, Mandeln, Paprika, Petersilie, Rucola, Sauerkraut, Walnüssen

Rosmarin-Schoki-Buchweizen-Kugeln

ca. 25 bis 30 Stück

Zutaten:

150 g Cashews –
frisch gemahlen im Personal Blender
....
10 Medjool-Datteln – entkernt – grob zerteilt
....
3 EL Kakao-Pulver
....
3 EL Mandelpüree
....
2 EL Buchweizen
....
1 EL getrockneter Rosmarin
....

So geht's:

Den Buchweizen eine Stunde in gefiltertem Wasser wässern und gut abspülen.

Alle Zutaten bis auf den Buchweizen im Food-Prozessor zum formbaren Teig verarbeiten. Die Buchweizen unterheben und aus dem Teig ca. 25 – 30 Kugeln formen.

> **Tipp:**
>
> *Zwei Esslöffel Kokosöl (im Wasserbad geschmolzen) und 2 Esslöffel Kakao-Pulver miteinander zur Schoki-Sauce verrühren und die Kugeln damit beträufeln. Mit getrocknetem Himbeerpulver bestäuben. Im Kühlschrank fest werden lassen.*

Rucola-Pesto

für eine Dipp-Schale

Zutaten:

200 g frischer Rucola – grob gehackt
....
20 Basilikum-Blätter
....
1 Avocado – halbiert – entkernt
....
1 Knobi-Zehe – geschält – grob gehackt
....
1 Zitrone – frisch gepresst
....
5 EL Olivenöl
....
1-2 EL Salzsole
....
etwas schwarzer Pfeffer – frisch gemahlen
....

So geht's:

Alle Zutaten im Food-Prozessor zum Pesto verarbeiten und zu BroHt, Spaghetti, Cracker etc. reichen – oder einfach pur löffeln.

Hmmm… Sooo lecker!

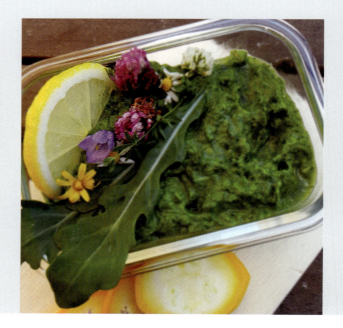

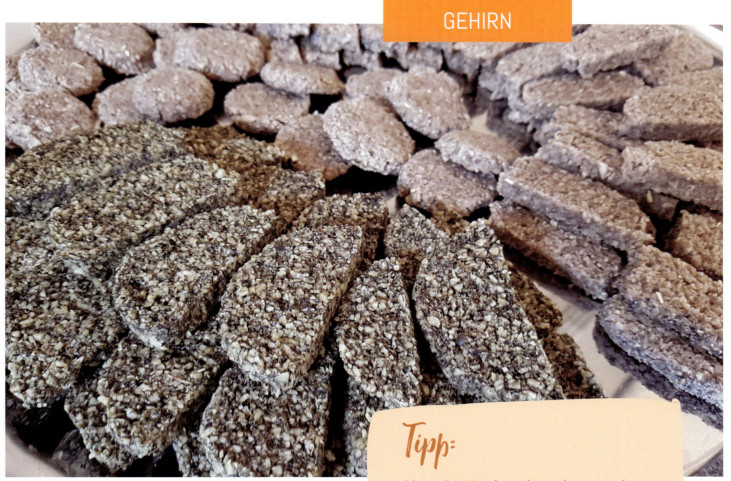

Kürbiskern-BroHt

für ein Gitter des Dörrgeräts

Zutaten:

140 g Kürbiskerne
12 Std. in gefiltertem Wasser gewässert
und gut abgespült

60 g Flohsamenschalen

2 EL Olivenöl

1 EL Schabzigerklee

Salzsole nach Belieben

So geht's:

Die noch feuchten Kürbiskerne im Food-Prozessor zu „Schrot" verarbeiten.

Alle Zutaten in einer Schüssel zu einem Teig mischen und ca. 5 Minuten ruhen lassen. So haben die Flohsamenschalen Zeit, den Teig zu festigen.

Ist der Teig zu bröselig, etwas Wasser hinzu geben, ist er zu flüssig, etwas Flohsamenschalen hinzu geben – doch ganz sachte, denn die Flohsamen brauchen einige Minuten, um voll anzuziehen (sie können das 50-fache ihres Gewichts aufnehmen).

Aus dem Teig nun einen Brotlaib formen.

Den Laib in ca. 0,5 cm breite BroHt-Scheiben schneiden und bei unter 42 °C auf dem Gitter des Dörrgeräts ca. 1 – 2 Std. bis zur gewünschten Festigkeit dörren.

Tipp:

Dieses BroHt schmeckt auch super mit Sonnenblumenkernen statt Kürbiskernen. Du kannst auch andere Gewürze verwenden – ganz nach Lust und Laune…

Den Laib kannst Du auch in Sesam oder Leinsamen wälzen oder in Mohn. Dieses BroHt schmeckt wunderbar. Teste es mit den unterschiedlichsten Dipps! So kannst Du das BroHt-Feeling genießen – und Deine Zellen jubeln gleichzeitig. Außerdem reinigen Flohsamenschalen Deinen Darm und sind auch Nahrung für die guten Darmbazillen.

SO macht Essen richtig Spaß: der Gaumen jubelt – und unsere Zellen ebenfalls!

PS: Erkennst Du das Wortspiel?
BroHt = durch das „H" beinhaltet das Wort „roh" – das macht den Unterschied zum herkömmlichen Brot.

BBQ-Blumenkohl-Wings
mit Erdbeer-Dipp

4 kleine Portionen

Zutaten:

1 mittelgroßer Blumenkohl –
in mundgerechte Röschen unterteilt

Marinade:

2 Roma-Tomaten – grob gewürfelt

4 getrocknete Tomaten-Hälften – grob zerteilt

1 Stange Sellerie – grob zerteilt

2 Medjool-Datteln – entkernt – grob zerteilt

2 EL Olivenöl

2 EL Apfelessig

1 EL Rauchsalz

2 TL Paprika-Pulver edelsüß

80 ml Wasser

So geht's:

Alle Zutaten für die Marinade im Personal Blender zur homogenen Paste mixen.

Die Blumenkohl-Röschen darin gut marinieren

Im Dörrgerät auf der Paraflexx-Folie bei unter 42 °C ca. 10 – 15 Std. bis zur gewünschten Konsistenz dörren.

Dipp:

5 Erdbeeren

3 Cocktail-Tomaten

50 g Cashews

2 EL Olivenöl

½ Limette – frisch gepresst

Salzsole/Chili nach Belieben

So geht's:

Alle Zutaten im Personal Blender zur homogenen Creme mixen. Eventuell etwas gefiltertes Wasser hinzu geben – je nach gewünschter Konsistenz.

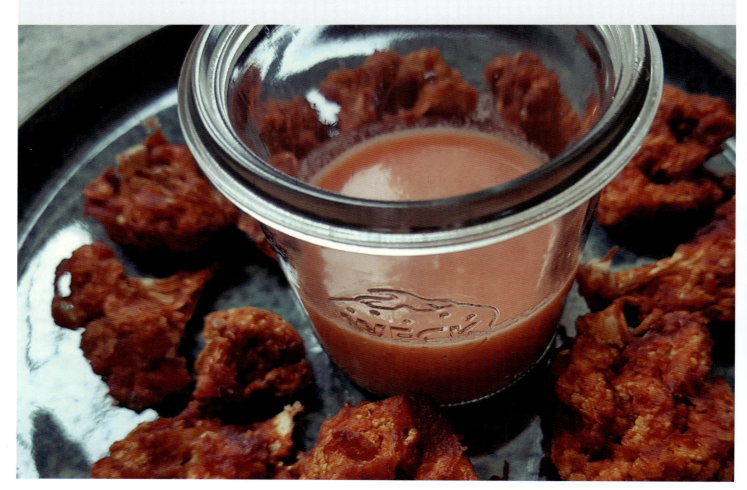

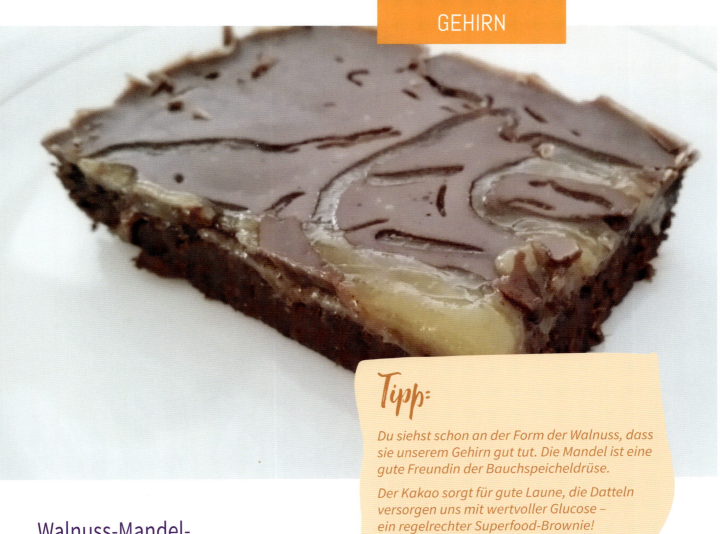

Tipp:

Du siehst schon an der Form der Walnuss, dass sie unserem Gehirn gut tut. Die Mandel ist eine gute Freundin der Bauchspeicheldrüse.

Der Kakao sorgt für gute Laune, die Datteln versorgen uns mit wertvoller Glucose – ein regelrechter Superfood-Brownie!

Walnuss-Mandel-Schoki-Brownie

für eine 15 x 20 cm Auflaufform

Für den Brownie-Teig:

150 g Walnüsse – 12 Std. in gefiltertem Wasser gewässert – gut abgespült

150 g Mandeln – 12 Std. in gefiltertem Wasser gewässert – gut abgespült

10 Medjool-Datteln – entkernt – grob zerteilt

80 g Kakao-Pulver

3 EL Mandelpüree

3 EL Kokosöl – im Wasserbad geschmolzen

nach Belieben etwas Zimt oder Vanille

So geht's:

Alle Zutaten im Food-Prozessor zum Teig verarbeiten. Die Auflaufform mit Kokosöl bepinseln und mit Backpapier auslegen. Den Teig in die Form füllen – gleichmäßig verteilen und mit den Händen festdrücken.

Für Mandel-Creme:

5 EL Mandelpüree

2 Medjool-Datteln – entkernt – grob zerteilt

4 EL Kokosöl – im Wasserbad geschmolzen

50 ml gefiltertes Wasser

So geht's:

Alle Zutaten im Personal Blender zur homogenen Creme mixen und gleichmäßig auf dem Boden verstreichen. Kühl stellen.

Für das Schoki-Topping:

4 EL Kokosöl – im Wasserbad geschmolzen

3 EL Kakao-Pulver

So geht's:

Das geschmolzene Kokosöl mit dem Kakao-Pulver verrühren. Die Schoki über die Mandel-Creme geben und nach Wunsch dekorieren. Im Kühlschrank fest werden lassen und genießen.

Nervensystem

Reizwahrnehmung – Reizverarbeitung – Reizsteuerung

Lage/Allgemeine Informationen:

- Anpassungsfähigkeit des Organismus an innere und äußere Umstände und Begebenheiten

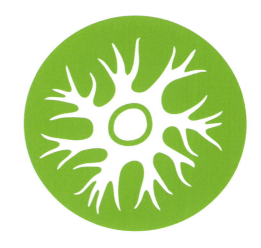

Aufbau:

- **Neuronen = Nervenzellen** – für die Weiterleitung von elektrischen Impulsen – ca. 30 – 40 Mrd. Neuronen hat ein Mensch
- **Synapsen = Verbindungen** – ein feinmaschiges Informations-Netz für die Reiz-Weitergabe
- **funktionelles Nervensystem** = somatisch/vegetativ
  - ▶ **somatisch:** willkürliche Steuerung – Muskeln, Haut, Sinnesorgane
  - ▶ **vegetativ:** unwillkürliche Steuerung – Atmung, Stoffwechsel, Verdauung
    - **Sympathikus:** Aktivitätssteigerungen – „fight or flight" = Überlebens-Kräfte werden in Gefahrensituationen freigesetzt: kämpfen oder fliehen
    - **Parasympathikus:** Ruhe/Regenerationsphase – „rest and digest" = ausruhen, entspannen
    - **Enterisches Nervensystem:** Magen-Darm-Trakt – Peristaltik, Verdauung
- **zentrales Nervensystem (ZNS)** – Rückenmark/Gehirn – reguliert Organgeschehen, Körperreaktionen (z.B. Durchfall)
- **peripheres Nervensystem** – ermöglicht Reizwahrnehmung/-steuerung

Aufgaben:

- Sensorik – Reizerkennung und Übersetzung durch Neuronen, z.B. Durst
- Integration – Datenspeicherung/-Analyse
- Motorik – durch Neuronen führen die Muskeln die Sensorik aus, z.B. Glas in die Hand nehmen und an den Mund führen, um bei Durst zu trinken

Benötigte Nährstoffe:

Cholin,
Vitamin B1, Vitamin B6, Vitamin B9,
Vitamin B12, Vitamin D, Vitamin E,
Vitamin H,
Calcium, Kalium, Magnesium,
Mangan, Molybdän, Selen, Zink,
BCAA, Histidin, Phenylalanin

Enthalten in:

Avocados, Cashews, Champignons,
Hanfsamen, Haselnüssen,
Knoblauch, Koriander, Kürbiskernen,
Leinsamen, Mandeln, Mohn,
Rucola, Sesam, Spinat, Tomaten,
Trockenobst, Zitronen

Zucchini-Spaghetti mit Guacamole

2 Portionen

Zutaten:

1 mittelgroße Zucchini –
mit dem Spiral-Schneider zu Spaghetti gedreht

Guacamole:

1 Avocado – geschält – entkernt

1 Knobi-Zehe – geschält

½ Zitrone – frisch gepresst

1 EL Kreuzkümmel

1 EL Salzsole

50 – 80 ml gefiltertes Wasser –
je nach gewünschter Konsistenz

So geht's:

Alle Zutaten für die Creme in den Blender geben und mixen. Die Zucchini-Spaghetti mit der Creme vermengen.

Tipp:

Schmeckt toll mit einem Klecks Cashew-Aioli on Top und mit etwas Chili, Sprossen und Schwarzkümmel!

Falafel

20 Stück

Zutaten:

200 g Kerne-Mix (Sonnenblumenkerne, Cashews, Kürbiskerne, Sesam) – einige Stunden in gefiltertem Wasser gewässert – gut abgespült

70 g goldener Leinsamen –
im Personal Blender frisch gemahlen

2 Roma-Tomaten – grob zerteilt

1 Knobi-Zehe – geschält

2 EL Tahini

1 TL Kreuzkümmel

½ Zitrone – frisch gepresst

2 EL Salzsole – nach Belieben schwarzer Pfeffer oder Chili

evtl. etwas gefiltertes Wasser

So geht's:

Alle Zutaten im Food-Prozessor zum Teig verarbeiten. Ist der Teig zu fest/bröselig, esslöffelweise etwas Wasser hinzu geben. Ist er zu flüssig, esslöffelweise gemahlene Leinsamen hinzu geben. Aus dem Teig mit Hilfe von 2 Löffeln Falafel-Nocken formen und bei unter 42 °C ca. 10 Std. auf dem Gitter des Dörrgeräts trocknen.

Von außen werden die Falafel leicht knusprig – in der Mitte sind sie schön weich.

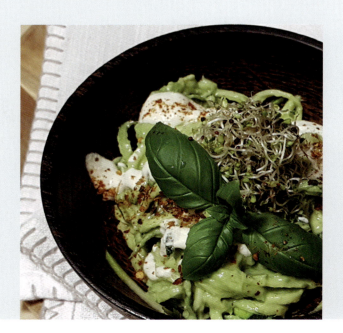

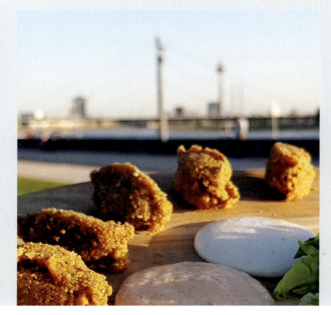

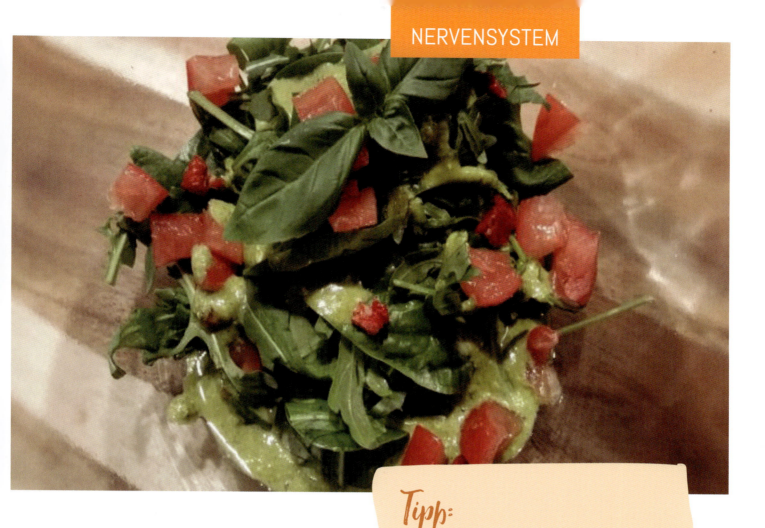

Tipp:

Anstelle von Zitronensaft kannst Du auch Orangen- oder Grapefruitsaft verwenden. Schmeckt auch toll, wenn Du einige Esslöffel gekeimten Buchweizen unterhebst.

Spinat-Salat mit Hanfsamen-Zitronen-Rucola-Dressing

2 Portionen

Zutaten:

100 g Baby-Spinat – grob zerkleinert

100 g Rucola – grob zerkleinert

Dressing:

1 Handvoll Baby-Spinat

1 Handvoll Rucola

4 EL geschälte Hanfsamen

1 Knobi-Zehe – geschält

1 Zitrone – frisch gepresst

3 EL Olivenöl

1 EL Salzsole

So geht's:

Die Dressing-Zutaten im Personal Blender zur sämigen Paste mixen.

Das Dressing in die Salatschale füllen und den Salat darauf verteilen und nach Belieben mit kleingeschnittener Tomate, Blaubeeren, Sprossen etc. dekorieren.

Damit der Salat nicht in sich zusammenfällt, erst unmittelbar vor dem Verzehr das Dressing mit dem Salat gut vermengen.

Detox-Champignons

für eine Paraflexx-Folie

Zutaten:

300 g Champignons –
in dünne Scheiben geschnitten

Marinade:

1 Bund Koriander

1 Knobi-Zehe – geschält

3 EL Olivenöl

1 EL Mandelpüree

½ Zitrone – frisch gepresst

2 EL Salzsole

50 ml gefiltertes Wasser

So geht's:

Alle Zutaten der Marinade im Personal Blender zur Creme mixen und die Champignons damit gut marinieren.

Die marinierten Pilze einzeln auf die Paraflexx-Folie des Dörrgeräts legen. Darauf achten, dass die Pilze nicht übereinander liegen.

Bei unter 42 °C ca. 8 – 10 Std. bis zur gewünschten Konsistenz dörren. Zwischendurch wenden und auf dem Gitter fertig trocknen.

Tipp:

Schmecken prima als Snack zwischendurch – oder als Topping auf Salaten, Pizza etc.

Champignons sind wahre Nährstoff-Bomben: liefern bioverfügbares Eisen, Kupfer, den Vitamin B-Komplex sowie viele Ballaststoffe, die uns bei der Verdauung unterstützen.

Vitamin-D- Highlight Champignons: bestrahlt man die Lamellen der Champignons einige Minuten mit einer UVB-Lampe (Reptilien-Bedarf), so kann sich der Vitamin-D-Gehalt der Pilze vervielfachen. Verstärkt wird der Effekt, wenn die Champignons anschließend schonend gedörrt werden.

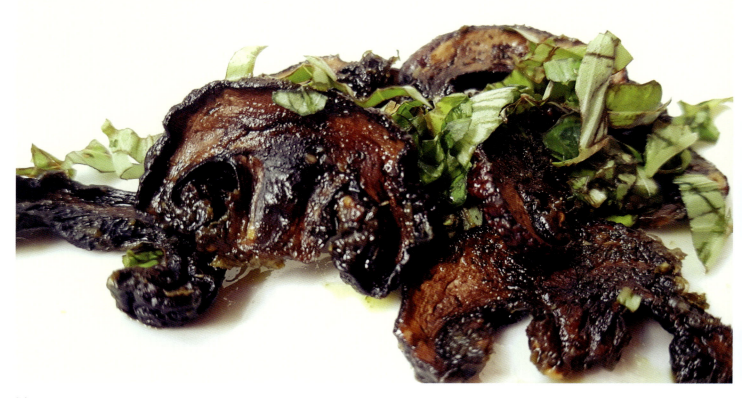

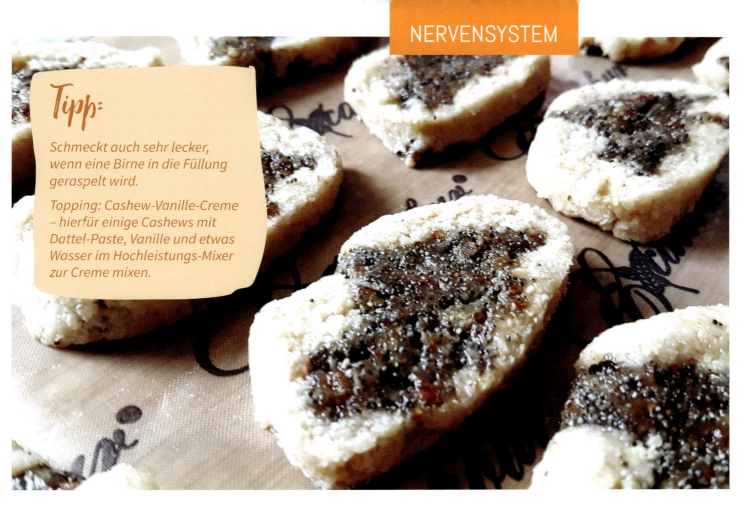

Tipp:

Schmeckt auch sehr lecker, wenn eine Birne in die Füllung geraspelt wird.

Topping: Cashew-Vanille-Creme – hierfür einige Cashews mit Dattel-Paste, Vanille und etwas Wasser im Hochleistungs-Mixer zur Creme mixen.

Mohn-Striezel

ca. 10 Stück

Dattel-Paste:

10 Medjool-Datteln – entkernt – grob zerteilt

250 ml gefiltertes Wasser

So geht's:

Die Datteln mit dem Wasser im Food-Prozessor zur Paste mixen.

Striezel-Teig:

250 g Cashews – im Food-Prozessor zu Mehl gemahlen

100 g Erdmandelmehl

4 EL Dattel-Paste

5 gehäufte EL Flohsamenschalen

0,5 TL Vanille-Pulver

ca. 150 ml gefiltertes Wasser

So geht's:

Alle Zutaten in einer Schüssel zu einem geschmeidigen Teig mischen – evtl. einige weitere Esslöffel gefiltertes Wasser hinzufügen, wenn der Teig zu trocken ist bzw. etwas mehr Flohsamenschalen, wenn der Teig zu flüssig ist.

Den Teig anschließend im Kühlschrank einige Minuten anziehen lassen.

Füllung:

100 g Mohn

2 EL Haselnuss-Mus

2 EL Mandelpüree

6 EL Dattel-Paste (siehe oben)

½ TL Vanille

So geht's:

Alle Zutaten im Food-Prozessor zur homogenen Mohn-Creme verarbeiten.

Fertigstellung:

Den Teig auf einer Silikon-Matte oder auf Backpapier ca. 0,5 cm dick zu einem Rechteck ausrollen.

Die Mohnfüllung auf den Teig streichen – dabei das obere Drittel frei lassen.

Mit Hilfe der Unterlage den Teig mit der befüllten Seite beginnend zum Striezel einrollen.

Die Rolle nun in ca. 0,5 cm – 1 cm breite Striezel-Stücke schneiden und auf dem Gitter des Dörrgerätes 1 – 2 Std. bis zur gewünschten Festigkeit dörren.

Augen

Lage/Allgemeine Informationen:

- eingebettet im Schutz der Augenhöhle im Schädel – begrenzt von Stirnbein und Jochbein
- Tränendrüsen am Lidrand befeuchten die Augen
- Wimpern halten Fremdkörper fern und schützen durch Blinzeln vor Austrocknung des Auges
- Augenbrauen schützen oberhalb der Augen vor Schmutz, Staub etc.

Aufbau:

- gebildet vom „Glaskörper", einer gallertartigen durchsichtigen Masse
- von unterschiedlichen Häuten, die unterschiedliche Aufgaben haben, umhüllt, z.B. Netzhaut, Aderhaut etc.
- Tränen: bestehen aus Salzwasser, Proteinen, Enzymen etc. – schützen das Auge vor Austrocknung und Entzündungen, gleichen Hornhaut-Differenzen aus (ansonsten: Verschlechterung der Sehkraft)

Aufgaben:

- **Netzhaut (Retina)** – hier passiert das eigentliche Sehen: Schwarz-Weiß- bzw. Farb-Sehen definiert sich hier – am sog. „Gelben Fleck" (Punkt des schärfsten Sehens) – „Makula" genannt
- **Sehnerv:** erhält Seh-Informationen von der Netzhaut – gibt sie an das Gehirn ab, das die Eindrücke interpretiert
- **Aderhaut:** Versorgt das Auge mit Nährstoffen und Sauerstoff
- **Lederhaut:** hält das Auge zusammen und gibt ihm die individuelle Form
- **Augenmuskeln:** ermöglichen schnelle Augen-Bewegungen
- **Hornhaut:** nimmt Lichtsignale wahr und bricht sie
- **Bindehaut:** Verbindet Auge – Augenhöhle – Augenlider
- **Iris (Regenbogenhaut – Farbgeber der Augen):** „Blende" – wie bei einer Kamera
- **Pupille:** Öffnung in der Iris-Mitte – reguliert den Lichteinfall
  - ▶ Dunkelheit = weite Pupillen
  - ▶ Helligkeit = enge Pupillen
- **Augenlinse:** liegt hinter der Pupille – für Fern-/Nah-Sehen zuständig
  - ▶ Nah-Sehen = Angespannter Ziliarmuskel + gekrümmte Linse
  - ▶ Fern-Sehen = Entspannter Ziliarmuskel + ausgedehnte Linse

Benötigte Nährstoffe:

Omega 3, Betacarotin, Lutein + Zeaxanthin + Anthocyane (Grünkohl – Wirsing – Spinat – Feldsalat – Paprika – Mais – Spirulina – Chlorella), OPC, Curcumin, Vitamin A, Vitamin B1, Vitamin B2, Vitamin C, Kalium, Kupfer, Zink, Phenylalanin

Enthalten in:

Chia, Ingwer, Kohl, Kokos, Mais, Mandeln, Mangos, Orangen, Sesam, Spinat, Sprossen, Süßkartoffeln, Tomaten, Zwiebeln

Süßkartoffel-Canapés mit diversen Dipps

2 Portionen

Zutaten:

1 mittelgroße Süßkartoffel –
in ca. 0,5 cm dünne Scheiben geschnitten

Dipps nach Wahl – siehe z.B. Gehirn
(Rucola Pesto) – Leber (Wrap-Dipps) – Blase
(Lebervurst) – Haut (Salbei-Dipp) etc.

So geht's:

Die rohen Süßkartoffel-Scheiben mit den Dipps
bestreichen – nach Lust und Laune dekorieren –
und genießen.

Tipp:

*Die Süßkartoffel schmeckt roh fantastisch – ist
sehr bekömmlich – hält z.B. den Blutzuckerspiegel schön konstant – während die erhitzte
Süßkartoffel den Blutzucker steil ansteigen
und schnell wieder abfallen lässt... Somit ist
die ROHE Süßkartoffel auch eine tolle Freundin der Bauchspeicheldrüse.*

Sesam-Dattel-Ingwer-Cracker

für eine Paraflexx-Folie

Zutaten:

5 Medjool-Datteln – entkernt – grob zerteilt

100 g Sesam

1 TL Zimt

Ingwer nach Belieben – fein gehackt

100 ml gefiltertes Wasser

So geht's:

Die Datteln mit dem Wasser im Personal Blender
zur Dattel-Paste mixen.

Alle Zutaten in einer Schüssel gut vermengen und
mit Hilfe des Teigschabers auf der Paraflexx-Folie
des Dörrgeräts gleichmäßig verteilen und in beliebig große Stücke unterteilen.

Bei unter 42 °C ca. 10 – 15 Std. dörren – zwischendurch vorsichtig wenden und auf dem Gitter fertig
dörren bis zur gewünschten Konsistenz.

Tipp:

*Schmeckt auch toll, wenn alles im Hoch-
leistungs-Mixer zur feinen Paste gemixt und
wie oben beschrieben getrocknet wird.*

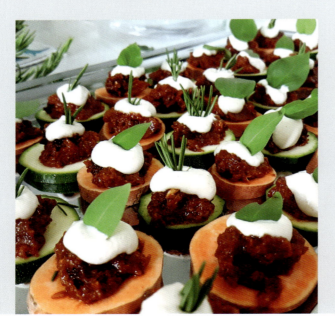

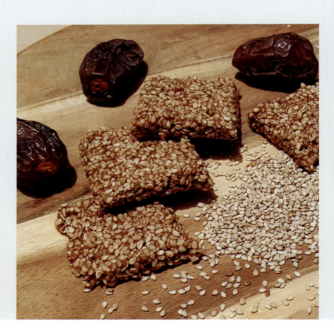

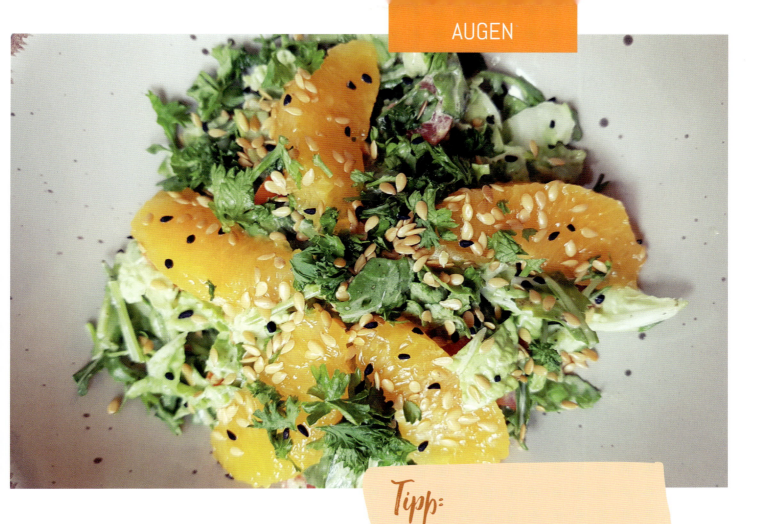

Tipp:

Chinakohl kannst Du auch prima als Wrap-Hülle nehmen – einfach mit unterschied-lichen Dipps – Salaten – evtl. auch Falafel füllen und genießen.

Chinakohl-Salat mit Orangen-Mandel-Estragon-Dressing

4 Portionen

Zutaten:

1 kleiner Chinakohl – längs geviertelt – quer in feine Streifen geschnitten

100 g Rucola – grob gehackt

100 g Baby-Spinat – grob gehackt

2 Roma-Tomaten – entkernt – fein gewürfelt

So geht's:

Alle Zutaten in eine Salatschüssel geben.

Dressing:

2 EL Mandelpüree

1 Orange – geschält – grob zerteilt

1 EL Salzsole

1 TL Estragon

So geht's:

Alle Zutaten im Personal Blender zum sämigen Dressing mixen und mit dem Salat gut vermengen.

Deko:

1 Orange – geschält – filetiert

So geht's:

Die Orangen-Filets auf den angemachten Salat legen – nach Wunsch weiter dekorieren – z.B. mit Blüten, Beeren, Leinsamen, Schwarzkümmel etc.

Chili sin Carne mit Sour Cream

4 Portionen

Zutaten Chili:

2 Zucchini – fein gewürfelt

1 rote und 1 gelbe Paprika – fein gewürfelt

1 Roma-Tomate – entkernt – fein gewürfelt

1 Maiskolben – Mais fein runtergeschnitten

1 mittelgroße rote Zwiebel – fein gewürfelt

So geht's:

Alle Zutaten in einer Schüssel mischen.

Zutaten Sauce:

2 Roma-Tomaten – grob zerteilt

1 Knobi-Zehe – geschält

1 EL Kreuzkümmel

1 TL Kakao-Pulver

1 Limette – frisch gepresst

1 EL Olivenöl

Salzsole/Pfeffer/Chili nach Belieben

So geht's:

Alle Zutaten im Hochleistungs-Mixer zur feinen Sauce mixen und mit dem Chili vermengen.

Für die Sour Cream:

150 g Cashews

2 EL Olivenöl

2 EL Apfelessig

Salzsole/Pfeffer nach Belieben

Inhalt von 2 Probiotika-Kapseln

100 ml gefiltertes Wasser

So geht's:

Alle Zutaten im Personal Blender zur homogenen Sour Cream mixen.

Tipp:

Hierzu passt Blumenkohl-Reis (siehe Galle).

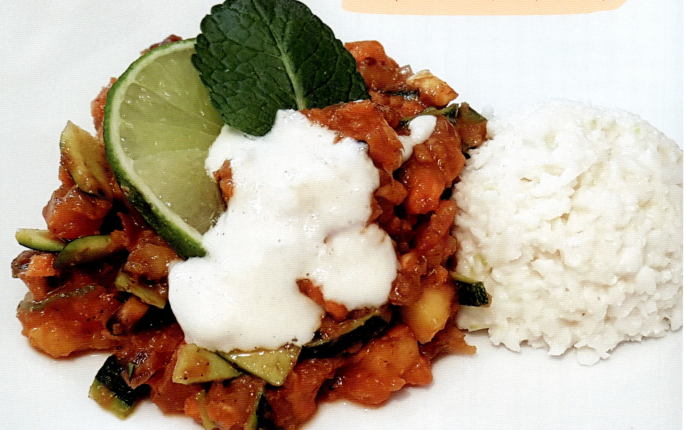

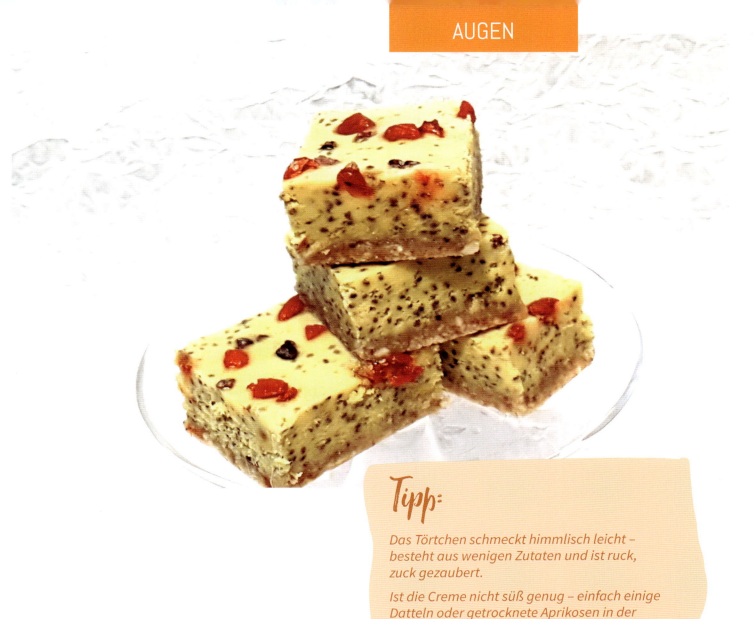

Tipp:

Das Törtchen schmeckt himmlisch leicht – besteht aus wenigen Zutaten und ist ruck, zuck gezaubert.

Ist die Creme nicht süß genug – einfach einige Datteln oder getrocknete Aprikosen in der Creme mit pürieren.

Mango-Törtchen

für eine 20 x 15 cm Auflaufform:

Tortenboden:

150 g Cashews

6 Medjool-Datteln – entkernt – grob zerteilt

½ TL Vanille

So geht's:

Alle Zutaten im Food-Prozessor zum Teig verarbeiten.

Die Auflaufform mit Backpapier auslegen.

Das Backpapier hält besser, wenn Du die Form erst mit etwas flüssigem Kokosöl bepinselst.

Den Teig auf dem Boden gleichmäßig verteilen und mit den Händen festdrücken.

Mango-Creme:

1 Mango (ca. 450 g Fruchtfleisch) – geschält – grob zerteilt

200 g Kokosöl – im Wasserbad geschmolzen

2 EL Chiasamen

So geht's:

Die Creme-Zutaten im Hochleistungs-Mixer zur Creme mixen und auf dem Boden verteilen.

Nach Belieben dekorieren – z.B. mit Goji-Beeren, Kakao-Nibs, etc.

Für mindestens eine Stunde im Kühlschrank kalt stellen, damit das Kokosöl in der Creme anziehen und die Torte fest werden kann. Zum Servieren in beliebig große Stücke schneiden.

Zähne

Benötigte Nährstoffe:

Vitamin A, Vitamin C, Vitamin D, Vitamin K,
Calcium, Magnesium, Kalium,
Phosphor,
Silizium,
Arginin, BCAA, Lysin,
Methionin, Threonin

Enthalten in:

Bananen, Cashews, Fenchel, Kakao, Knoblauch, Leinsamen, Orangen, Petersilie, Pilzen, Rucola, Sonnenblumenkernen, Sprossen, Trockenobst, Zitronen, Zucchini

Ein paar Worte zum Zahnschutz/Zahnpflege:

Nach dem Essen etwas GRÜNES gut kauend genießen – natürliche Zahnbürste: idealerweise etwas Petersilie – oder ein Salatblatt, eine Gurkenscheibe oder ähnliches → das Chlorophyll sorgt für eine wunderbare Mundflora – Karies hat keine Chance.

Xylitol-/Erythritol-Spülung:

1 TL für ca. 1 Min. im Mund kräftig hin und her spülen – dann ausspucken
→ die „bösen" Bakterien werden entfernt – die Guten bleiben erhalten

Wasserstoffperoxid-Spülung:

1 EL Wasserstoffperoxid in 150 ml gefiltertes Wasser geben und den Mund damit spülen – unbedingt anschließend ausspucken →
die gesamte Mundhöhle wird desinfiziert – die „bösen" Bakterien werden entfernt – Plaque und Parodontose kann sinnvoll vorgebeugt werden

Lage/Allgemeine Informationen:

- im menschlichen Schädel – im Kieferknochen verankert und mit dem umgebenen Gewebe verbunden
- das einzige Organ, das komplett einmalig erneuert und ersetzt wird:
  - **Milchgebiss:** 20 Zähne, da im kleinen Kinder-Kiefer nicht genug Platz ist für die verhältnismäßig großen bleibenden Zähne
  - **bleibendes Gebiss:** 32 Zähne inkl. 4 Weisheitszähne – üblicherweise kommt als erster bleibender Zahn der Backenzahn hinter dem letzten Milchbackenzahn – bis zum 12. Lebensjahr sollten alle Zähne ersetzt sein – die Weisheitszähne kommen ab dem 17. Lebensjahr
- **Zahn-Organ-System:**
  - angeschlossen an das Nervensystem sowie an den Blutkreislauf
  - Zähne sind mit dem gesamten Organismus verbunden und nicht nur leblose Kauwerkzeuge, die vom Rest des Körpers isoliert sind

Aufbau:

- **Zahnschmelz:** äußere harte Schutzhülle des Zahnes und härteste Substanz im menschlichen Körper – umschließt das Zahndentin
  - hauptsächlich bestehend aus Calcium und Phosphat
- **Zahndentin:** Hauptmasse des Zahnes – umschließt die Zahnpulpa
  - besteht aus Calcium und Phosphat – sowie aus Wasser und Proteinen – weicher als Zahnschmelz, daher anfälliger für Karies
  - schmerzempfindlich: Heißes/Kaltes reizt die feinen Dentin-Kanäle – diese stehen über die Nerven mit dem ZNS in Verbindung, die den Reiz als Schmerz weitergeben
- **Zahnpulpa:** den Zahn nährendes Bindegewebe – von Blutgefäßen und Nervenbahnen durchzogen
  - zwischen Pulpa und Dentin: spezielle Dentin-bildende Zellen, die sich von innen bis zu einem bestimmten Grad regenerieren können – aber nur, wenn die richtigen Nährstoffe zugeführt werden
- **Zahn-Nerv:** eingebettet in der Zahnpulpa – über Schmerz-Signale teilt uns der Zahn mit, wenn er gravierende Probleme hat
  - durch Nervenbahnen und Blutgefäße mit dem Gehirn und anderen Organen entsprechend der jeweiligen Meridianen verbunden
- **Zahnfleisch:** Gehört zur Mundschleimhaut – umschließt den Zahnhals und schließt die Lücke zwischen Zahn und Kieferknochen – in der Mundhöhle folgt der Gaumen

- **Zahnwurzel:** wird bis zum Zahnhals von „Zahnzement" und einer Wurzel-Haut umschlossen
  - Wurzelzement – zementiert den Zahn elastisch im Kiefer ein (ähnliche Struktur und Härte wie unsere Knochen)
  - Wurzelhaut – Bindegewebe des Zahnhalteapparates (Kollagen-Fasern ermöglichen, dass der Zahn federn kann)

Aufgaben:

- **Verdauungs-Beginn:** sobald die Nahrung in den Mund gelangt:
  - Speichel-Produktion der Speichel-Drüsen startet – kauen und zermahlen mit den Zähnen – pressen und verschieben der Nahrung mit der Zunge – der bewegliche Unterkiefer ermöglicht Kaubewegungen in unterschiedliche Richtungen – und schließlich das Schlucken der Nahrung
- **Unterschiedliche Funktionen der jeweiligen Zähne:**
  - scharfe Kanten der Schneidezähne zum Zerschneiden der Nahrung
  - spitze Eckzähne zum Auseinanderreißen der Nahrung
  - mahlende und zerkleinernde Funktionen der Backenzähne

Cashew-Mozzarella

10 Portionen

Zutaten:

130 g Cashews

5 EL Flohsamenschalen

½ Zitrone – frisch gepresst

2 EL Salzsole nach Belieben

ca. 600 ml gefiltertes Wasser – bis zur gewünschten Konsistenz

So geht's:

Alle Zutaten im Hochleistungs-Mixer mit Hilfe des Stößels zur glatten, glänzenden Paste mixen – ähnlich Wackelpudding – dafür nach und nach so viel gefiltertes Wasser hinzu geben, bis die gewünschte Konsistenz erreicht ist.

Im Kühlschrank lagern – hält 3 bis 4 Tage – kann aber auch problemlos eingefroren und bei Bedarf aufgetaut werden. Zum Anrichten in entsprechende Scheiben/Würfel etc. schneiden.

Bananen-Schoki-Eis

2 Portionen

Zutaten:

2 Bananen – geschält – grob zerteilt – in Gefrierbeuteln eingefroren

3 EL Kakao-Pulver

50 ml gefiltertes Wasser

So geht's:

Alle Zutaten im Hochleistungs-Mixer mit Hilfe des Stößels zu Eis mixen.

Tipp:

Mit Kakao-Nibs bestreuen. Schmeckt sehr gut mit Schoki-Mohr und Cashew-Vanille-Creme (siehe Zwerchfell).

Es gibt kaum ein Eis, das schneller gezaubert ist und so unglaublich gut schmeckt.

Bekommt noch mehr Cremigkeit, wenn Du 1 EL Nuss-Mus, z.B. Cashew-Mus oder Tahini, mit mixt.

Hierzu einen Buchweizen-Schoki-Keks (siehe Muskeln) genießen – der Dessert-Himmel pur!

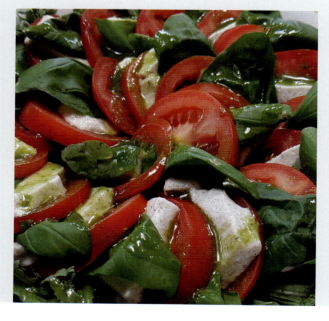

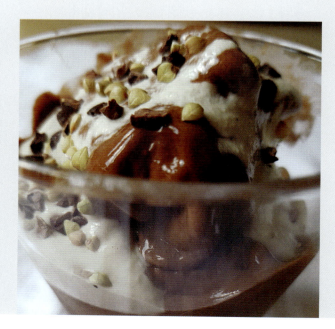

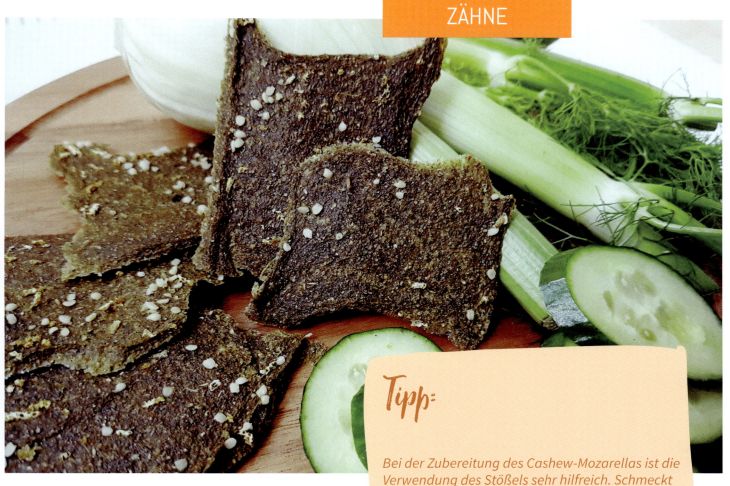

Fenchel-Dill-Cracker

für eine Paraflexx-Folie

Für den Teig:

1 mittelgroßer Fenchel (ca. 200 g) – grob zerkleinert

100 g Gurke – geschält – entkernt – grob zerkleinert

20 g Dill

3 EL geschälte Hanfsamen

3 EL Chia-Samen

1 EL Olivenöl

½ Zitrone – frisch gepresst

1 EL Salzsole

So geht's:

Alle Zutaten im Hochleistungs-Mixer zur homogenen Creme mixen. Auf der Paraflexx-Folie des Dörrgerätes dünn verteilen – mit geschälten Hanfsamen und Limetten-Zesten bestreuen und bei unter 42 °C ca. 12 Std. (oder länger) bis zur gewünschten Konsistenz dörren.

Nach ca. 8 Std. die Cracker wenden und auf dem Gitter fertig dörren.

Tipp:

Bei der Zubereitung des Cashew-Mozarellas ist die Verwendung des Stößels sehr hilfreich. Schmeckt köstlich, wenn Du einige Basilikum-Blätter mit mixt.

Diesen Mozzarella kannst Du wie konventionellen Mozzarella verwenden – zusammen mit Tomaten-Scheiben und Basilikum und einer Vinaigrette aus Tamari, Olivenöl, Zitronensaft servieren – oder Rohkost-BroHt damit belegen – auf RAW-Pizza geben etc. Oder einfach PUR genießen.

Cashews liefern fast den ganzen Vitamin-B-Komplex und die essentielle Aminosäure Tryptophan, die wichtig ist für die Serotonin-Bildung im Gehirn. Somit sind Cashews echte Gute-Laune-Macher.

Dipp:

3 getrocknete Tomaten-Hälften – grob zerteilt

3 Cocktail-Tomaten

1 Medjool-Dattel – entkernt – grob zerteilt

2 EL Olivenöl

1 EL Apfelessig

30 ml gefiltertes Wasser

So geht's:

Alle Zutaten im Personal Blender zum homogenen Dipp mixen.

RAW-Pizza

für 6 Pizzen à 17 cm Durchmesser

Zutaten:

250 g Sonnenblumenkerne – 12 Std. in gefiltertem Wasser gewässert – gut abgespült

150 g Leinsamen

1 Knobi-Zehe – geschält

1 EL Salzsole – bzw. nach Belieben

2 TL Oregano

1 EL Olivenöl

100 ml gefiltertes Wasser

So geht's:

Die Sonnenblumenkerne im Food-Prozessor zerkleinern und in eine Schüssel geben. Die Leinsamen im Personal Blender fein mahlen – zu den Sonnenblumenkernen geben. Die weiteren Zutaten im Personal Blender mixen – über die Sonnenblumenkern-Leinsamen-Mischung geben und mit den Händen zum Teig kneten.

Auf der Paraflexx-Folie des Dörrgeräts 6 Pizza-Böden à ca. 17 cm Durchmesser platzieren – geht gut mit feuchten Händen. Ca. 2,5 Std. bei unter 42 °C im Dörrgerät dörren – dann die Böden vorsichtig wenden und auf dem Gitter des Dörrgeräts weitere 30 Min. dörren. In der Zwischenzeit die Saucen kredenzen.

Tomaten-Sauce:

1 Roma-Tomate – grob gewürfelt

2 Medjool-Datteln – entkernt – grob zerteilt

12 getrocknete Tomaten-Hälften – grob zerteilt

1 Knobi-Zehe – geschält

2 EL Olivenöl

1 EL Apfelessig

1 TL Oregano

ca. 150 ml gefiltertes Wasser

So geht's:

Alle Zutaten im Personal Blender zur Tomaten-Paste mixen. Auf die vorgedörrten Böden je Pizza ca. 1,5 – 2 EL von der Paste verteilen und eine Stunde weiter dörren.

Cashew-Käse:

110 g Cashews

1 Knobi-Zehe – geschält

2 EL Olivenöl

1 EL Apfelessig

2 EL Salzsole – bzw. nach Belieben

130 ml gefiltertes Wasser

Außerdem: Oregano zum Bestreuen

So geht's:

Alle Zutaten im Personal Blender zur homogenen Cashew-Käse-Sauce mixen. Auf die Tomaten-Sauce je Pizza 1 – 2 EL der Cashew-Käse-Creme geben. Mit etwas Oregano bestreuen und 2 – 3 Std. bzw. bis zur gewünschten Konsistenz weiter dörren.

Tipp:

Die Pizza ist in dieser „Margherita"-Form ein Hochgenuss – kann aber nach Lust und Laune belegt werden – z.B. mit (marinierten) Champignons – Zwiebeln – Rohkost-Cashew-Mozzarella – Tomaten-Scheiben – Rucola etc.

Ich mache immer gerne einige Pizzen mehr und friere sie im Tiefkühlfach ein. So habe ich immer TK-Pizza der besonderen Art im Haus.

Bei Bedarf kurz im Dörrgerät erwärmen und genießen!

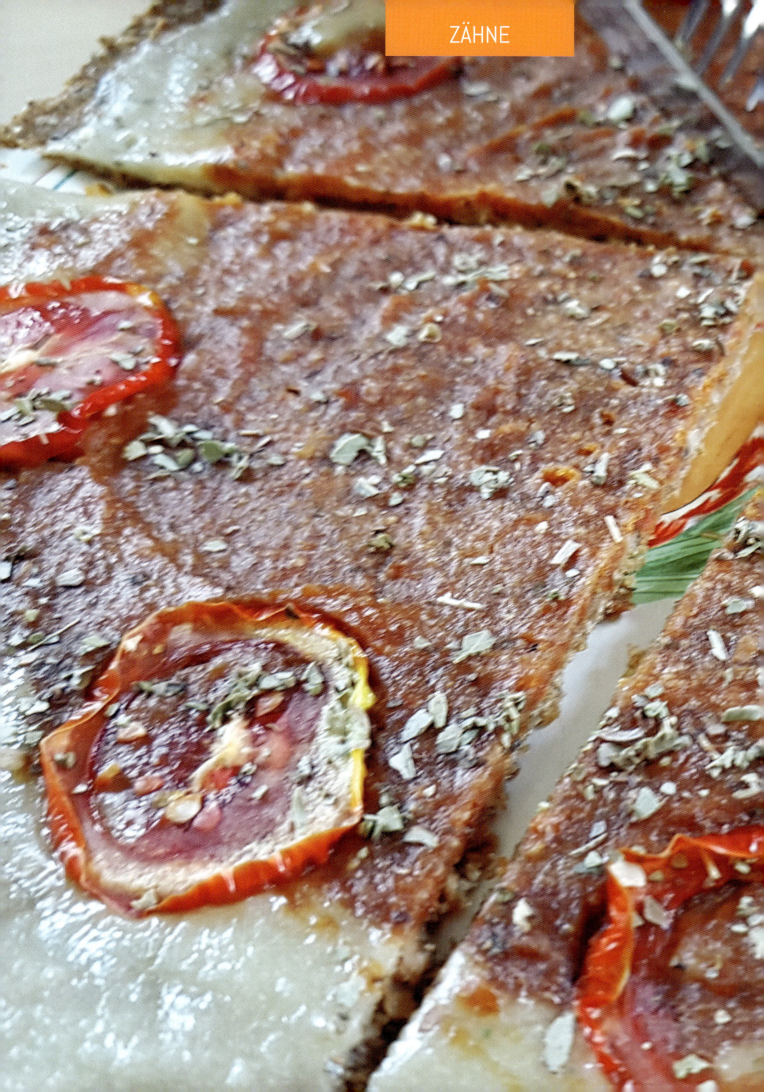

Zucchini-Spaghetti mit Trüffel-Creme

4 Portionen

Zutaten:

4 mittelgroße Zucchini – geschält

Marinade:

½ Zitrone – frisch gepresst

2 EL Trüffel-Öl

1 EL Salzsole

So geht's:

Mit dem Spiralschneider die Zucchini zu Spaghetti drehen – idealerweise nach 6 bis 8 Umdrehungen kurz unterbrechen und neu ansetzen, damit die Spaghetti nicht zu lang werden.

Die Marinade verrühren und die Spaghetti darin einige Minuten von allen Seiten baden.

Trüffel-Creme:

100 g Cashews

½ Zitrone – frisch gepresst

5 EL Trüffel Öl

nach Belieben Salzsole

100 ml gefiltertes Wasser

So geht's:

Alle Zutaten im Personal Blender zur homogenen Creme mixen.

Pesto:

½ Bund Petersilie – grob gehackt

½ Bund Basilikum – grob gehackt

1 Zitrone – frisch gepresst

5 EL Olivenöl

nach Belieben Salzsole

So geht's:

Alle Zutaten im Personal Blender zum Pesto mixen.

Anrichten:

Die Zucchini-Spaghetti mit der Trüffel-Creme mischen und auf 4 Tellern verteilen. Das Pesto drüber träufeln und mit geschälten Hanfsamen sowie getrockneten Tomaten-Stückchen dekorieren. Mit frischem Pfeffer aus der Mühle nach Wunsch bestäuben.

Tipp:

Einige Champignons in hauchdünne Scheiben schneiden und unter die Spaghetti heben.

Die Trüffel-Creme schmeckt auch toll, wenn anstelle von Cashews Macadamia- oder Zedernnüsse verwendet werden.

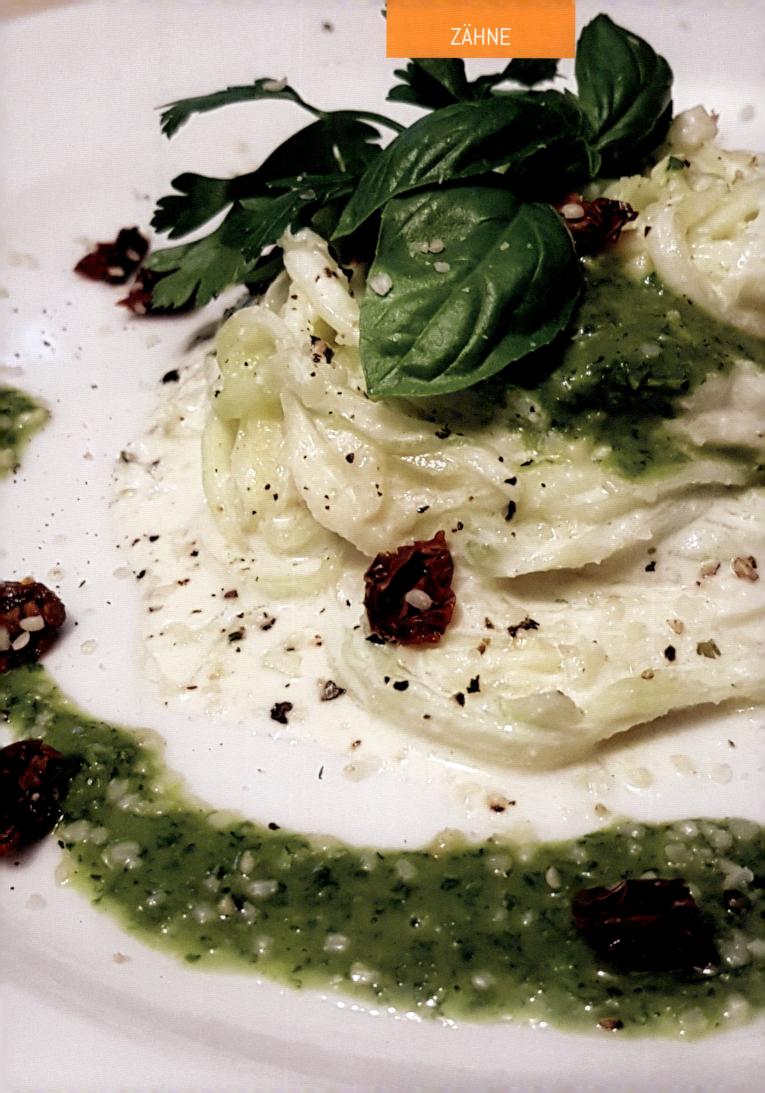

Schilddrüse

Lage/Allgemeine Informationen:

- sitzt vor der Luftröhre, unterhalb des Kehlkopfes
- 98 % des Jods befinden sich in der Schilddrüse
- wiegt ca. 20 – 30 Gramm

Aufbau:

- Schmetterlingsförmig durch 2 Seitenlappen und einem Mittelstück
- bestehend aus vegetativen Nervenfasern, Arterien, Lymphe, Gewebsflüssigkeit
- je 2 linsengroße Nebenschilddrüsen sitzen auf den beiden Seitenlappen

Aufgaben:

- Hypothalamus und Hypophyse steuern die Hormon-Produktion von Triiodthyronin (T3) und Thyroxin (T4)
  - ▸ wichtig für: Atmung, Herzschlag, Temperaturhaushalt, Gehirnreifung, Muskel-/Nervenreaktionen…
- Bildung der Hormone Calcitonin (in der Schilddrüse) und Parathormon (in der Nebenschilddrüse) für den Calcium-/Phosphat-Haushalt
- Steigerung der Insulinfreisetzung in der Bauchspeicheldrüse für den Glucose-Stoffwechsel
- regen die Tätigkeiten der Nebennieren an

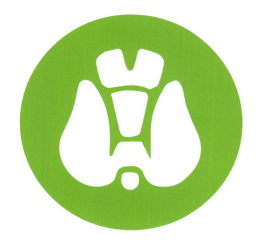

Benötigte Nährstoffe:

Vitamin A, Vitamin B1, Vitamin B6, Vitamin D, Vitamin H, Vitamin K, Phosphor, Eisen, Iod, Selen, BCAA, Phenylalanin,

Enthalten in:

Algen, Avocados, Cashews, Chia, Dill, Hanfsamen, Kakao, Knoblauch, Kokos, Koriander, Kürbiskernen, Leinsamen, Mangos, Sesam, Spinat, Trockenobst

Mango-Dipp

für eine Dipp-Schale

Zutaten:

150 g Mango – geschält – grob gewürfelt

2 EL Apfelessig

2 EL Olivenöl

Ingwer – nach Belieben – grob gehackt

1 Knobi-Zehe – geschält

1 TL Kreuzkümmel

Salzsole nach Belieben

Chili nach Belieben (frisch oder Pulver)

So geht's:

Alle Zutaten im Personal Blender zur Creme mixen. Eventuell etwas gefiltertes Wasser hinzu geben – je nach gewünschter Konsistenz.

Ein tolles Aroma entsteht, wenn statt Olivenöl Kokosöl mit gemixt wird.

Spinat-Chia-Kokos-Mango-Smoothie

2 Portionen

Zutaten:

1 Handvoll Spinat

150 g Mango – geschält – grob gewürfelt

2 EL Chia-Samen

2 EL Kokosöl

200–300 ml gefiltertes Wasser nach Belieben

So geht's:

Alle Zutaten im Hochleistungs-Mixer zu einem homogenen Smoothie mixen.

Tipp:

Die Wassermenge kann variieren – je nach gewünschter Konsistenz. Wenige Zutaten – schnell gezaubert – macht glücklich und sättigt angenehm – gute Omega-3-Fettsäuren im Chia-Samen – tolle MCT-Fette im Kokosöl für die Leber – gut für das Gehirn und die Schilddrüse – wertvolles basisches GRÜN für unsere Zellen. Dieser Smoothie ist übrigens ein sehr guter Einsteiger-Smoothie – schmeckt hervorragend.

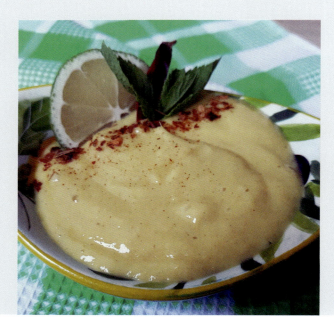

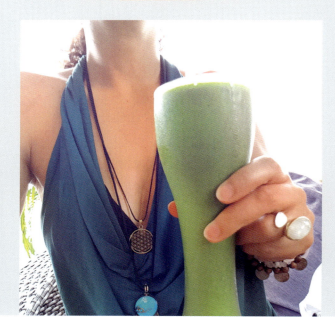

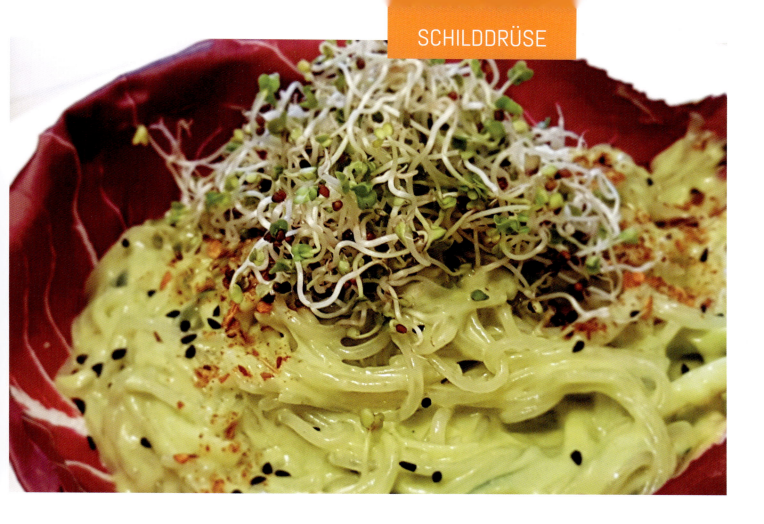

Zucchini-Kelp-Spaghetti

2 Portionen

Zutaten:

1 mittelgroße Zucchini –
im Spiralschneider zu Spaghetti gedreht

150 g Kelp-Spaghetti – gut abgespült

So geht's:

Die Kelp-Spaghetti in eine Schüssel geben – mit gefiltertem Wasser bedecken, 1 TL Kaisernatron hinzu geben und 15 Min. ziehen lassen. So werden die Kelp-Spaghetti weicher. Die in Kaisernatron gewässerten Kelp-Nudeln gut abspülen und mit den Zucchini-Spaghetti in einer Schüssel mischen.

Creme:

1 Avocado

1 Zitrone – frisch gepresst

1-2 EL Salzsole

Chili nach Belieben

50 ml gefiltertes Wasser

Deko: Sprossen, Schwarzkümmel,
Radicchio-Blatt

So geht's:

Alle Zutaten bis auf die Deko im Personal Blender zur Creme mixen. Die Creme mit den Nudeln gut vermischen. Im Radicchio-Blatt anrichten – mit Sprossen, Schwarzkümmel und ggf. etwas Chili bestreuen.

Kokos-Schoki-Pudding

2 Portionen

Zutaten:

3 Medjool-Datteln – entkernt – grob zerteilt

1 EL Mandelpüree

1 EL Kokosöl

2 EL Kakao-Pulver

1 EL Flohsamenschalen

125 ml gefiltertes Wasser

So geht's:

Alle Zutaten im Personal Blender zur Creme mixen – in 2 Gläser füllen – direkt genießen oder kalt stellen.

Schoki-Pudding, der unsere Organe beflügelt, den Darm reinigt (Flohsamenschalen), die Bauchspeicheldrüse glücklich macht (Mandeln), unser Gehirn und die Funktionsfähigkeit der Schilddrüse unterstützt (Kokosöl), die Serotonin-Ausschüttung ankurbelt (Kakao), ganz ohne isolierte Zutaten und ohne Zusatzstoffe, aber in bester Bioverfügbarkeit!

Aus Flohsamenschalen kannst Du auch tolle Marmelade machen: einfach mit Früchten, z.B. Erdbeeren oder Mango mit Flohsamenschalen im Personal Blender mixen – nach Geschmack noch eine Dattel mit mixen – fertig.

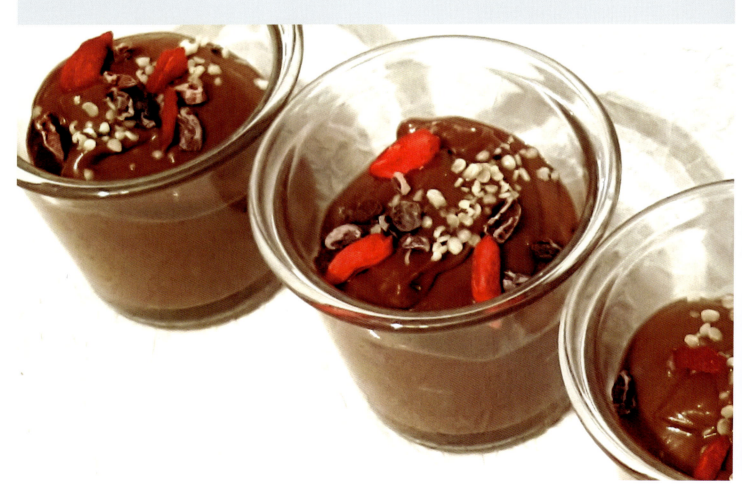

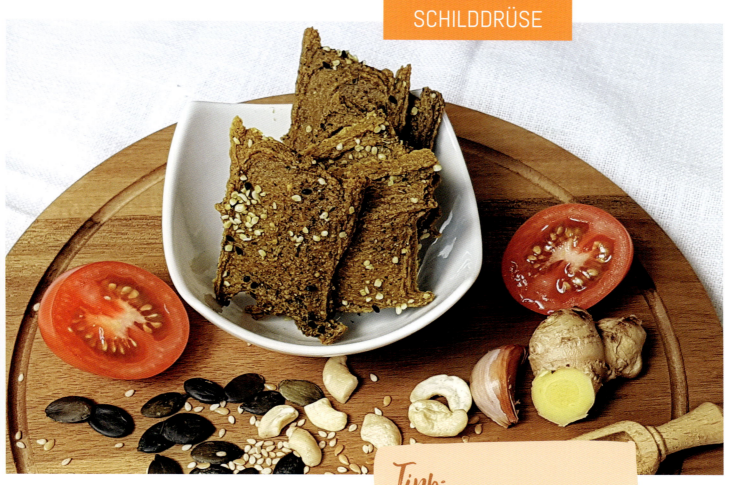

Kürbiskern-Leinsamen-Curry-Cracker

für eine Paraflexx-Folie

Zutaten:

100 g Kürbiskerne – 12 Std. in gefiltertem Wasser gewässert – gut abgespült

100 g Cashews

50 g Leinsamen

50 g Sesam

2 Tomaten – grob zerteilt

1 kleine rote Zwiebel – geschält – grob zerteilt

1 Knobi-Zehe – geschält

Ingwer – ca. 1 cm dicke Scheibe

1 EL Kreuzkümmel

1 EL Koriandersaat

1 EL Kurkuma

1 TL Kokosöl

1 TL Schwarzer Pfeffer – frisch gemahlen

nach Belieben Salzsole und Chili

ca. 300 ml gefiltertes Wasser

Tipp:

Schmeckt köstlich mit den diversen Dipps – z.B. mit Mango-Dipp, Cashew-Kräuter-Creme (Galle), Cashew-Zitronen-Joghurt (Darm). Kann sehr gut anstelle von Nachos/Chips genascht werden.

So geht's:

Alle Zutaten im Hochleistungs-Mixer zum Teig mixen und auf der Paraflexx-Folie des Dörrgeräts gleichmäßig dünn aufstreichen.

Mit der Deko bestreuen und mit Hilfe des Teig-Schabers in beliebig große Stücke unterteilen.

Bei unter 42 °C ca. 10 – 15 Std. bis zur gewünschten Konsistenz dörren – zwischendurch wenden und auf dem Gitter fertig dörren.

Deko:
Schwarzkümmel – Brennnesselsamen – geschälte Hanfsamen

Herz-Kreislauf-System

Bestehend aus: **Blut** (Transportmittel) – **Herz** (Motor) – **Gefäße** (Leitungssystem)

Blutkreislauf: stetige Blutzirkulation durch die Gefäße aufgrund der „Motorleistung" des Herzens

Funktion: verbindet alle Organe des Organismus miteinander, so dass er optimal funktionieren kann

Benötigte Nährstoffe – Herz Blut Arterien:

Vitamin A, Vitamin B1, Vitamin B2, Vitamin B3, Vitamin B5, Vitamin B6, Vitamin B12, Folsäure, Vitamin C, Vitamin D, Vitamin E, Vitamin H, Vitamin K, Calcium, Kalium, Magnesium, Phosphor, Eisen, Iod, Kupfer, Molybdän, Silizium, Arginin, BCAA, Cystein, Glutaminsäure, Glycin, Histidin, Methionin, Omega 3 Fettsäuren, OPC, Coenzym Q10

Enthalten in:

Bananen, Basilikum, Buchweizen, Cashews, Dill, Gurken, Kakao, Knoblauch, Kokos, Kürbiskernen, Leinsamen, Mandeln, Minze, Sesam, Sonnenblumenkernen, Süßholz, Tomaten, Trockenfrüchten, Vanille, Wassermelonen, Zitronen

Blut: Lage/Allgemeine Informationen:

- fließt in den Arterien und Venen bis in die kleinsten Gefäße durch den ganzen Körper
- das Gehirn erhält ca. 13 % der Blutmenge, die Nieren ca. 20 – 25 %, der Verdauungstrakt erhält nach dem Essen für die Verdauung ca. 24 % der Blutmenge

Aufbau:

- flüssiges Gewebe/flüssiges Organ
- Zusammensetzung: ca. 55 % wässriges Blutplasma, 45 % Blutzellen (flexible rote Blutkörperchen = Erythrozyten, weiße Blutkörperchen = Leukozyten, Blutplättchen = Thrombozyten)

Aufgabe:

- oberste Priorität vom Körper: den pH-Wert der ca. 4 – 6 L Blut im Körper bei 7,36 – 7,44 zu halten
- mit Hilfe des Herzens in ständiger Bewegung durch das Blutgefäßsystem des Körpers
- Erythrozyten: Sauerstoff-Transport in die Zellen
- Leukozyten: Abwehr von Krankheitserregern
- Thrombozyten: schützt Wunden vor Erregern/Infekten, Blutstillung durch Blutgerinnung

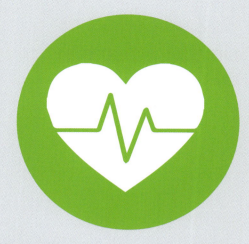

Herz: Symbol der LIEBE – Motor des Lebens
Lage/Allgemeine Informationen:

- aus Muskelfasern bestehendes Hohlorgan zwischen Brustfellhöhle und Herzbeutel oberhalb des Zwerchfells – aufgeteilt in 2 „Pumpsysteme": das Linke und das Rechte
- je Herzschlag pumpt das Herz ca. 70 ml Blut – „Herzzeitvolumen" genannt – diese Blutmenge und der Widerstand in den Blutgefäßen bestimmen den Blutdruck
- hat Einfluss auf das Gehirn und die Neuronen – kann Dinge wahrnehmen, Erfahrungen speichern, Erlebnisse auswerten etc.

Organ-Uhr TCM:

- stärkste Aktivität: 11 bis 13 Uhr
- Ruhezeit: 23 bis 1 Uhr
- **außerdem:** „Pericard" – Kreislauf – Herzbeutel – „Beschützer der Herzenergie" – Zeit des Zusammenseins mit Familie und Freunden – stärkste Aktivität: 19 bis 21 Uhr – Ruhezeit: 7 bis 9 Uhr

Aufbau:

- 2 „Pumpsysteme" – das Linke und das Rechte
- jedes Pumpsystem besteht aus einem Vorhof und einer Herzkammer
- 4 Herzklappen (= „Ventile")

Aufgabe:

- pumpt das Blut durch den Körper und versorgt Organe und Zellen mit Sauerstoff
- **Hormonproduzent:** Adrenalin (Stress), Noradrenalin (Blutdruckregulation), Oxytocin (wonniges Gefühl – Verliebtheit, beim Stillen…)

- **linke Herzkammer:** ist kräftiger, benötigt höheren Druck, um das Blut durch den gesamten Körper zu pumpen
- **rechte Herzkammer:** benötigt weniger Kraft, um das Blut in die Lungenarterie zu pumpen
- **Herzklappen = vier Klappen = „Ventile":** verhindern, dass das Blut wieder zurück läuft – die Ventile ermöglichen das koordinierte Öffnen und Schließen für die richtige Fließrichtung

Gefäßsystem:
Lage/Allgemeine Informationen:

- bestehend aus dem Blutgefäßsystem und Lymphgefäßsystem
- verläuft durch den gesamten Organismus

Aufbau:

- **Blutgefäßsystem** – „Pipelines" für das Blut (ca. 150.000 km)
- **Arterien** = große Gefäße/**Arteriolen** = kleine Gefäße
- **Venen** = große Gefäße/**Venolen** = kleine Gefäße
- **Kapillaren** = kleinste Gefäße
- **Lymphgefäßsystem** = parallel zum venösen Blutgefäßsystem

Aufgaben:

- **Arterien** – transportieren sauerstoffreiches Blut vom Herzen in die Gewebe und Organe
- **Venen** – transportieren sauerstoffarmes Blut aus den Geweben und Organen zum Herzen
- **Arterien und Venen** laufen parallel – arbeiten in entgegengesetzter Richtung
- **Kapillaren** – kleinste Gefäße – verbinden Arteriolen und Venolen für den Stoffwechsel
- **Lymphgefäßsystem** – Drainage-Funktionen
  - nimmt überschüssige Flüssigkeit aus dem Zwischenzellraum der Gewebe auf – reinigt sie von Abfallstoffen, Giftstoffen, Erregern – Abgabe an den venösen Blutkreislauf
  - hat keine Pumpe wie das Herz – Transport durch Muskelkontraktionen – Bewegung ist daher wichtig für die Selbstreinigung und Entgiftung
  - kein Kreislauf – im Gegensatz zum Blutgefäßsystem

Wassermelone-Minz-Limetten-Smoothie

2 Portionen

Zutaten:

500 g Wassermelonen-Fruchtfleisch – grob zerteilt

1 Limette – frisch gepresst

½ Bund Minze – grob gehackt

So geht's:

Alle Zutaten im Hochleistungs-Mixer zum köstlichen Smoothie mixen.

Tipp:

Wassermelone beinhaltet – wie auch Gurken – viel von der Aminosäure Citrullin, das bei der Ammoniak-Entgiftung und bei der Leistungsfähigkeit unserer Muskeln eine wesentliche Rolle spielt.

Gurken-Salat

2 Portionen

Zutaten:

1 Landgurke – längs geviertelt – dann quer in hauchdünne Stücke geschnitten

1 mittelgroße Zwiebel – geschält – fein gewürfelt

1 Bund Dill – fein gehackt

3 EL Apfelessig

5 EL Olivenöl

1–2 EL Salzsole

So geht's:

Alle Zutaten in einer Schüssel gut mischen und auf 2 Salat-Schalen aufteilen.

Schmeckt toll mit einem Klecks Cashew-Aioli on Top. Du kannst den Salat auch fein würfeln und im Patisserie-Ring mit einem Klecks Cashew-Aioli on Top anrichten – sieht sehr hübsch aus und is(s)t lecker.

By side: etwas BroHt oder Cracker.

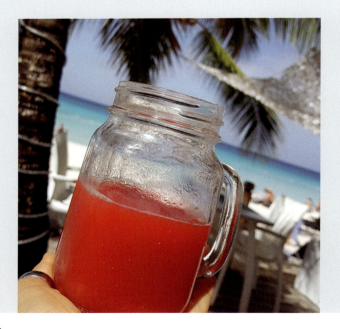

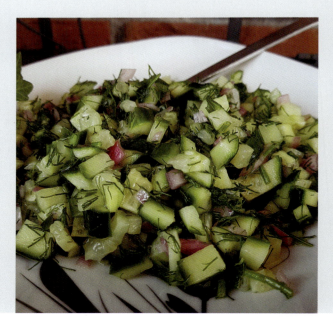

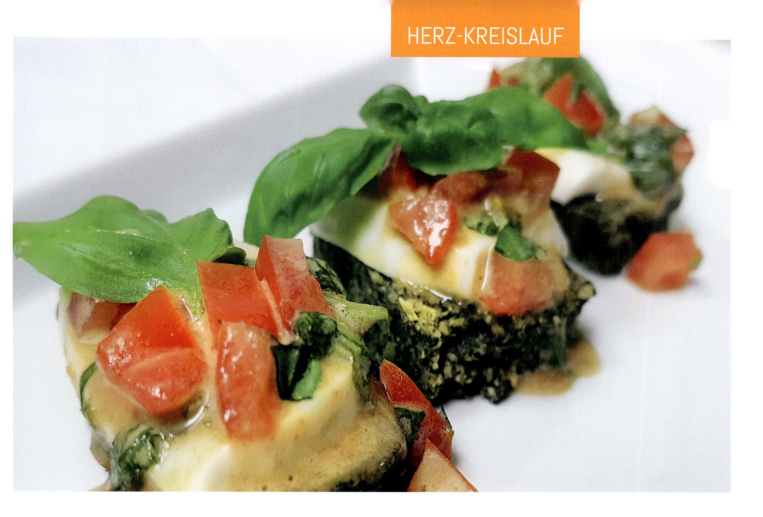

Bruschetta

2 Portionen

Zutaten:

4 Scheiben BroHt – siehe Gehirn

4 Scheiben Cashew-Mozzarella – siehe Zähne

2 Roma-Tomaten – entkernt – Fruchtfleisch fein gewürfelt

1 Handvoll Basilikum-Blätter – fein gehackt

Dressing:

1 Medjool-Dattel – entkernt – grob zerteilt

1 Knobi-Zehe – geschält

2 EL Tamari

2 EL Olivenöl

5 frische Basilikum-Blätter

50 ml gefiltertes Wasser

So geht's:

Das Dressing im Personal Blender zur homogenen Creme mixen und mit den Tomaten-Würfeln und dem Basilikum in einer Schüssel mischen.

Jede BroHt-Scheibe mit einer Scheibe Mozzarella belegen – hierauf je 1 EL der Tomaten geben.

Mit Basilikum dekorieren. Schmeckt auch super mit Oliven-Paste belegt. Hierfür einfach einige entkernte Oliven zusammen mit dem o.g. Dressing mixen.

Bananen mit Tahini-Schoki-Sauce und Crunch

4 Portionen

Zutaten:

4 Bananen – geschält

4 EL Kokosöl – im Wasserbad geschmolzen

4 EL Tahini

2 EL Kakao-Pulver

4 EL Buchweizen – 1 Std. in gefiltertem Wasser gewässert – gut abgespült – 4 Std. im Dörrgerät bei unter 42 °C getrocknet

4 TL Kakao-Nibs

So geht's:

Das Kokosöl mit dem Tahini und Kakao-Pulver in einer Schüssel verrühren.

Die Bananen auf 4 Teller verteilen und gleichmäßig mit der Schoki-Sauce beträufeln.

Mit Buchweizen und Kakao-Nibs bestreuen.

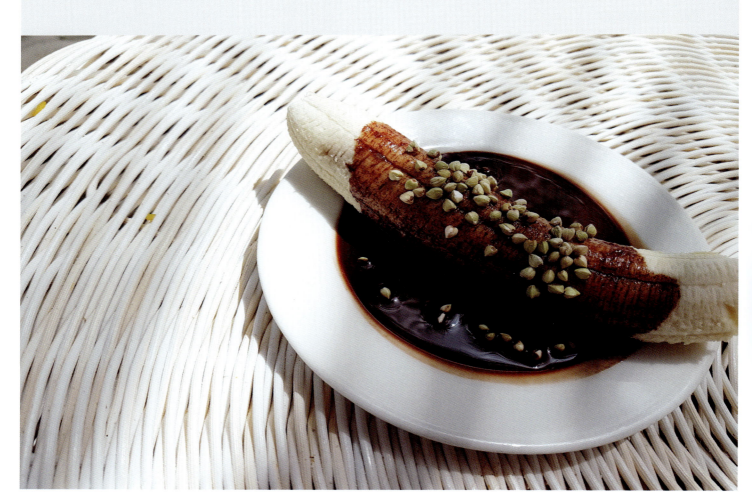

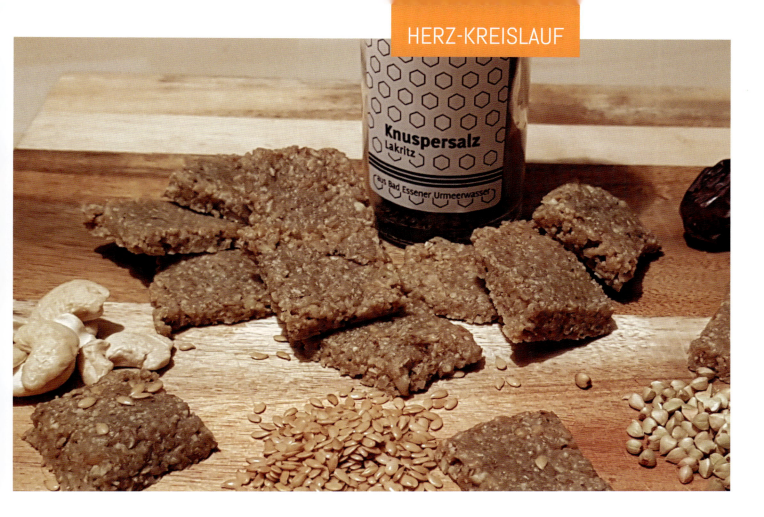

Buchweizen-Süßholz-Lakritz

für eine Paraflexx-Folie

Vorbereitung Buchweizen:

Ca. 150 g Buchweizen ca. 1 Std. in gefiltertem Wasser gewässert – gut abgespült – im Dörrgerät bei unter 42 °C ca. 4 Std. trocknen – ergibt anschließend ca. 80 g gekeimten Buchweizen.

Vorbereitung Dattel-Paste:

2 Medjool-Datteln – entkernt – grob zerteilt mit 50 ml gefiltertem Wasser im Personal Blender zur Dattel-Paste gemixt.

Tipp:

Wenn Du die Banane vor dem Anrichten kühlst und dann die Schoki Sauce drauf gibst, ergibt dies einen besonders schönen Effekt – da das Kokosöl auf der kühlen Banane anzieht und etwas crunchy werden kann.

Cracker:

40 g Leinsamen –
im Personal Blender frisch gemahlen

80 g gekeimten Buchweizen –
im Personal Blender frisch gemahlen

80 g Cashews –
im Personal Blender frisch gemahlen

1 TL Süßholz-Pulver

2 EL Dattel-Paste

2 EL Mandelpüree

1-2 TL Lakritz-Salz (z.B. von „King of Salt")

ca. 50 ml gefiltertes Wasser

So geht's:

Alle Zutaten in einer Schüssel verrühren und dünn auf die Paraflexx-Folie des Dörrgerätes aufstreichen.

Mit dem Teigschaber die Masse in Stücke aufteilen und bei unter 42 °C ca. 8 – 10 Std. bis zur gewünschten Konsistenz dörren – zwischendurch umdrehen – die Paraflexx-Folie vorsichtig abziehen und auf dem Gitter fertig dörren.

Je länger gedörrt wird, desto knuspriger werden die Cracker.

Atmungs-system

Benötigte Nährstoffe:

Vitamin A, Vitamin B2, Vitamin B3,
Folsäure, Vitamin E, Vitamin H,
Magnesium,
Eisen, Selen,
Phenylalanin

Enthalten in:

Äpfeln, Brokkoli, Buchweizen,
Cashews, Champignons, Datteln,
Kakao, Kokos, Koriander, Mandeln,
Mohn, Paprika, Topinambur, Zimt

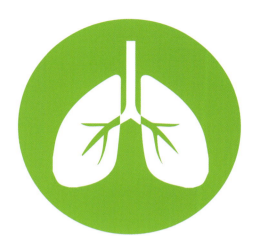

Lage/Allgemeine Informationen:

- im menschlichen Kopf und Oberkörper
- bestehend aus:
  - ▸ **obere Lungenwege:** Nase – Nasenhöhlen – Rachenraum
  - ▸ **untere Lungenwege:** Luftröhre – Kehlkopf – Bronchien – Lunge

Aufbau und Aufgaben:

- **Nase:**
  - ▸ Atmung: Sauerstoff gelangt durch die Nase in die Hohlräume des Schädels – wird durch den Rachen und Kehlkopf bis zur Luftröhre transportiert
- **Nasenhöhle:**
  - ▸ besitzt feine Härchen, an denen große eingeatmete Partikel haften bleiben
  - ▸ mit einer klebrigen Schleimhaut ausgekleidet, die Fremdkörper festhält und mit Hilfe feiner Härchen zur Nase transportiert, wo sie ausgeschnaubt werden
- **Rachen:**
  - ▸ Luft- und Nahrungs-Wege kreuzen sich
  - ▸ oberer Teil: ausschließlich Luft-Weg
  - ▸ unterer Teil: Nahrung und Flüssigkeiten werden transportiert
- **Kehlkopf:**
  - ▸ trennt die Luft- und Nahrungs-Wege
- **Luftröhre – der wichtigste Luftweg zur Lunge:**
  - ▸ filtert die eingeatmete Luft
  - ▸ teilen sich in die zwei großen Stammbronchien, die die Luft in den rechten bzw. linken Lungenflügel transportieren
- **Bronchien:**
  - ▸ Bronchien verzweigen sich in immer kleiner werdende Atemwege
  - ▸ feine Härchen auf der Außenseite: bewegen sich hin und her – befördern dabei klebrigen Schleim nach oben und aus dem Körper
  - ▸ Schleim: fängt Staub, Keime etc., die er durch Niesen, Husten, Spucken hinausbefördert
- **Lunge:**
  - ▸ enge Verbindung mit der Umwelt: die Lunge nimmt Sauerstoff auf – gibt Kohlendioxid (also flüchtige Stoffe) ab
  - ▸ Parallelen zum Darm: er nimmt Stoffe auf und scheidet diese (also feste Stoffe) aus

- **Organ-Uhr TCM:**
  - ▸ stärkste Aktivität: 3 bis 5 Uhr
  - ▸ Ruhezeit: 15 bis 17 Uhr
- **Lungenbläschen:**
  - ▸ weiße Blutkörperchen: eliminieren Staub, der bis hierhin vordringt
- **Lungenlappen:**
  - ▸ rechter Lungenflügel: 3 Lungenlappen – linker Lungenflügel: 2 Lungenlappen – er ist etwas kleiner – Platz für das Herz
  - ▸ weit verzweigtes Netzwerk aus Luftwegen, beherbergt Millionen kleiner Luftsäckchen, den sogenannten Alveolen
- **Alveolen – hier findet die Atmung statt – also der Gasaustausch:**
  - ▸ Sauerstoffaufnahme – lebensnotwendig für die Zellen (Einatmung)
  - – rote Blutkörperchen nehmen den Sauerstoff der Alveolen auf und bringen ihn in die Körper-Zellen
  - ▸ Kohlendioxidabgabe – Stoffwechselendprodukt (Ausatmung)
  - – rote Blutkörperchen geben das Kohlendioxid an die Alveolen zur Entsorgung über die Ausatmung ab
  - ▸ **Sauerstoff:** wird vom Körper ununterbrochen benötigt und ist nur durch die Atmung zu beschaffen – daher atmet der Körper ununterbrochen

Apfel-Knusper

1 bis 2 Portionen

Zutaten:

1 Apfel – idealerweise alte Sorte – z.B. Boskop – grob zerkleinert

2 EL Kokosöl oder Kokosmus

1 EL Zimt

Knusper zum Bestreuen: gekeimte und getrocknete Sonnenblumenkerne, Buchweizen etc.

So geht's:

Den Apfel im Food-Prozessor klein hacken – oder mit der Reibe grob raspeln.

Mit Kokosöl und Zimt vermengen und mit Knusper bestreuen.

Inspiriert wurde ich hierzu von meiner lieben Zwillings-Elfen-Freundin Uschi.

Vanille-Mohn-Bällchen

20 bis 25 Stück

Zutaten:

140 g Cashews – im Personal Blender zu Mehl gemahlen

11 Medjool-Datteln – entkernt – grob zerteilt

50 g Blaumohn

2 EL Mandelpüree

½ TL Vanille-Pulver

So geht's:

Alle Zutaten im Food-Prozessor zum Teig verarbeiten. Hieraus beliebig große Bällchen formen.

Tipp:

Schmeckt auch hervorragend, wenn Du in den Teig einige getrocknete Sauerkirschen gibst.

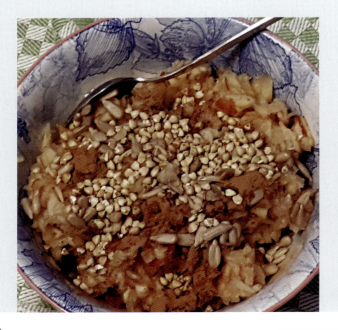

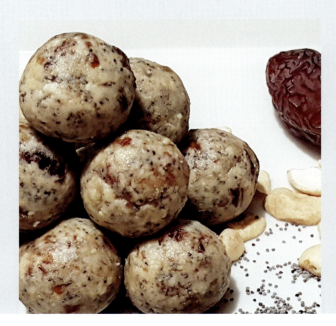

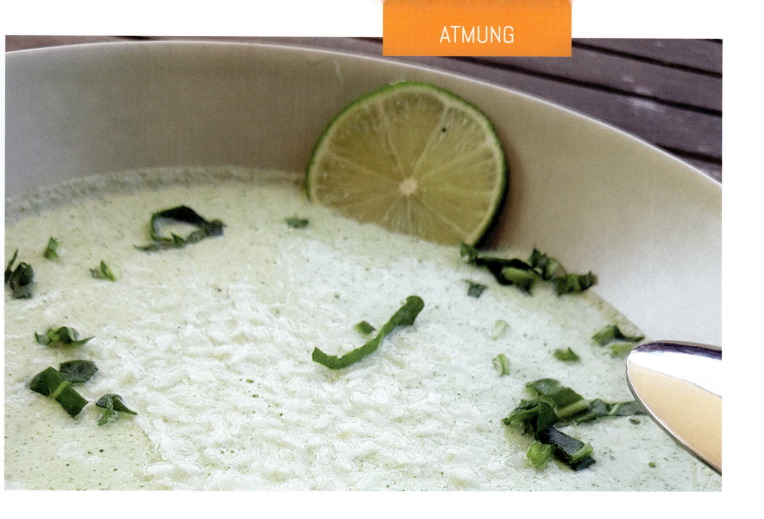

Asiatische Brokkoli-Kokos-Suppe

4 Portionen

Zutaten:

1 mittelgroßer Brokkoli – grob zerteilt

1 Knobi-Zehe – geschält

1 Zitrone – frisch gepresst – einige Zesten

3 EL Kokosöl

2 EL Cashew-Mus

10 Kaffir-Limetten-Blätter

1 EL Kreuzkümmel

Salzsole oder Tamari nach Belieben

400 ml gefiltertes Wasser

So geht's:

Alle Zutaten im Hochleistungs-Mixer zur Suppe mixen – gegebenenfalls mit dem Wasser spielen. Mit etwas weniger Wasser wird die Suppe cremiger, mit etwas mehr Wasser wird sie flüssiger.

Schmeckt auch gut mit Ingwer und frischem Koriander.

Gefüllte Paprika-Schiffchen

4 Portionen

Zutaten:

3 Paprikas – halbiert – entkernt – jede Hälfte in 3 „Schiffchen" geschnitten – so entstehen 18 „Schiffchen"

Champignon-Pesto:

180 g Champignons – gewaschen – grob gewürfelt

4 Medjool-Datteln – entsteint – grob zerteilt

8 getrocknete Tomaten-Hälften – grob zerteilt

1 kleine Zwiebel – geschält – grob zerteilt

1 Knobi-Zehe – geschält

5 EL Apfelessig

5 EL Olivenöl

2 TL Paprika edelsüß

je 1 TL Rosmarin, Thymian, Oregano

1-2 EL Salzsole nach Belieben

So geht's:

Alle Zutaten für das Pesto im Food-Prozessor zur homogenen, nicht zu flüssigen Paste verarbeiten.

Cashew-Aioli:

150 g Cashews

1 Knobi-Zehe – geschält

2 EL Apfelessig

2 EL Olivenöl

nach Belieben 1 – 2 EL Salzsole

100 ml gefiltertes Wasser

So geht's:

Alle Zutaten für die Aioli im Personal Blender zur homogenen Aioli mixen.

Jedes der Paprika-Schiffchen erst mit etwas Champignon-Pesto füllen – anschließend einen Klecks Cashew-Aioli hierauf geben.

Auf dem Gitter des Dörrgerätes bei unter 42 °C ca. 8 – 12 Std. bis zur gewünschten Konsistenz dörren.

Tipp:

Die Champignon-Paste als Rohkost-Burger-Patty in runden Klecksen auf die Paraflexx-Folie des Dörrgeräts geben und zu „Patties" oder „Bratlingen" dörren.

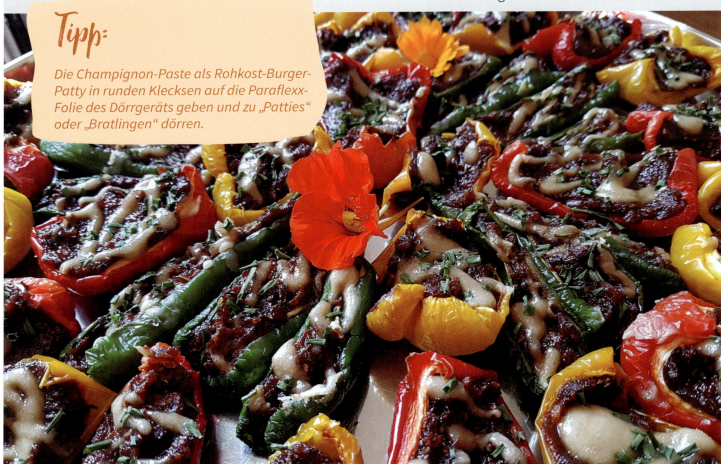

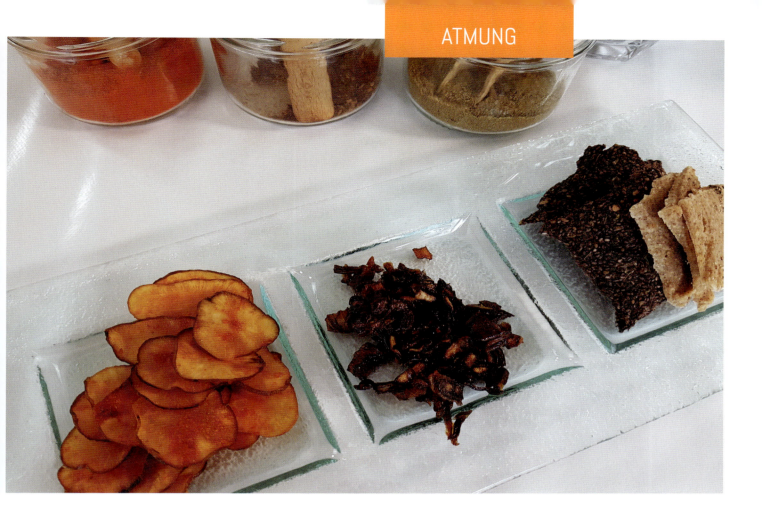

Topinambur-Chips

für eine Paraflexx-Folie

Zutaten:

150 g Topinambur – mit Schale – gewaschen –
in hauchdünne Scheiben gehobelt

Marinade:

2 getrocknete Tomaten-Hälften – grob zerteilt

3 EL Olivenöl

1 TL Apfelessig

1 TL Rauchsalz

1 TL Paprika edelsüß

30 ml gefiltertes Wasser

So geht's:

Die Marinaden-Zutaten im Personal Blender zur feinen Creme mixen. In einer Schüssel die Topinambur-Scheiben ausgiebig in der Marinade baden und einzeln auf die Paraflexx-Folie des Dörrgeräts legen. Bei unter 42 °C ca. 10 Std. bis zur gewünschten Konsistenz dörren – nach einigen Stunden die Chips wenden und fertig dörren.

Durch die Luftfeuchtigkeit können die Chips etwas labberig werden. Gibst Du sie dann nochmal für 30 – 60 Minuten bei unter 42 °C ins Dörrgerät, werden sie wieder schön crunchy. Topinambur ist ein wundervolles Präbiotika, d.h. Nahrung für unsere guten Darmbazillen. Außerdem schmeckt es hervorragend und kann problemlos roh verzehrt werden.

Zwerchfell

Lage/Allgemeine Informationen:

- trennt Brustraum von Bauchraum –
  grenzt an Lungen, Herz, Leber
- Exkurs Zwerchfell-Symptome:
  - ▶ Verkrampfung des Zwerchfells = **SCHLUCKAUF**
  - ▶ Verkrampfung und zu wenig Sauerstoff =
    Seitenstechen
  - ▶ Zwerchfell-Bruch = **Sodbrennen** möglich

Aufbau:

- kuppelförmige Scheidewand aus Muskeln und
  Sehnen
- im Brustraum überzogen vom Brustfell,
  im Bauchraum überzogen vom Bauchfell und Faszien
- **mittig:** Brust-Spalt = Unterdruck, der nötig ist für die
  Atmung

Aufgaben:

- wichtigster **Atemmuskel**
  (Lunge besitzt keine eigenen Muskeln)
- **einatmen** = Zwerchfell zieht sich zusammen –
  drückt Bauch- und Beckeneingeweide nach unten
  → Lunge dehnt sich aus, Brustkorb erweitert sich
- **ausatmen** = Zwerchfell erschlafft – verschiebt sich
  zum Brustraum → Lungenraum verringert sich –
  zieht sich zusammen
  → Ausatmung erfolgt in Ruhe, ohne aktive Muskel-
  beteiligung
- **Speiseröhre:** das Zwerchfell unterstützt
  den unteren Schließmuskel der Speiseröhre
- **Bluttransport:** der unterschiedliche Druck
  in der Brusthöhle wirkt sich auf den Blut-Fluss
  in den Venen aus

Benötigte Nährstoffe:

Omega 3 Fettsäuren,
Vitamin A, Vitamin B1, Vitamin B2,
Vitamin B6, Folsäure, Vitamin B12,
Vitamin C, Vitamin D,
Calcium, Magnesium, Kalium,
Natrium,
Eisen, Selen, Silizium, Zink,
Arginin, BCAA, Cystein, Glycin, Lysin,
Threonin

Enthalten in:

Bananen, Beeren, Brokkoli,
Buchweizen, Cashews, Chicoree, Chili,
Kakao, Kokos, Kürbiskernen, Mandeln,
Paprika, Sellerie, Spargel, Spinat, Tomaten,
Trockenfrüchten, Vanille, Walnüssen

Chicoree-Schiffchen mit Sellerie-Hummus

4 Portionen

Zutaten:

3 mittelgroße Chicoree-Salate – Enden abge-
schnitten und die einzelnen Blätter auf einer
Servier-Platte nebeneinander angerichtet

Sellerie-Hummus:

350 g Knollensellerie – geschält – grob zerteilt

1 Roma-Tomate – entkernt – grob zerteilt

2 EL Mandelpüree

½ Zitrone – frisch gepresst

2 EL Kreuzkümmel

1 EL Salzsole

Chili nach Belieben

200 ml gefiltertes Wasser

So geht's:

Alle Hummus-Zutaten im Hochleistungs-Mixer
zum homogenen Hummus mixen.

Mit dem Hummus die Chicoree-Schiffchen füllen
und nach Wunsch dekorieren.

Das Hummus schmeckt auch solo klasse – mit
etwas weniger Wasser als Püree – oder mit etwas
mehr Wasser als Suppe.

Sellerie ist nicht nur eine Wohltat für das Zwerchfell, sondern auch für den Magen.

Brokkoli-Salat

2 Portionen

Zutaten:

50 g Walnüsse – 12 Std. in gefiltertem Wasser
gewässert – gut abgespült – grob gehackt

50 g Kürbiskerne – 12 Std. in gefiltertem Wasser
gewässert – gut abgespült – grob gehackt

1 kleiner Brokkoli – grob gewürfelt –
auch den Stiel

1 kleiner Apfel (gerne Boskop, da alte Sorte
und somit „wertvoll") – grob gewürfelt

1 Paprika – entkernt – grob gewürfelt

3-4 getrocknete Tomaten-Hälften – grob zerteilt

So geht's:

Brokkoli, Apfel, Paprika und getrocknete Tomaten im Food-Prozessor grob hacken und in eine
Schüssel geben.

Dressing:

3 EL Tamari

6 EL Olivenöl

1 Zitrone – frisch gepresst

So geht's:

Die Zutaten des Dressings mischen oder im Personal Blender mixen – dann entsteht eine cremige
Emulsion – und unter den Salat heben.

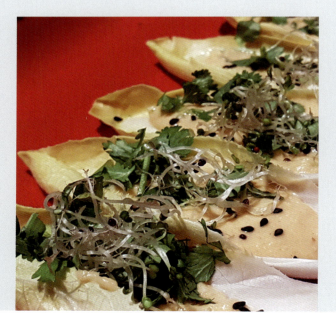

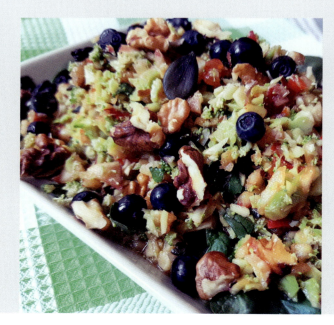

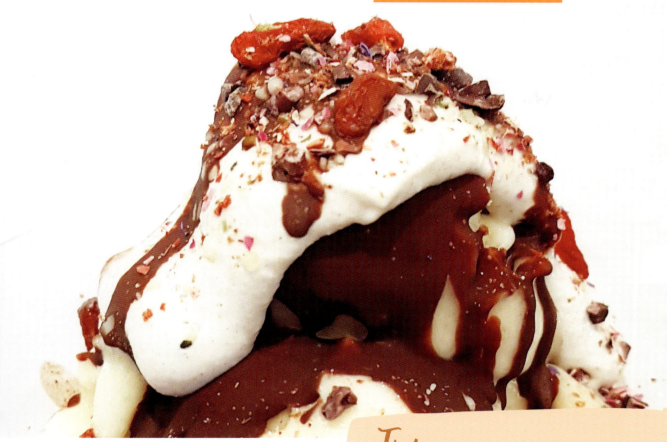

Beeren-Nicecream mit Cashew-Vanille-Creme und Schoki-Mohr

2 Portionen

Zutaten:

200 g TK-Beeren oder tiefgefrorene Bananen-Scheiben

ca. 50 ml gefiltertes Wasser

So geht's:

Das Schneidwerk des Hochleistungs-Mixers mit dem Wasser bedecken und die TK-Beeren/TK-Bananen hineingeben.

Mit Hilfe des Stößels das TK-Obst zu Eis mixen und sofort servieren.

Schoki-Mohr:

3 EL Kokosöl – im Wasserbad geschmolzen

2 EL Kakao Pulver

So geht's:

Beide Zutaten miteinander verrühren und über das Eis träufeln – die Schoki zieht sofort an und wird fest – ergibt einen himmlischen Crunch.

Tipp:

Diese Eis-Variante klappt auch wundervoll mit gefrorener Ananas, Mango etc.

Cremiger wird das Eis, wenn Du 1 EL Nuss-Mus Deiner Wahl mit mixt, z.B. Tahini oder Mandel-püree.

Tolles Straciatella-Eis ergibt z.B. Banane mit Cashew-Mus und einigen untergehobenen Kakao-Nibs.

Auch Gemüse kann zu Eis verarbeitet werden, z.B. Paprika und Banane. Gewürzt mit rosa Pfefferkörnern und 1 Schuss Tamari.

Vanille-Sauce:

50 g Cashews

1 EL Kokosöl – im Wasserbad geschmolzen

½ TL Vanille

optional: 1-2 Medjool-Datteln

ca. 100 ml gefiltertes Wasser – so dass die Cashews ca. 0,5 – 1 cm mit Wasser bedeckt sind

So geht's:

Alle Zutaten im Hochleistungs-Mixer zur Cashew-Vanille-Creme mixen und auf dem Eis verteilen.

Flammkuchen

für 7 Flammkuchen à ca. 15 cm Durchmesser

Karamellisierte Zwiebeln – einen Tag vorher zubereiten:

1 Zwiebel – geschält – fein gewürfelt

1 Medjool-Dattel – entsteint – grob zerkleinert

2 EL Olivenöl

1 EL Mandelpüree

2 EL Tamari

50 ml gefiltertes Wasser

So geht's:

Alle Zutaten außer der Zwiebel im Personal Blender zur Marinade mixen.

Die Zwiebeln marinieren und ca. 6 Std. auf der Paraflexx-Folie des Dörrgeräts bei unter 42 °C dörren – dann die Zwiebeln wenden und auf dem Gitter weitere 4 – 6 Std. bis zur gewünschten Konsistenz dörren.

Flammkuchen-Teig:

120 g Walnüsse – 12 Std. in gefiltertem Wasser gewässert – gut abgespült

120 g Buchweizen – 1 Stunde in gefiltertem Wasser gewässert – anschließen gut abgespült

½ geschälte Gurke – entkernt – grob zerteilt

2 EL Gold-Leinsamen

1 EL Olivenöl

1 EL Salzsole

1 EL Schabzigerklee oder Oregano

100 ml gefiltertes Wasser

So geht's:

Alle Zutaten im Hochleistungs-Mixer zum homogenen Teig mixen.

Aus dem Teig 6 – 7 runde Flammkuchen-Böden dünn auf die Paraflexx-Folie des Dörrgerätes auftragen und ca. 5 – 6 Std. bei unter 42 °C dörren, bis die Oberfläche angetrocknet ist.

Die Böden vorsichtig wenden – hierfür einen Einlegeboden des Dörrgerätes mit dem Gitter auf die angetrockneten Böden legen – umdrehen – vorsichtig die Paraflexx-Folie abziehen und ca. 1 Std. weiter dörren.

In der Zwischenzeit die Creme kredenzen.

Creme:

100 g Macadamia

2 EL Olivenöl

3 EL Apfelessig

2-3 EL Salzsole

ca. 100 ml gefiltertes Wasser

So geht's:

Alle Zutaten im Personal Blender zur homogenen Creme mixen und diese auf den Böden gleichmäßig dünn verteilen.

Die getrockneten marinierten Zwiebeln gleichmäßig auf der Creme verteilen und nach Wunsch mit Schnittlauch-Röllchen bestreuen.

Bei unter 42 °C ca. 6 Std. (oder länger) bis zur gewünschten Konsistenz weiter dörren.

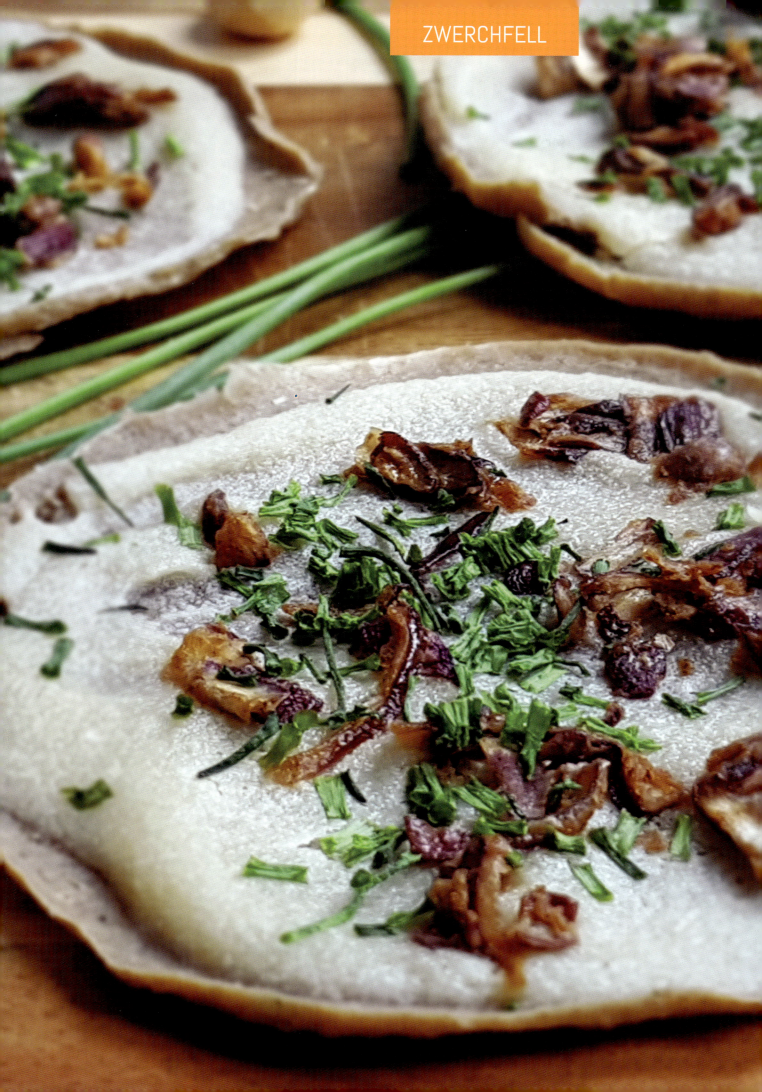

Spargel-Ragout mit Spinat-Dipp und Erdbeer-Orangen-Dipp

2 Portionen

Zutaten:

4 grüne Spargelstangen –
in ca. 0,5 cm breite Scheiben geschnitten

3 weiße Spargelstangen
(geschält oder ungeschält – so wie Du magst) –
in ca. 0,5 cm breite Scheiben geschnitten

3 getrocknete Tomaten-Hälften – grob gehackt

½ Medjool-Dattel – entkernt – grob zerteilt

¼ Orange – geschält – grob zerteilt

1 EL Olivenöl

1 EL Orangensaft – frisch gepresst

So geht's:

Alle Zutaten im Food-Prozessor zu einem Ragout hacken, ggf. in ein Sieb geben und die Flüssigkeit etwas abtropfen lassen.

Spinat-Dipp:

1 Handvoll Spinat (ca. 20 g) – grob gehackt

1 EL geschälte Hanfsamen

½ Zitrone – frisch gepresst

So geht's:

Alle Zutaten im Personal Blender zur homogenen Creme mixen.

Erdbeer-Orangen-Dipp:

2 Erdbeeren – grob gehackt

¼ Orange – geschält – grob gehackt

½ Limette – frisch gepresst

1 EL Olivenöl

1 Messerspitze Vanille

So geht's:

Alle Zutaten im Personal Blender zur homogenen Creme mixen.

Anrichten:

Das Ragout in Patisserie-Ringe auf einigen Spinat-Blättern platzieren. Die Spinat-Creme auf das Ragout geben. Die Erdbeer-Orangen-Creme auf die Spinat-Creme geben.

Einige Spinatblätter grob hacken und 2 Spargel-stangen in dünne Scheiben schneiden und neben dem Ragout anrichten.

Mit den beiden Cremes beträufeln.

Zum Servieren den Servietten-Ring hochziehen und genießen.

Tipp:

Hier verschmelzen unterschiedliche Aromen höchst elegant und verleihen ein wunderbar frisches Sommer-Gefühl.

Die VANILLE ist wirklich das BESONDERE an dem Gericht – auf sie solltest Du keinesfalls verzichten. Ganz bewusst habe ich hier allerdings Nüsse/Nuss-Mus weg gelassen – das Ragout soll ein leichtes Sommer-Gericht sein. Grünen Spargel hast Du sicher schon einmal roh probiert – oder?

Aber weißen Spargel – und dann auch noch unge-schält? Versuch es mal – weißer Spargel schmeckt roh und ungeschält köstlich!

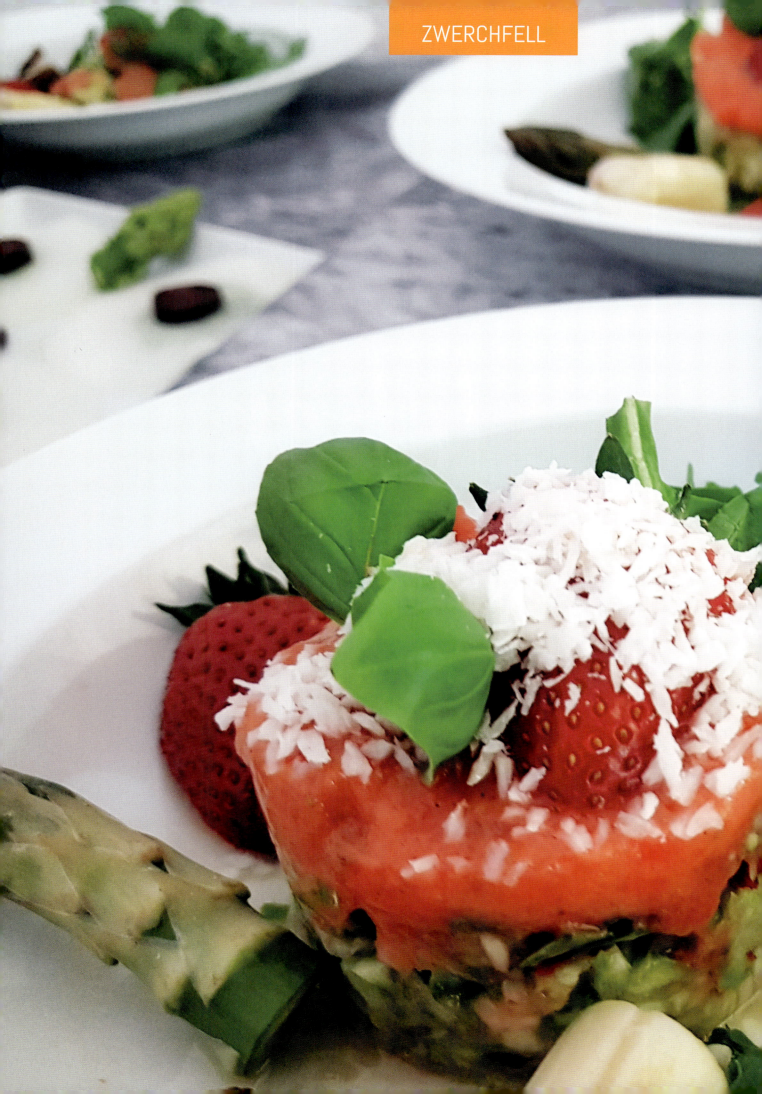

Leber

Symbol des Lebens

Lage/Allgemeine Informationen:

- im rechten Oberbauch – grenzt an: das Zwerchfell – den rechten Rippenbogen – bis in den linken Oberbauch
- größtes inneres Organ – Gewicht: ca. 1,5 – 2 kg
- „Chemiefabrik des Körpers"
- Die Leber ist NICHT von Nervenfasern durchzogen, daher schmerzt sie nicht.
  Der „Schmerz" der Leber ist Müdigkeit.

Organ-Uhr TCM:

- stärkste Aktivität: 1 bis 3 Uhr
- Ruhezeit: 13 bis 15 Uhr

Aufbau:

- **Leberläppchen** – „Baueinheiten der Leber" – bestehend aus:
  - **Kupffer-Sternzellen** – Ort der Entgiftung
  - **Leberzellen** – produzieren die Gallenflüssigkeit
  - **„Sinusoide" = erweiterte Blutkapillare** – Blutversorgung
- **Gallengang** – zwischen den Leberzellen – mündet zusammen mit dem Bauchspeicheldrüsen-Ausführungsgang im Zwölffingerdarm zur Verdauung – findet keine Verdauung statt, ist der Gang geschlossen

Aufgaben:

- **Entgiftung/Abbaufunktion** – durch die Kupffer-Sternzellen
- **Produktion der Gallenflüssigkeit** – hierdurch können fettlösliche Vitamine aufgenommen werden
- **Fettstoffwechsel** –
  - z.B. in Hungerphasen bzw. bei kohlenhydratarmer Ernährung werden Fette in Ketonkörper umgewandelt – diese können auch vom Gehirn als Energiequelle genutzt werden – die Ketonkörper-Ausscheidung erfolgt anschließend über die Nieren und Lungen (Atmung)
  - ca. 1 L Gallenflüssigkeit wird täglich produziert, um die Fette der Nahrung verdaubar zu machen
  - Hormone und Cholesterin werden mit Hilfe von Fetten produziert
- **Kohlenhydratstoffwechsel** –
  - Kohlenhydrat-Speicherung durch die Umwandlung von Glucose in Glykogen

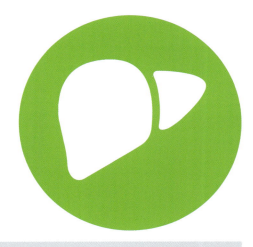

- Blutzuckerschwankungen können durch das Hormon Glucagon (siehe Bauchspeicheldrüse) kompensiert werden
- **Eiweißstoffwechsel** –
  - Auf-/Ab-/Umbau von Proteinen – der dabei anfallende Stickstoff wird zu Harnstoff und über die Nieren ausgeschieden
  - Kohlenstoffteilchen des Eiweißabbaus können in Glucose umgewandelt werden
- **Vitamin-Speicher:** E-D-K-A, B12, Eisen, Kupfer
- Abbau 90 % allen Alkohols (restliche 10 %: Nieren und Lungen)

Benötigte Nährstoffe:

Bitterstoffe, Omega 3 Fettsäuren, Mittelkettige Fettsäuren, Curcumin, Cholin, Vitamin B1, Vitamin B2, Vitamin B3, Vitamin B5, Vitamin B6, Vitamin B12, Folsäure, Vitamin C, Vitamin E, Vitamin H, Kalium, Magnesium, Eisen, Kupfer, Zink, Chrom, Mangan, Molybdän, Selen Arginin, Cystein, Glutaminsäure, Glycin, Histidin, BCAA, Lysin, Threonin, Methionin, Phenylalanin, Tryptophan

Enthalten in:

Beeren, Cashews, Champignons, Chili, Datteln, Grünkohl, Ingwer, Knobi, Kokos, Kurkuma, Mandeln, Minze, Orangen, Radicchio, Tomaten, Zitronen, Zwiebeln

Golden Milk

1 große Tasse – oder 4 kleine Shots

Zutaten:

Frischer Kurkuma – ca. 1 cm x 1 cm großes Stück

Frischer Ingwer – ca. 1 cm x 1 cm großes Stück

1 TL Zimt

Prise frischer schwarzer Pfeffer – potenziert die Wirkung des Kurkuma um ein Vielfaches

½ Zitrone – frisch gepresst

1 EL Kokosöl

200 ml gefiltertes Wasser

So geht's:
Alle Zutaten im Personal Blender zur Golden Milk mixen.

Tipp:

Ist die Golden Milk zu herb – eine entkernte Medjool-Dattel oder ½ geschälte Orange mit mixen.

Funktioniert mit kaltem – warmen – heißen Wasser.

Detox pur – ein Drink für unsere Leber, Galle, Gehirn, Bauchspeicheldrüse und für unsere Zellen – morgens genossen ein toller Start in den Tag.

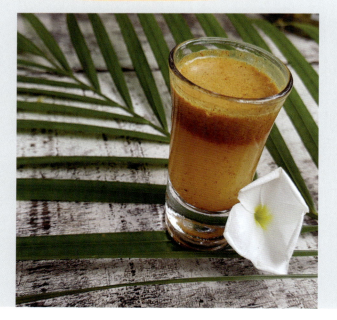

Grünkohl-Chips

für 1 Paraflexx-Folie

Zutaten:

150 g Grünkohl – gewaschen – grob auf gewünschte Chips-Größe zerkleinert

Marinade:

90 g Mandelpüree

1 EL Salzsole

1 EL Kreuzkümmel

1 EL Koriander-Pulver

½ TL Kurkuma

½ TL schwarzer Pfeffer – frisch gemahlen

1 TL Ingwer – fein gehackt

1 EL Kokosöl

Chili nach Belieben

70 ml gefiltertes Wasser

So geht's:
Die Marinade-Zutaten in einer Schüssel gut verrühren. Die Grünkohl-Stücke in der Marinade gründlich marinieren. Den marinierten Grünkohl einzeln auf der Paraflexx-Folie des Dörrgeräts verteilen und 8 – 12 Std. bei unter 42 °C dörren – zwischendurch wenden und auf dem Gitter bis zur gewünschten Konsistenz weiter dörren.

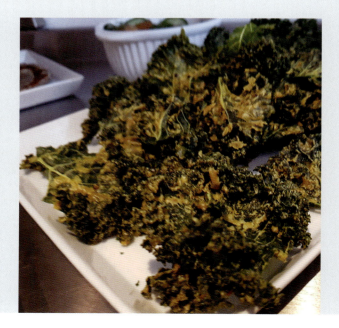

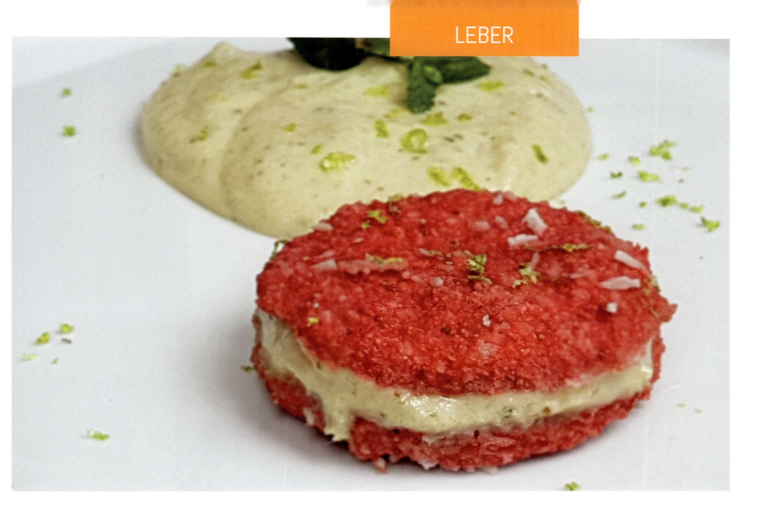

Gefüllte Exotische Erdbeer-Kokos-Cookies

10 einzelne oder 5 doppelte Cookies

Cookies:

250 g Erdbeeren – grob zerteilt – im Personal Blender zur Creme gemixt

100 g Kokosraspel – fein gemahlen

Saft einer halben Limette

So geht's:

Alle Zutaten in einer Schüssel zum Teig verrühren. Den Teig auf der Paraflexx-Folie des Dörrgerätes gleichmäßig verteilen.

Mit einem Patisserie-Ring runde Kekse abgrenzen – das geht am besten, indem Du den Patisserie-Ring einige Male drehst. Den Teig ca. 8 Std. im Dörrgerät bei unter 42 °C knusprig dörren.

Creme-Füllung:

2 Medjool-Datteln – entsteint – grob zerteilt

50 g Cashews

1 EL Kokosöl – im Wasserbad geschmolzen

½ Limette – frisch gepresst

einige frische Minz-Blätter

110 ml gefiltertes Wasser

So geht's:

Alle Zutaten im Personal Blender zur homogenen Creme mixen. Die Hälfte der Erdbeer-Kokos-Cookies damit füllen und mit der anderen Hälfte bedecken und im Kühlschrank fest werden lassen.

Radicchio-Wrap

4 Portionen

Zutaten:

8 schöne Radicchio-Blätter

nach Belieben zum Füllen:
einige Spinat-Blätter, Sprossen, Avocado-Streifen, Tomaten-Stückchen etc.

Champignon-Pesto:

180 g Champignons – gewaschen – grob gewürfelt

4 Medjool-Datteln – entsteint – grob zerteilt

8 getrocknete Tomaten-Hälften – grob zerteilt

1 kleine Zwiebel – geschält – grob zerteilt

5 EL Apfelessig

5 EL Olivenöl

2 TL Paprika edelsüß

1 TL Rosmarin-Stückchen etc.

So geht's:

Alle Pesto-Zutaten im Food-Prozessor zu einer nicht zu flüssigen Paste verarbeiten.

Cashew-Aioli:

150 g Cashews

1 Knobi-Zehe – geschält

2 EL Apfelessig

2 EL Olivenöl

100 ml gefiltertes Wasser

nach Belieben 1 – 2 EL Salzsole

So geht's:

Alle Zutaten der Aioli im Personal Blender zur Aioli mixen.

Und nun:

Wir basteln einen Wrap

Die Radicchio-Blätter nach Lust und Laune mit den beiden Pasten sowie mit Spinat-Blättern, Avocado, Tomaten-Stückchen etc. füllen – zum Wrap wickeln und genießen!

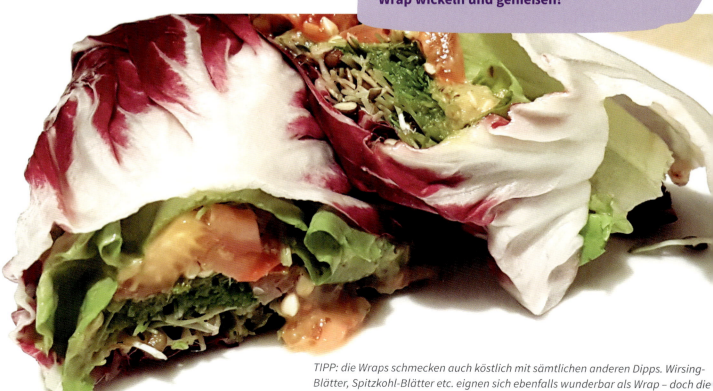

TIPP: die Wraps schmecken auch köstlich mit sämtlichen anderen Dipps. Wirsing-Blätter, Spitzkohl-Blätter etc. eignen sich ebenfalls wunderbar als Wrap – doch die Radicchio-Blätter verfügen über tolle Bitterstoffe, die der Leber und Galle so gut tu

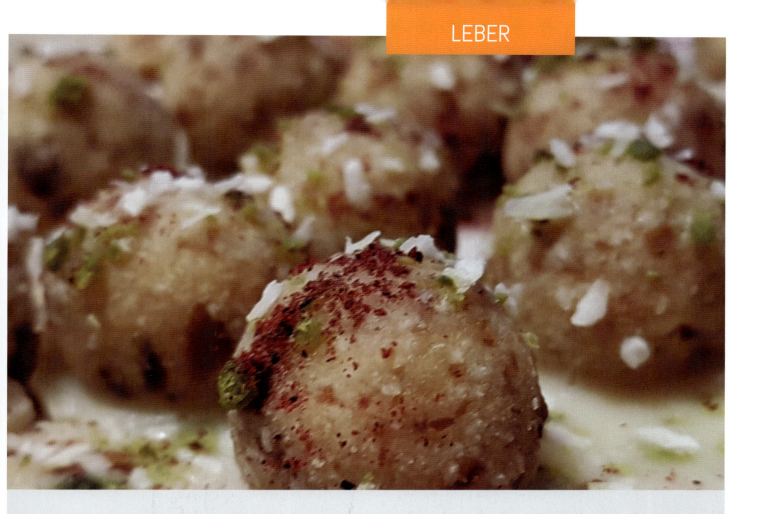

Kokos-Dattel-Limetten-Bällchen

10 bis 15 Stück

Zutaten:

100 g Kokosflocken –
frisch gemahlen im Personal Blender

5 Medjool-Datteln – entkernt – grob zerteilt

1 Limette – frisch gepresst sowie etwas Abrieb

So geht's:

Alle Zutaten im Food-Prozessor zum Teig verarbeiten und beliebig große Energie-Bällchen daraus formen.

Tipp:

Blitzschnell gezauberte Energie-Bällchen – sättigen wunderbar – nähren unsere Zellen und Organe – versorgen mit wertvollen Mikro-Nährstoffen.

Variante: die Kugeln in Acerola oder Himbeer-Pulver wälzen oder anstelle Limette etwas Kakao-Pulver hinzu geben.

Anstelle Bällchen kannst Du auch Riegel formen oder den Teig ausrollen und Figuren ausstechen. Der Phantasie sind keine Grenzen gesetzt.

Gallenblase

Lage/Allgemeine Informationen:

- an der Unterseite der Leber
- 8 – 12 cm langes Hohlorgan

Organ-Uhr TCM:

- stärkste Aktivität: 23 bis 1 Uhr
- Ruhezeit: 11 bis 13 Uhr

Aufbau:

- birnenförmig mit der Leber verwachsen und durch Gallenwege mit ihr verbunden
- umhüllt von Bindegewebe
- Speicherkapazität ca. 60 ml Gallenflüssigkeit

Aufgaben:

- **Speicherung der Gallenflüssigkeit:**
  - ▸ Leber produziert täglich ca. 0,5 – 1 L hiervon
  - ▸ Gallenflüssigkeit gelangt durch Gallenkapillare der Leberzellen in die Galle
  - ▸ Gallenblase ist sehr klein – daher wird die Flüssigkeit durch Wasserentzug auf ein Zehntel ihres Volumens eingedickt
- Abgabe der Gallenflüssigkeit durch Muskel-Kontraktion an den Zwölffingerdarm zur Fett-Verdauung und Aufnahme fettlöslicher Vitamine
- **Hauptbestandteile der Gallenflüssigkeit:**
  - ▸ Lezithin – Wasser
  - ▸ Bilirubin – gelbgrüner Gallenfarbstoff aus dem Hämoglobin-Abbau
  - ▸ Gallensalze – aus Cholesterin gebildet
  - – Aufgabe der Gallensalze: Neutralisierung des sauren Speisebreis im Darm und Eliminierung diverser ungünstiger Darmbakterien
  - – Gallensalze sind wertvoll – 90 % werden am letzten Dünndarm-Abschnitt in den Blutkreislauf zurück resorbiert und in die Leber transportiert

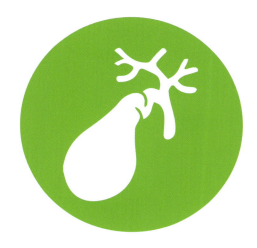

Benötigte Nährstoffe:

Bitterstoffe, Omega 3 Fettsäuren, Mittelkettige Fettsäuren, Curcumin, Cholin, Vitamin B1, Vitamin B2, Vitamin B3, Vitamin B6, Vitamin B12, Folsäure, Vitamin C, Vitamin E, Vitamin H, Kalium, Magnesium, Eisen, Kupfer, Zink, Chrom, Mangan, Molybdän, Glutaminsäure, BCAA, Lysin, Methionin, Threonin, Tryptophan

Enthalten in:

Avocados, Beeren, Blumenkohl, Buchweizen, Cashews, Chili, Datteln, Gurken, Knobi, Kokos, Leinsamen, Mandeln, Petersilie, Sesam, Sprossen, Tomaten, Zitronen, Zwiebeln

Sesam-Leinsamen-Avocado-Tomaten-Cracker

für eine Paraflexx-Folie

Zutaten:

3 mittelgroße Tomaten – grob zerkleinert

½ Avocado – entkernt – geschält

2 EL Salzsole oder Tamari

1 TL Kreuzkümmel

100 g Leinsamen

100 g Sesam

So geht's:

Alle Zutaten im Hochleistungs-Mixer zur Creme mixen und auf die Paraflexx-Folie des Dörrgeräts dünn aufstreichen.

Ca. 8 bis 12 Std. bei unter 42 °C zu Crackern dörren – zwischendurch vorsichtig wenden. Dabei die Paraflexx-Folie abziehen und auf dem Gitter bis zur gewünschten Konsistenz weiter dörren.

Tipp:

Die frisch aufgetragene Creme mit Schwarzkümmel bestreuen.

Leinsamen und Sesam kann man auch als Ganzes in die Tomaten-Avocado-Creme heben. Dann erhält man grobe Cracker.

Cashew-Kräuter-Creme

für eine Dipp-Schale

Zutaten:

100 g Cashews

1 Knobi-Zehe – geschält

½ Zitrone – frisch gepresst

2 EL Olivenöl

1 TL Quark-Kräuter z.B. von Lebensbaum (Dill, Oregano, Rosmarin, Schabzigerklee, Schnittlauch etc.)

130 ml gefiltertes Wasser

nach Belieben Salzsole

So geht's:

Alle Zutaten im Personal Blender zur homogenen Creme mixen.

Tipp:

Schmeckt auch toll mit etwas Chili – oder mit etwas Paprika edelsüß. Du kannst natürlich auch frische Kräuter verwenden.

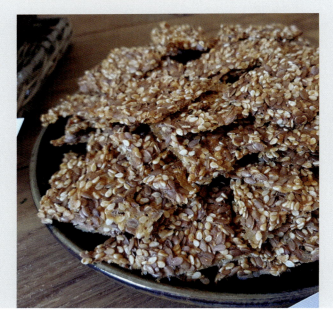

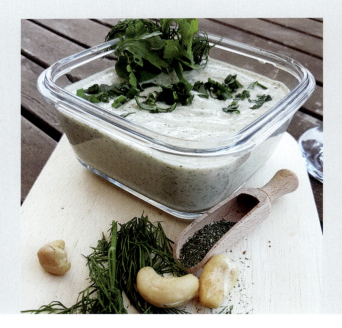

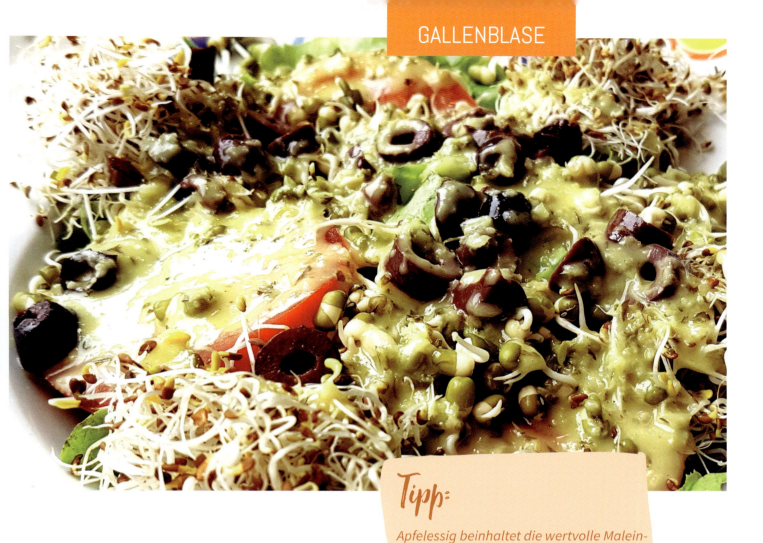

Tipp:

Apfelessig beinhaltet die wertvolle Malein-säure, die die Verdauung unterstützt.

Eine tolle Variante erhältst Du, wenn Du gewässerte Buchweizen unter den Salat hebst.

Sprossen sind POWERFOOD pur – liefern wichtige Nährstoffe und Enzyme.

Sprossen-Salat mit Kreuzkümmel-Cashew-Creme

4 Portionen

Zutaten:

200 g Sprossen – z.B. Linsen-Sprossen oder Brokkoli-Sprossen

1 Landgurke – fein gewürfelt

1 mittelgroße rote Zwiebel – geschält – fein gewürfelt

1 Roma-Tomate – entkernt – fein gewürfelt

1 Bund glatte Petersilie oder Koriander – fein gehackt

So geht's:

Alle Zutaten in einer Schüssel miteinander vermengen.

Dressing:

4 EL Cashew-Mus

1 EL Kreuzkümmel

3 EL Apfelessig

3 EL Olivenöl

100 ml gefiltertes Wasser

So geht's:

Alle Zutaten im Personal Blender zum sämigen Dressing mixen. Das Dressing mit dem Salat gut vermengen und auf 4 Salat-Schalen aufteilen.

Mit Leinsamen und Schwarzkümmel bestreuen.

Mandel-Blaubeer-Kokos-Törtchen

für 4 Patisserie-Ringe à 7 cm Durchmesser

Zutaten:

40 g Mandeln – 12 Std. in gefiltertem Wasser gewässert – gut abgespült

....

20 g Kokosflocken

....

4 Medjool-Datteln – entsteint – grob zerteilt

....

250 g frische Blaubeeren

....

So geht's:

Die Böden der Patisserie-Ringe mit Backpapier umwickeln und mit Gummis fixieren.

Die Mandeln, Kokosflocken und Datteln im Food-Prozessor zu einem gut knetbaren Teig verarbeiten. Nun den Teig auf die Patisserie-Ringe verteilen und festdrücken.

Die Blaubeeren im Hochleistungs-Mixer bzw. Blender zur Creme mixen und auf den Böden verteilen. Nach Lust und Laune dekorieren und im Kühlschrank fest werden lassen.

Zum Servieren aus den Ringen lösen und auf Tellern anrichten.

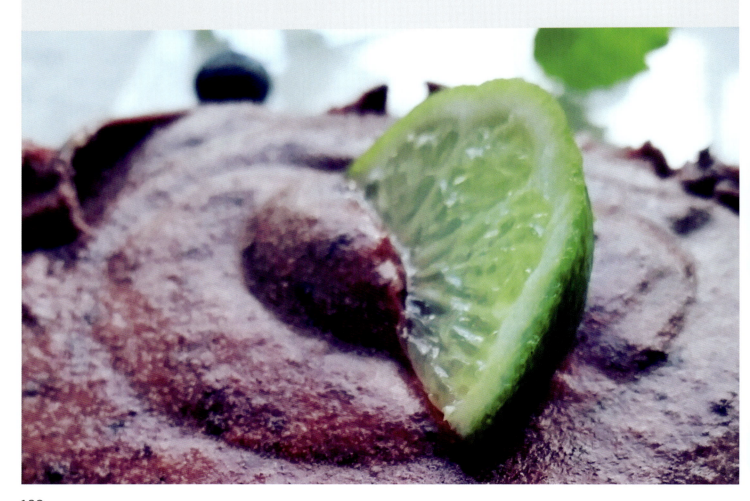

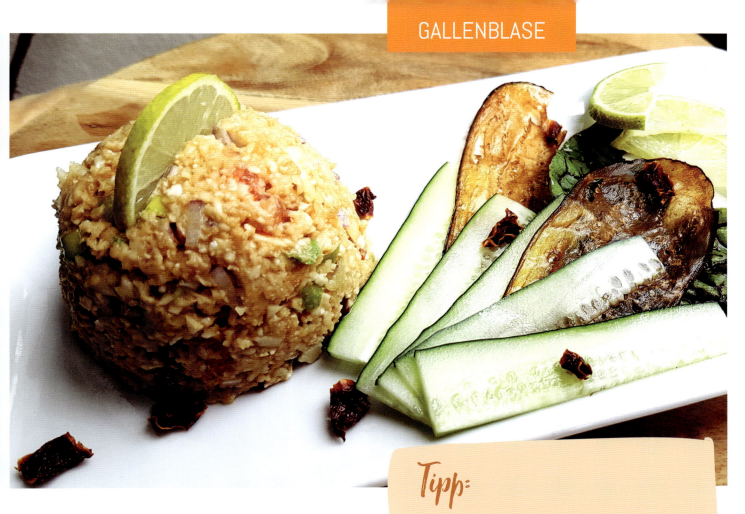

Tipp:

Du kannst auch weitere Gemüsesorten/Kräuter Deiner Wahl klein schneiden und unter den Reis mischen – oder auch mit Gewürzen experimentieren – z.B. mit Kreuzkümmel.

Ist der „Speck" noch flexibel, kannst Du ihn mit dem Reis füllen und aufrollen – schmeckt auch köstlich.

Blumenkohl ist reich an sekundären Pflanzenstoffen, z.B. Sulforaphan, das Giftstoffe reduzieren kann und einen positiven Einfluss auf die Verdauung und Darmflora hat: es regt den Gallenfluss an und wirkt verdauungsfördernd.

Blumenkohl-Reis mit Auberginen-Speck

4 Vorspeisen

Zutaten Bluemkohlreis:

1 mittelgroßer Blumenkohl – grob zerteilt

1 Roma-Tomate – entkernt – grob gewürfelt

1 kleine Zwiebel – geschält – fein gehackt

4 EL Mandelpüree

Tamari nach Belieben

So geht's:

Den Blumenkohl im Food-Prozessor zu Reis-Größe verarbeiten. Alle weiteren Zutaten unter den Reis heben und zum Servieren in eine Tasse geben – diese auf den Teller stürzen.

Zutaten Auberginen-Speck:

1 kleine Aubergine – hauchdünn gehobelt

Marinade:

4 EL Olivenöl

Tamari oder Salzsole nach Belieben

einige Spritzer Zitronensaft

So geht's:

Die Marinade verrühren und die Auberginenscheiben gut darin baden. Anschließend die Scheiben einzeln auf die Paraflexx-Folie des Dörrgeräts geben und bei unter 42 °C einige Stunden bis zur gewünschten Konsistenz schön kross dörren – zwischendurch die Scheiben wenden.

Bauch-speicheldrüse

(BSD)

Lage/Allgemeine Informationen:

- zieht sich vom rechten Oberbauch zwischen Magen und Leber bis zur Milz im linken Oberbauch
- ca. 15 – 20 cm groß
- wichtigste Verdauungsdrüse des menschlichen Körpers

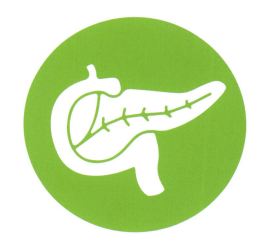

Aufbau:

- umzogen von einer Bindegewebs-Kapsel
- Verbindung zum Zwölffingerdarm
- besteht aus drei Teilen: Bauchspeicheldrüsenkopf, -körper, -schwanz

Organ-Uhr TCM:

- stärkste Aktivität: 9 bis 11 Uhr
- Ruhezeit: 21 bis 23 Uhr

Aufgaben:

- **Aufgaben als Verdauungs-Drüse (exokrine Drüse):**
  - ▶ gibt zusammen mit dem Hauptgallengang Verdauungssäfte in den Zwölffingerdarm ab
  - ▶ produziert täglich bis zu 2 L Verdauungs-Säfte und Enzyme für den Kohlenhydrat-/Eiweiß-/Fett-Stoffwechsel
  - ▶ Neutralisation des sauren Speisebreis aus dem Magen
- **Aufgaben als Hormon-Drüse (endokrine Drüse):** Hormon-Bildung für die Blutzuckerregulierung
  - ▶ **Insulin – produziert in Beta-Zellen in den Langerhans-Inseln:**
  - – Blutzucker-senkend
  - – Transport-Mittel, Schlüssel von Glucose in die Zellen
  - – von den Mitochondrien (= Kraftwerke der Zellen) kann Glucose in ATP (= Adenosintriphosphat = Energie) umgewandelt werden
  - ▶ **Glucagon – produziert in Alpha-Zellen:**
  - – Blutzucker-erhöhend
  - – bei Unterzuckerung und nach proteinreicher Nahrung – BSD setzt Glucagon frei – Leber wandelt Glykogen um in Glucose
  - – Zelle kann wieder Brennstoff (= Glucose) in Energie (= ATP) umwandeln

Benötigte Nährstoffe:

Enzyme, Omega 3 Fettsäuren
Vitamin B1, Vitamin B3, Vitamin B5, Vitamin B6, Vitamin B12, Vitamin C, Vitamin H,
Calcium, Kalium, Magnesium,
Phosphor,
Chrom, Eisen, Kupfer, Mangan, Selen, Zink,
Arginin, Glutaminsäure, Glycin, Histidin,
BCAA, Methionin, Threonin, Tryptophan

Enthalten in:

Ananas, Basilikum, Buchweizen, Cashews,
Gurken, Knobi, Kohl, Kokos, Koriander,
Mandeln, Minze, Nüssen, Paprika,
Petersilie, Rucola, Süßkartoffeln, Tomaten,
Trockenobst, Vanille, Zimt, Zitronen,
Zwiebeln

Kohlrabi-Ravioli mit Pesto-Füllung

4 Vorspeisen

Zutaten:

1 Kohlrabi – geschält –
in hauchdünne Scheiben gehobelt

Pesto:

1 Bund Basilikum – grob gehackt

dieselbe Menge frischer Rucola – grob gehackt

50 g Pinienkerne

1 Knobi-Zehe – geschält

3 EL Zitronen-Saft – frisch gepresst

3 EL Olivenöl

1 EL Mandelpüree

1 EL Salzsole

Etwas schwarzer Pfeffer – frisch gemahlen

So geht's:

Alle Pesto-Zutaten im Food-Prozessor zu einem festen Pesto verarbeiten – ist es zu flüssig, mehr Pinienkerne hinzu geben – ist es zu fest, etwas mehr Zitronen-Saft/Olivenöl hinzu geben.

Fertigstellung:

Die Hälfte der Kohlrabi-Scheiben auf eine Servier-Platte legen – je 1 TL der Füllung drauf geben – jedes gefüllte Scheibchen mit einer weiteren Scheibe bedecken und die Ränder vorsichtig zusammen drücken. Dekorieren nach Wunsch, z.B. mit essbaren Blüten, Pinien-Kernen, Kräutern etc.

Mandel-Zimt-Drink

2 Varianten

Variante 1:

3 – 4 EL Mandelpüree

1 TL Zimt

200 – 300 ml gefiltertes Wasser

Variante 2:

100 g Mandeln – 12 Std. in gefiltertem Wasser gewässert – gut abgespült

1 TL Zimt

200 – 300 ml gefiltertes Wasser

So geht's:

Alle Zutaten im Personal Blender oder im Hochleistungs-Mixer zum „Drink" mixen.

Je nach gewünschter Konsistenz etwas mehr oder weniger Wasser verwenden.

Tipp:

Der Drink wird besonders fein, wenn er durchs Sieb oder durch einen Nuss-Beutel gestrichen wird. Pur trinken – oder als Kakao – oder für Müslis, Dipps, Dressings etc. verwenden.

Der entstandene Trester kann für Cracker, Kekse, Tortenböden etc. verwendet werden.

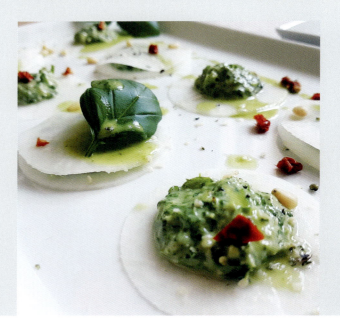

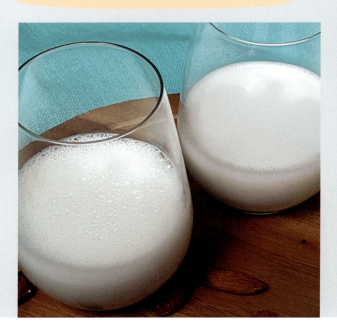

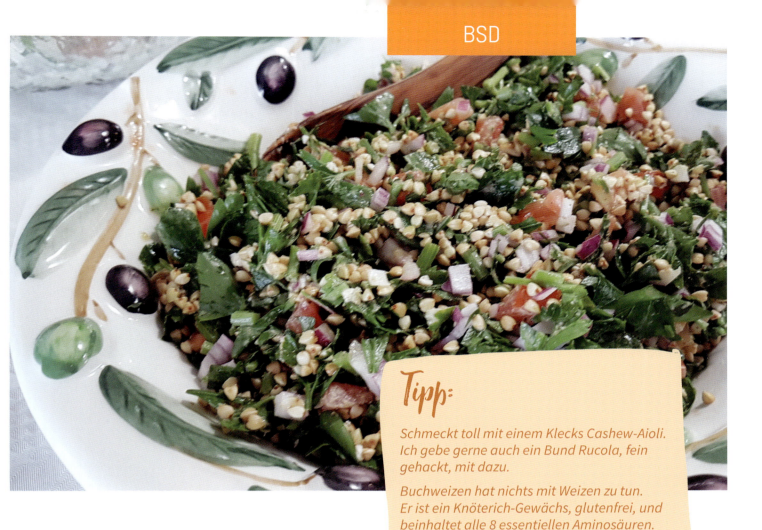

Tipp:

Schmeckt toll mit einem Klecks Cashew-Aioli. Ich gebe gerne auch ein Bund Rucola, fein gehackt, mit dazu.

Buchweizen hat nichts mit Weizen zu tun. Er ist ein Knöterich-Gewächs, glutenfrei, und beinhaltet alle 8 essentiellen Aminosäuren.

Er ist basisch und hat viele Vitamine und Mineralstoffe, u.a. das Vitamin B6, das unabdingbar ist für den Protein-Einbau.

Buchweizen kann vor dem gefürchteten Metabolischen Syndrom schützen und ist bestens geeignet für Diabetiker: der Insulinspiegel wird beim Verzehr nicht nach oben katapultiert! Das enthaltene Lezithin ist ein idealer Leber-Schutz; die enthaltenen Phospholipide schützen die grauen Zellen.

Buchweizen-Tabouleh

4 Portionen

Zutaten:

100 g Buchweizen – 1 Std. in gefiltertem Wasser gewässert – gut abgespült

100 g Rucola-Salat – gewaschen – grob gehackt

2 mittelgroße Tomaten – entkernt – fein gewürfelt

1 kleine Gurke – fein gewürfelt

1 rote Zwiebel – geschält – fein gewürfelt

Je 1 Bund Petersilie – Minze – Koriander – fein gehackt

So geht's:
Alle Zutaten in einer Schüssel zum Salat mischen.

Dressing:

2 Roma-Tomaten – grob zerteilt

2 Zitronen – frisch gepresst

5 EL Olivenöl

1 TL Kreuzkümmel

1 EL Salzsole – oder nach Belieben

So geht's:

Alle Zutaten im Personal Blender zum Dressing mixen – gut mit dem Salat mischen und durchziehen lassen.

Süßkartoffel-Chips

für ein bis zwei Paraflexx-Folien

Zutaten:

1 mittelgroße Süßkartoffel – gewaschen –
mit Schale in hauchdünne Scheiben gehobelt

Marinade:

1 Roma-Tomate – grob zerteilt

3 getrocknete Tomaten-Hälften – grob zerteilt

1 kleine rote Paprika – grob zerteilt

Gewürze nach Wunsch (Oregano, Thymian,
Rosmarin, Chili, Knobi-Zehe)

100 ml Olivenöl

So geht's:

Alle Marinade-Zutaten im Personal Blender zur homogenen Paste mixen und in einer Schüssel sehr gut mit den Süßkartoffel-Scheiben mischen.

Die Scheiben einzeln auf den Paraflexx-Folien des Dörrgeräts verteilen und bei unter 42 °C ca. 10 – 15 Std. bis zur gewünschten Konsistenz dörren – zwischendurch vorsichtig wenden und fertig dörren.

Tipp:

Die Marinade ist das A und O und kann nach Lust und Laune variiert werden, z.B. mit asiatischen Gewürzen und Kräutern oder einfach nur mit Olivenöl und Salz oder mit Erdnuss-Mus und Tamari.

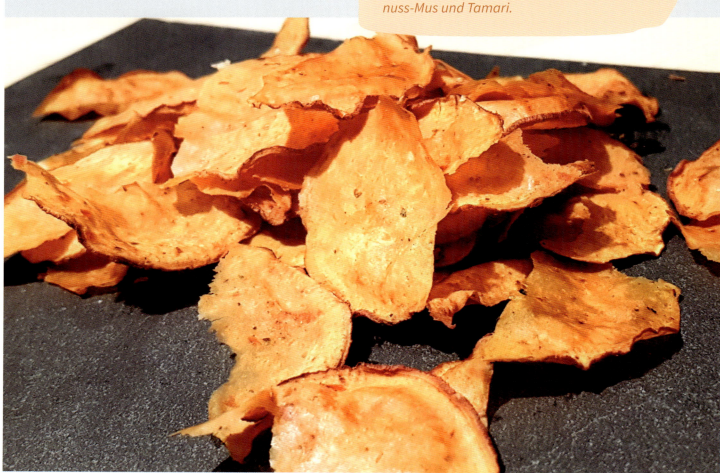

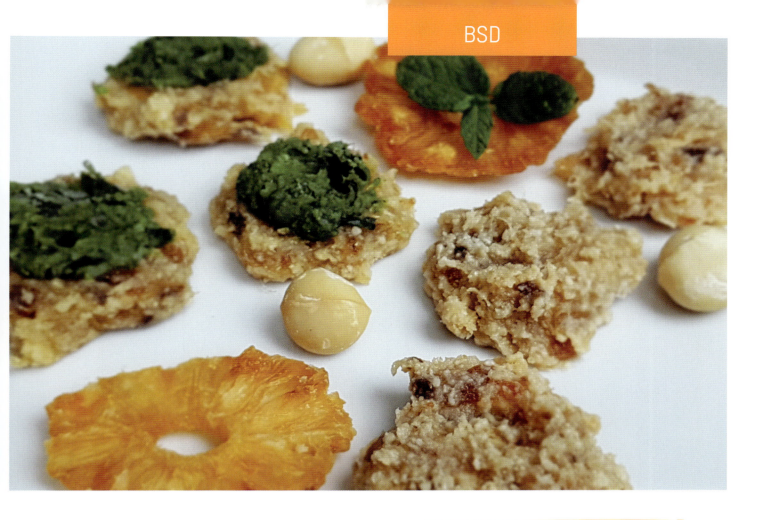

Ananas-Makronen

ca. 28 Stück

Makronen:

100 g getrocknete Ananas –
ca. 30 Min. in gefiltertem Wasser eingeweicht

3 Medjool-Datteln – entsteint – grob zerteilt

100 g Cashews – im Personal Blender
frisch gemahlen

100 g Macadamia – im Blender frisch gemahlen

2 EL Mandelpüree

½ Limette – frisch gepresst sowie Zesten

So geht's:

Das Einweich-Wasser der Ananas zur Seite stellen (für Smoothies o.ä. verwenden) – die Ananas zusammen mit den Datteln im Food-Prozessor zur Paste verarbeiten.

Alle Zutaten in eine Schüssel geben und zum Teig verkneten (geht auch im Food-Prozessor).

Auf der Paraflexx-Folie des Dörrgerätes ca. 25 Makronen verteilen und bei unter 42 °C ca. 12 Std. oder länger bis zur gewünschten Konsistenz dörren.

Tipp:

Ananas liefert das wertvolle Enzym Bromelain, das hervorragend die Heilung sämtlicher Wehwehchen sowie die Verdauung unterstützt.

Basilikum-Minz-Schoki-Guss:

2 EL Kokosmus – im Wasserbad geschmolzen

3 EL Kakaobutter – im Wasserbad geschmolzen

20 Blätter frische Minze

15 Blätter frisches Basilikum

½ Limette – frisch gepresst

So geht's:

Im Personal Blender alle Zutaten zu einer Pesto-Creme mixen – evtl. 2 – 3 EL gefiltertes Wasser hinzu geben.

Das Pesto auf die Ananas-Makronen verteilen und im Kühlschrank fest werden lassen.

Magen

„Gut gekaut ist halb verdaut"
Je größer die Nahrungsteilchen und je gemischter die Speisen,
desto länger bleiben sie im Magen

Lage/Allgemeine Informationen:

- ein von starken Muskeln durchzogenes Hohlorgan
- Fassungsvermögen ca. 1,5 L
- zwischen der Leber und Bauchspeicheldrüse – verbindet Speiseröhre und Zwölffingerdarm
  - **Leer-Zustand:** weitestgehend hinter den linken Rippen
  - **gefüllter Zustand:** kann im Stehen bis zum Nabel hinab reichen und ca. 30 cm lang werden
- Dauer der Nahrungs-Passage: wenige Minuten (z.B. Wassermelone) bis viele Stunden (z.B. Schweinebraten)

Aufbau:

- unwillkürliche Muskelfasern zum Mischen der Nahrung
- Schleimhaut als Schutz vor der Selbstverdauung des Magens durch die Magensäure
- Bindegewebe

Organ-Uhr TCM:

- stärkste Aktivität: 7 bis 9 Uhr
- Ruhezeit: 19 bis 21 Uhr

Aufgaben:

- Teamplayer mit Zwölffingerdarm – Bauchspeicheldrüse – Galle
- ca. 2 L Magensaft werden täglich zum Durchmischen der Nahrung gebildet
- zeitgleich wird die Base Natriumhydrogencarbonat gebildet
- Salzsäure – sehr sauer (pH 1 – 1,5) – wird produziert:
  - aktiviert das Enzym Pepsin für die Eiweiß-Verdauung
  - Schutzfunktion: eliminiert Parasiten + Erreger aus der Nahrung
- oberer Magenteil besteht meistens aus einer luftbefüllten Blase, hier klingt die Kohlenhydratverdauung ab
- je tiefer der Magen geht, desto mehr findet die Durchmischung des Speisebreis statt – die Peristaltik ist nahe des Magenpförtners beim Übergang zum Zwölffingerdarm –

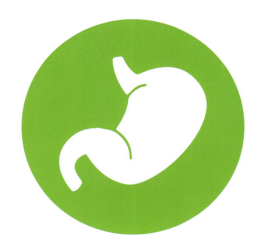

- nicht mit jeder Peristaltik öffnet sich der Magenpförtner – in dem Fall wird die Nahrung im Magen weiter vermischt
- Verweildauer: Getränke = wenige Minuten – Kohlenhydrate = 1 – 2 Std. – Eiweiß = ca. 3 Std. – Fett = ca. 4 – 5 Std.
- Intrinsic factor-Bildung – „Carrier-Protein" für die Vitamin B12-Aufnahme
- Die Verdauungssaft-Regulation erfolgt auch über das Gehirn:
  - durch Geruchs-/Geschmacksrezeptoren sowie Speichelabsonderungen
- *Interessant:* Absorbiert wird im Magen nur Alkohol und CO_2 (z.B. Sekt) – Magenwanddurchblutung wird erhöht

Benötigte Nährstoffe:

Vitamin A, Vitamin B2, Vitamin B3, Vitamin B6, Vitamin B12, Folsäure, Magnesium, Chlor, Chrom, Mangan, Glutaminsäure, BCAA, Threonin, Tryptophan

Enthalten in:

Avocados, Dill, Erdnüssen, Fenchel, Ingwer, Kakao, Kohl, Kokos, Mandeln, Sauerkraut, Sellerie

Mandel-Kokos-Creme mit Ingwer

2 Portionen

Zutaten:

4 Datteln – entsteint – grob zerteilt

3 EL Mandelpüree

3 EL Kokosöl

1 daumengroßes Stück Ingwer

120 ml gefiltertes Wasser

So geht's:

Alle Zutaten bis auf den Ingwer im Personal Blender zur feinen Paste mixen und auf 2 Gläser verteilen.

Den Ingwer fein würfeln und über die Creme geben – bringt fruchtige Schärfe auf die Creme.

Deko:
gekeimte und getrocknete Buchweizen, Nüsse etc.

Wurzel-Püree

2 Portionen

Zutaten:

250 g Knollensellerie – geschält – grob gewürfelt

100 g Petersilienwurzel – grob gewürfelt

3 EL Mandelpüree

2 EL Salzsole

3 EL Senf-Öl (Düsseldorfer Ölmanufaktur; ersatzweise Olivenöl)

100 ml gefiltertes Wasser

So geht's:

Alle Zutaten im Hochleistungs-Mixer zum homogenen Püree mixen.

Nach Wunsch dekorieren: mit Avocado-Stückchen, Leinsamen, Tomaten-Stücken, geschälten Hanfsamen, Sprossen etc.

Tipp:

In ein Schälchen geben und auf dem Boden des Dörrgeräts bei unter 42 °C leicht erwärmen – die Einlegeböden dafür raus nehmen.

Senf-Öl gibt's bei der Düsseldorfer Ölmanufaktur. Es schmeckt traumhaft!

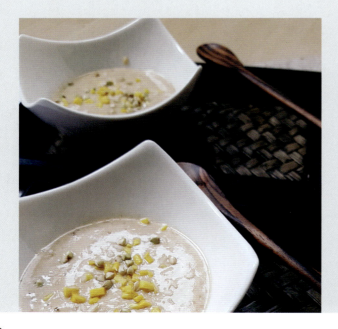

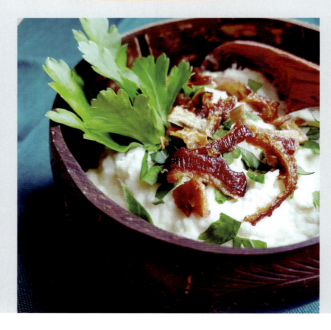

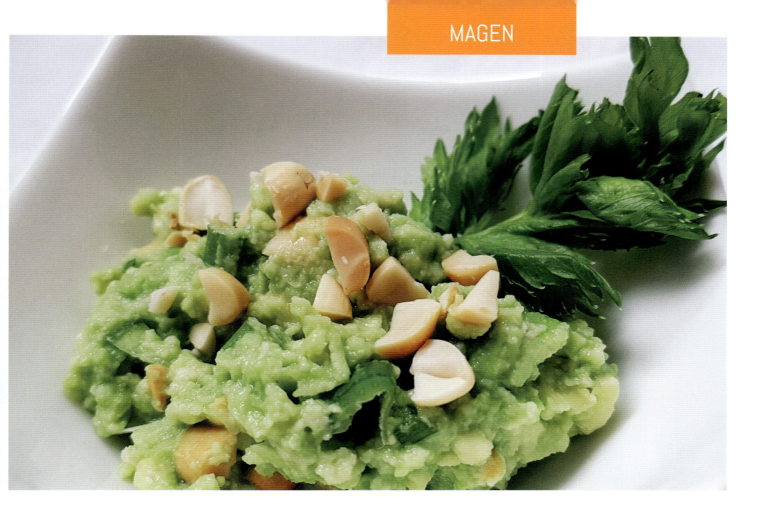

Grober Avocado-Erdnuss-Sellerie-Dipp

für eine Dipp-Schale:

Zutaten:

2 reife Avocados – halbiert – entkernt –
das Fruchtfleisch aus der Schale gelöst

50 g geschälte Erdnüsse – grob gehackt

2 Sellerie-Stangen – in dünne Ringe geschnitten

½ Zitrone – frisch gepresst

1 – 2 EL Salzsole

So geht's:

Das Avocado-Fruchtfleisch mit der Gabel in einer Schüssel zerdrücken und mit allen weiteren Zutaten mischen.

Schmeckt pur köstlich – aber auch als Dipp zu BroHt (Gehirn), Cracker (Galle, Zähne, Schilddrüse, Galle, Blase), Rohkost-Gemüse etc.

Sauerkraut-Mandelpüree-Chili

2 Portionen

Zutaten:

400 g ROHES Sauerkraut

6 EL Mandelpüree

1 Roma-Tomate – entkernt – grob gewürfelt

Chili nach Belieben

So geht's:

Das Sauerkraut auf 2 Schalen verteilen. Über jede Schale 3 EL Mandelpüree träufeln. Mit Tomaten-Würfel und Chili nach Wunsch bestreuen.

Schnell gezaubert – Zell-Food pur:

Das lebendige Sauerkraut steckt voller Probiotika (also unsere guten Darmbazillen), Vitamin C, Vitamin K und Vitamin B12 sowie Chlorid, das wichtig ist für die Bildung der Salzsäure im Magen (Verdauung).

Das Mandelpüree ist eine gute Freundin der Bauchspeicheldrüse; die herzfreundliche Tomate ist ein Tausendsassa und Chili bringt den Stoffwechsel in Schwung.

Ich nehme diese Variante sehr gerne mit ins Büro für meinen Lunch.

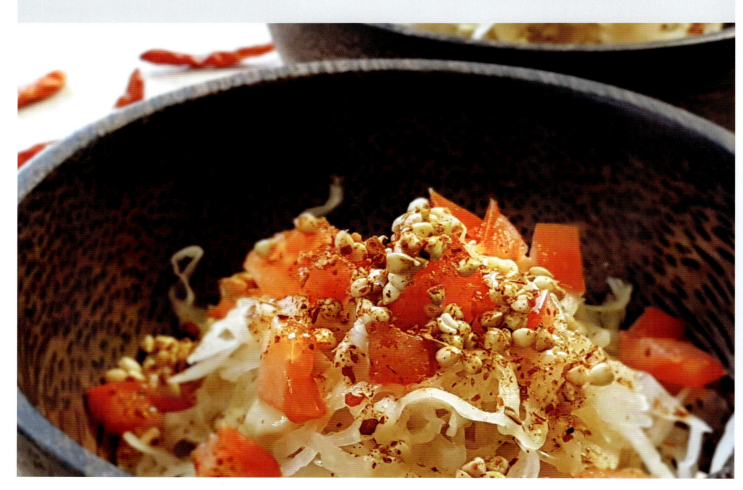

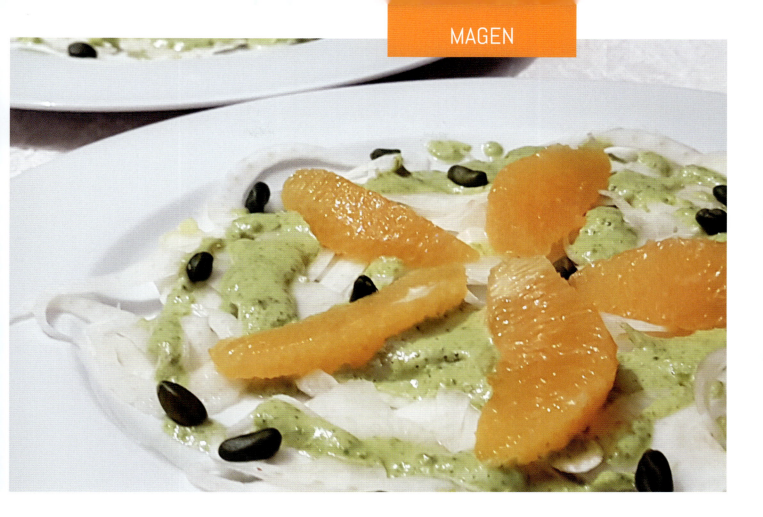

Fenchel-Dill-Salat

2 Portionen

Zutaten:

1 kleiner Fenchel – hauchdünn gehobelt –
auf 2 Teller verteilt

Dressing:

30 g Pistazien – unbehandelt – geschält –
vom Häutchen befreit

½ Orange – frisch gepresst

½ Bund Dill – grob zerteilt

1 EL Zitronensaft – frisch gepresst

1 EL Olivenöl

Salzsole nach Belieben

50 ml gefiltertes Wasser

So geht's:

Alle Zutaten des Dressings im Personal Blender mixen und über den Fenchel träufeln.

Deko: 1 Orange – geschält – filetiert

Eine Prise Vanille im Dressing mit gemixt gibt dem bereits schon sehr edlen Salat noch einen Hauch extravagante Raffinesse.

Darm

Probiotika = gute Darmbazillen
Präbiotika = Nahrung für die guten Darmbazillen
Ballaststoffe = erhöhen Stuhlvolumen

Benötigte Nährstoffe:

Vitamin A, Vitamin B5, Vitamin B6, Vitamin B12, Vitamin C, Folsäure,
Magnesium,
Molybdän, Selen, Silizium, Zink,
Arginin, Cystein, Glutaminsäure, Histidin,
BCAA, Methionin,
Phenylalanin, Threonin

Enthalten in:

Ananas, Buchweizen, Cashews,
Chia, Flohsamenschalen, Kakao,
Knoblauch, Kohl, Mandeln,
Pastinaken, Sauerkraut, Tomaten,
Zwiebeln

Lage/Allgemeine Informationen:

- schlingenförmig im Unterbauch
- bis zu ca. 8 m lang, ca. 2 kg schwer, ausgebreitet ca. 32 qm Oberfläche
- beherbergt ca. 10 Mal mehr Mikroorganismen als Zellen im Körper

Aufbau:

- **Dünndarm** – ca. 80 % des Immunsystems befinden sich hier
  - ca. 5-6 m lang – bestehend aus Zwölffingerdarm – Leerdarm – Krummdarm
  - mit Schleimhaut ausgekleidet – besetzt mit Darmzotten, die im Inneren Blut- und Lymph-Kapillare für die Nährstoffaufnahme haben
  - Bürstensaum auf den Darmzotten – jede Zotte besitzt ca. 3.000 winzige Ausstülpungen – diese vergrößern die Resorptionsfläche des Dünndarms auf ca. 120 qm
- **Dickdarm** – schließt an den Dünndarm an
  - ca. 1,50 m lang – bestehend aus Blinddarm mit Wurmfortsatz (ca. 7 cm lang, gehört zum Immunsystem) – Grimmdarm (ca. 1 – 1,20 m lang) – Mastdarm (ca. 15 cm lang)
  - die Bauhin'sche Klappe trennt Dünn- und Dickdarm, damit kein Nahrungsbrei/keine Bakterien aus dem Dickdarm zurück in den Dünndarm gelangen kann
  - ausgekleidet mit glatter Schleimhaut und Krypten

Organ-Uhr TCM:

- Dünndarm   stärkste Aktivität: 13 bis 15 Uhr
  Ruhezeit: 1 bis 3 Uhr
- Dickdarm   stärkste Aktivität: 5 bis 7 Uhr
  Ruhezeit: 17 bis 19 Uhr

Aufgaben Dünndarm:

- **80 % des Immunsystems in der Dünndarmschleimhaut:**
  - in Form von weißen Blutkörperchen (Abwehrzellen) – „Peyer-Plaques" genannt – vor allem im Krummdarm und Wurmfortsatz
  - Darmflora: idealerweise 90 – 95 % nützliche Darmbakterien, die bei der Verdauung helfen
  - unverdaute Nahrung, schädliche Keime, deren Abbauprodukte etc. werden daran gehindert, die Dünndarmschleimhaut zu durchdringen
- **Verdauung und Nährstoffaufnahme – wichtigster Verdauungsabschnitt:**
  - saurer Speisebrei aus dem Magen gelangt durch die Peristaltik der Magen-Muskeln zusammen mit dem Gallensaft und dem Bauchspeicheldrüsensaft in den Zwölffingerdarm
  - Pumpwirkung der Muskeln auf die Zotten, Lymphe werden stimuliert und Nährstoffe aus der Nahrung ausgepresst

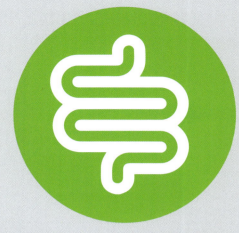

- Folge: bessere Durchblutung des Dünndarms und dadurch optimale Verdauungsarbeit
  - einige Mineralstoffe und Vitamine (B, C,…) können direkt absorbiert (aufgenommen) werden
- **Kohlenhydrat-Verdauung:** durch Enzyme werden Mehrfachzucker in die Einfachzucker Fructose und Glucose zerlegt und sind nun klein genug, um durch die Darmschleimhaut ins Blut zu gelangen
- **Fett-Verdauung:** Fette werden mit Hilfe von Bauchspeicheldrüsen-Enzymen und Gallenflüssigkeit zerlegt und an die Lymphe gegeben
- **Protein-Verdauung:** große Peptide werden mit Hilfe von Enzymen und Bauchspeicheldrüsensaft in einzelne Aminosäuren zerlegt, die nun ins Blut gelangen können

Aufgaben Dickdarm:

- **Nährstoff-Aufnahme:**
  - Vitamin K und Vitamin B12 werden durch Bakterien produziert
  - wasserlösliche Vitamine und Elektrolyte, die in den Dickdarm gelangt sind, werden aufgenommen
  - grundsätzlich: die gesamte Schleimhaut des Verdauungstraktes besitzt die Fähigkeit, die lebensnotwendigen Resorptionen auszuführen
- **Stuhlbildung (Faeces/Kot):**
  - Natrium, Chlorid, Wasser gelangen durch die Dickdarmschleimhaut ins Blut und in die Lymphe – der Kot wird trockener
  - Bikarbonat zur Säuren-Neutralisation wird gebildet
  - Bakterien ernähren sich von unverdauten Fasern – so werden täglich aus 1 L Kot ca. 150 ml Kot
  - weiterer Protein-Abbau durch Fäulnis und Kohlenhydrat-Abbau durch Gärung – beides hält sich normalerweise die Waage – nur bei einem Ungleichgewicht kann es zu unangenehmen Stuhlgängen kommen
  - Farbe: richtet sich nach dem verbliebenen Gallenfarbstoff Bilirubin
  - Geruch: richtet sich nach dem entstandenen pH-Wert sowie den entstandenen Abbaustoffen

Pastinaken-Macadamia-Klößchen

ca. 12 Stück

Zutaten:

80 g Pastinake – geschält – grob zerteilt

60 g Macadamia – im Blender zu Mehl gemahlen

1 EL Mandelpüree

1 EL Olivenöl

3,5 EL Flohsamenschalen

100 ml gefiltertes Wasser

nach Belieben Salzsole

Optional: 1 Prise Vanille

So geht's:

Die Pastinake im Personal Blender mit dem Wasser, Mandelpüree, Olivenöl, Salzsole und Vanille zur Creme mixen.

Die Creme mit dem Macadamia-Mehl und den Flohsamenschalen in einer Schüssel zum Kloß-Teig mischen und 12 kleine oder 6 größere Klößchen mit den Händen formen.

Bei unter 42 °C im Dörrgerät ca. 1 Std. bzw. bis zur gewünschten Konsistenz dörren.

Tipp:

Mit grünem Salat und einem Dressing aus 1 EL Mandelpüree, 2 EL Olivenöl, 1 EL Apfelessig, 1 TL Salzsole, 50 ml Wasser (Dressing im Personal Blender gemixt) servieren.

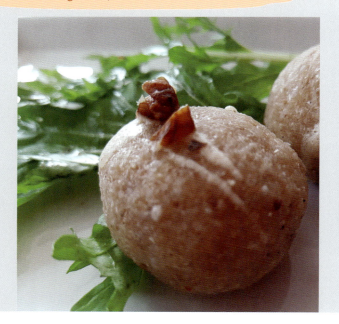

Cashew-Zitronen-Joghurt

4 Portionen

Zutaten:

150 g Cashews

1 Zitrone – frisch gepresst

200 ml gefiltertes Wasser

den Inhalt von 3 – 4 Probiotika-Kapseln

So geht's:

Die Cashews mit dem Zitronensaft und dem Wasser im Hochleistungs-Mixer zur feinen Creme mixen. Den Inhalt der Probiotika-Kapseln hinzufügen und nochmal kurz durch mixen.

In ein Glas mit Schraubverschluss füllen – den Deckel nur locker auf das Glas legen und einige Stunden an einem warmen Ort stehen lassen.

Anschließend den Deckel fest zudrehen und in den Kühlschrank stellen – hält ca. 1 Woche im Kühlschrank.

Tipp:

Für einen besonders zitronigen Geschmack etwas mehr Zitronensaft oder auch Limettensaft samt Zesten mit mixen.

Durch die Fermentation mit Probiotika wird dieser Joghurt besonders wertvoll für uns: die guten Darmbazillen erfreuen unseren Darm und stärken unser Immunsystem.

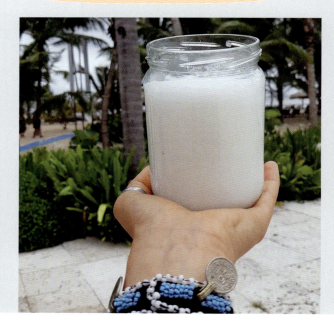

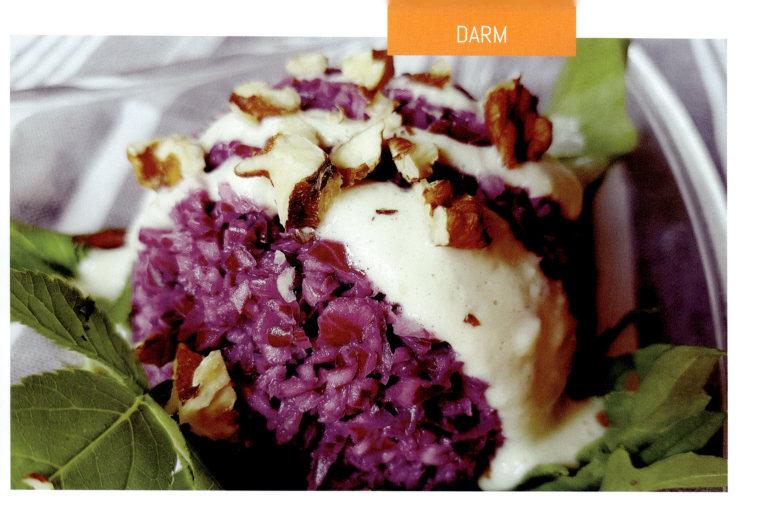

Ananas-Rotkohl

4 Portionen

Zutaten:

30 g getrocknete Ananas – einige Minuten in gefiltertem Wasser eingeweicht

300 g Rotkohl – grob zerteilt

1 kleine rote Zwiebel – geschält – grob zerteilt

1 EL Mandelpüree

1 EL Olivenöl

1 EL Apfelessig

1 TL Zimt

Salzsole nach Belieben

So geht's:

Alle Zutaten in den Food-Prozessor geben und bis zur gewünschten Konsistenz zum Salat verarbeiten. Schmeckt pur toll – aber auch mit den Pastinaken-Macadamia-Klößchen und Champignon-Walnuss-Bratlingen (siehe Faszien/Bindegewebe).

Tipp:

Einige Grüne Rosinen unterheben, mit Cashew-Aioli beträufeln.

Rotkohl steckt voller Vitamin C (Immunsystem) und Vitamin B6 (Protein-Synthese).

Sauerkraut-Püree

2 Portionen

Zutaten:

300 g frisches rohes Sauerkraut

80 g Pinien- oder Zedernkerne

140 ml gefiltertes Wasser

So geht's:

Alle Zutaten im Hochleistungs-Mixer zum Püree mixen, auf 2 Schalen aufteilen und nach Wunsch dekorieren, z.B. mit Avocado, Tomaten-Stückchen, gekeimten Buchweizen etc.

Tipp:

Schmeckt köstlich – nährt unsere guten Darm-Bazillen und liefert wertvolles bioverfügbares Vitamin B12.

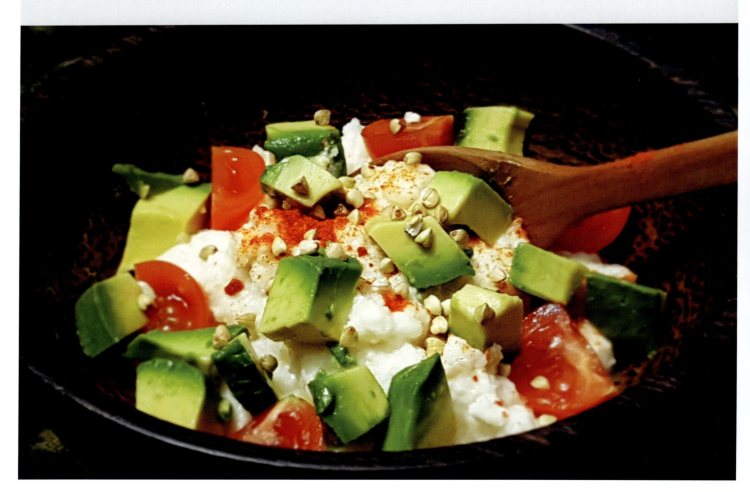

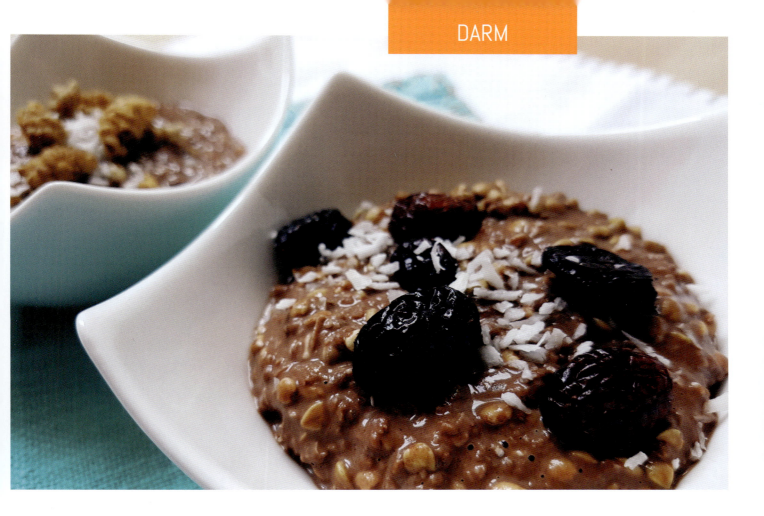

Buchweizen-Schoki-Müsli

2 Portionen

Zutaten:

100 g Buchweizen – 1 Std. in gefiltertem Wasser
gewässert – gut abgespült – 4 Std. im Dörrgerät
bei unter 42 °C getrocknet

2 EL Kokosflocken

2 EL Chia Samen

So geht's:

Die trockenen Zutaten in einer Schüssel mischen.

Creme:

3 Medjool-Datteln – entkernt – grob zerteilt

2 EL Kakao Pulver

2 EL Nuss-Mus nach Wahl – z.B. Mandelpüree,
Cashew-Mus, Tahini…

1 TL Zimt

120 ml gefiltertes Wasser

So geht's:

Die Zutaten der Creme im Personal Blender zur
homogenen Paste mixen.

Die Creme mit den trockenen Zutaten gut vermischen und auf 2 Müsli Schalen verteilen – kurz stehen lassen, damit alles schön durchziehen kann.

Tipp:

*Grüne Rosinen unterheben – bringt eine
fruchtige Note.*

*Schmeckt auch toll mit getrockneten Maulbee-
ren – sie haben einen Honig-Touch – einfach
ein paar Beeren über das Müsli streuen.*

Milz

Lage/Allgemeine Informationen:

- liegt zwischen linker Niere unterhalb des Zwerchfells
- im Bauchfell integriert – von vier Bändern gut fixiert
- gehört zu den sekundären lymphatischen Organen
- ist direkt am Blutkreislauf angeschlossen
- **Exkurs Immunsystem-Werkzeuge:**
  - ▶ **Schleim** = bindet Erreger
  - ▶ **Säuren** = lösen Erreger auf
  - ▶ **Abwehrzellen** = fressen Erreger aller Art

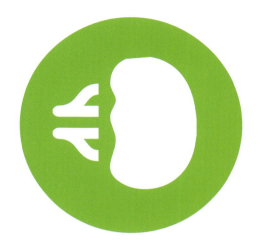

Aufbau:

- umgeben von einer festen Kapsel – überzogen mit Bindegewebe
- durchzogen von glatten Muskelzellen, so dass sich durch Kontraktionen das Volumen verändern kann
- „2 Organe in einem":
  - ▶ Immunsystem (weiße Pulpa) und Blut-Filter (rote Pulpa)

Organ-Uhr TCM:

- stärkste Aktivität: 23 bis 1 Uhr
- Ruhezeit: 11 bis 13 Uhr

Aufgaben:

- **Immunsystem:** weiße Pulpa – lymphatische Tätigkeit – bekämpft körperfremde Stoffe – bildet Lymphozyten und speichert sie
- **Blut-Reinigung:** rote Pulpa – sortiert alte rote Blutkörperchen, Blutplättchen, Krankheitserreger, Schadstoffe, entartete Zellen etc. via Phagozytose aus → Blut bleibt frisch
- anfallendes Hämoglobin → wird zur Leber transportiert und dort abgebaut

Benötigte Nährstoffe:

Vitamin A, Vitamin B2, Vitamin B3, Vitamin B5, Vitamin B6, Vitamin B12, Vitamin C, Vitamin D, Vitamin E, Vitamin H, Vitamin K, Folsäure, Calcium, Magnesium, Eisen, Kupfer, Mangan, Selen, Silizium, Zink

Enthalten in:

Cashews, Champignons, Chili, Hanfsamen, Ingwer, Kakao, Knoblauch, Kohl, Kokos, Koriander, Kürbis, Mandeln, Mango, Minze, Petersilie, Pilzen, Sauerkraut, Tomaten, Zitronen, Zwiebeln

Fruchtige Kürbis-Creme-Suppe

4 Portionen

Zutaten:

400 g Hokkaido-Kürbis – grob zerteilt – entkernt

80 g getrocknete Mango

50 g Cashews

1 daumengroßes Stück Ingwer – geschält

2 EL Olivenöl

Salzsole nach Belieben

300 – 400 ml gefiltertes Wasser – je nach gewünschter Konsistenz

So geht's:

Alle Zutaten im Hochleistungs-Mixer zur homogenen Suppe mixen.

Nach Wunsch die Suppe auf Suppen-Schälchen aufteilen und auf dem Boden des Dörrgeräts (die Einlage-Böden vorher rausnehmen) bei unter 42 °C erwärmen.

Tipp:

1 EL Kreuzkümmel unterrühren für einen noch exotischeren Touch und mit Kokosflocken bestreuen.

Pico di Gallo

eine große Schüssel

Zutaten:

4 Roma-Tomaten – entkernt – Fruchtfleisch fein gewürfelt

1 Bund Koriander – fein gehackt

1 Bund glatte Petersilie – fein gehackt

1 Zwiebel – geschält – fein gehackt

Chili – fein gehackt

2 Limetten – frisch gepresst

50 ml Olivenöl

Salz und Pfeffer nach Belieben

So geht's:

Alle Zutaten in einer Schüssel mischen.

Tipp:

Schmeckt hervorragend mit Cracker und Guacamole. Koriander und Petersilie haben ein tolles Detox-Potenzial.

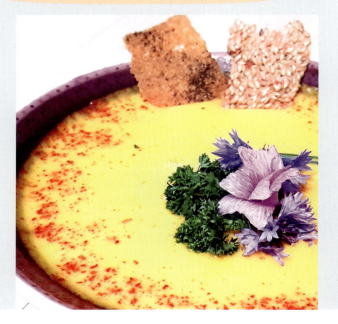

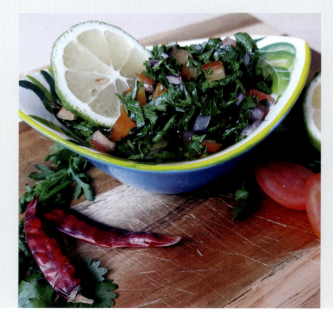

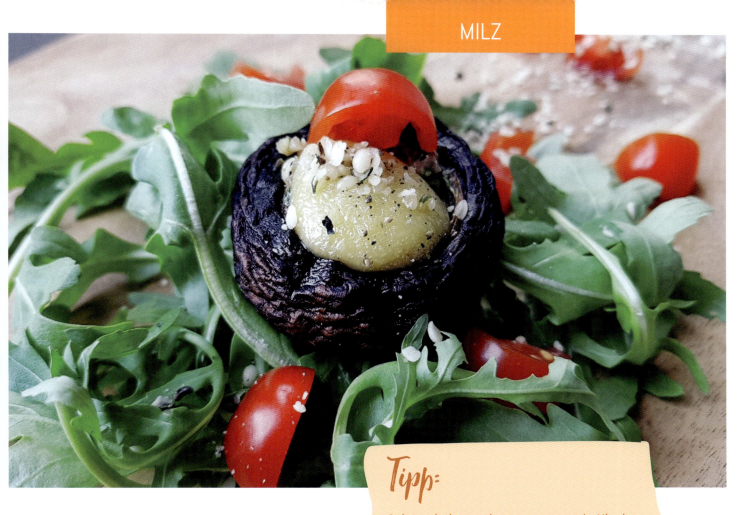

Gefüllte Champignons

12 Stück

Zutaten:

12 mittelgroße Champignons – entstielt

Marinade:

1 Zitrone – frisch gepresst

2 EL Tamari

50 ml Olivenöl

So geht's:

Die Marinade verrühren, über die Champignons geben und diese gut darin wälzen und einige Zeit in einer Schüssel weiter marinieren.

Tipp:

Schmeckt besonders gut, wenn ein Klecks Cashew-Aioli (Leber) bzw. Cashew-Kräuter-Creme (Galle) obendrauf kommt und mitgedörrt wird.

Petersilien-Walnuss-Pesto:

50 g Walnüsse – 12 Std. in gefiltertem Wasser gewässert – gut abgespült

1 Bund Petersilie – grob gehackt

125 g Rucola – grob gehackt

1 Knobi-Zehe – geschält

½ Zitrone – frisch gepresst

50 ml Olivenöl

Salzsole nach Belieben

So geht's:

Alle Zutaten im Food-Prozessor zum Pesto verarbeiten – die marinierten Champignons damit füllen und bis zur gewünschten Konsistenz im Dörrgerät bei unter 42 °C dörren.

Sauerkraut Szegediner Art

2 Portionen

Zutaten:

400 g ROHES Sauerkraut

2 Roma-Tomaten – grob gewürfelt

3 getrocknete Tomaten – grob zerteilt

1 Zwiebel – geschält – grob gewürfelt

1 Knobi-Zehe – geschält – grob gehackt

½ rote Paprika – entkernt – grob gewürfelt

2 TL Oregano

1 TL scharfes Paprika Pulver

1 EL Hanfsamen

3 EL Olivenöl

1 TL Salzsole

1 Chili-Schote – wer es schön scharf mag

So geht's:

Alle Zutaten bis auf das Sauerkraut im Hochleistungs-Mixer oder Blender zur cremigen Paste mixen.

Die Paste nun gut mit dem Sauerkraut vermengen und auf 2 Schüsseln verteilen und genießen.

Tipp:

Schmeckt mit einem Klecks Cashew-Aioli (Leber) oder Cashew-Sour Creme (Augen) köstlich.

Info Sauerkraut:

Achte darauf, dass es sich wirklich um ROHES, nicht pasteurisiertes Sauerkraut handelt. Dies findest Du im Bio-Laden bzw. in Reformhäusern. Rohes Sauerkraut steckt voller Probiotika – also guten Darmbazillen, die wir alle gut gebrauchen können. Außerdem enthält es bioverfügbares Vitamin B12.

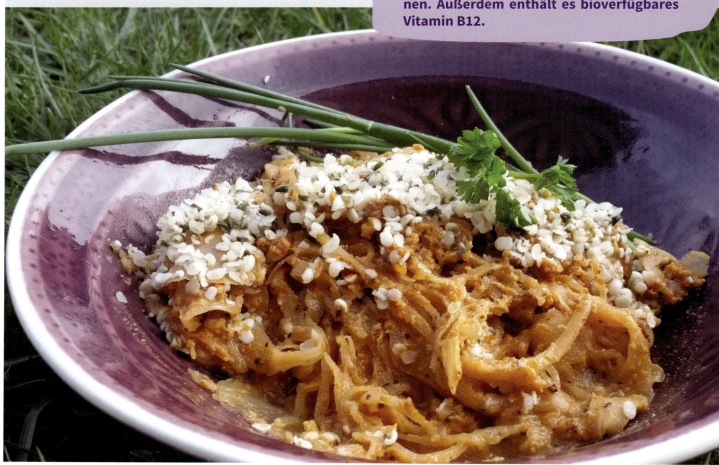

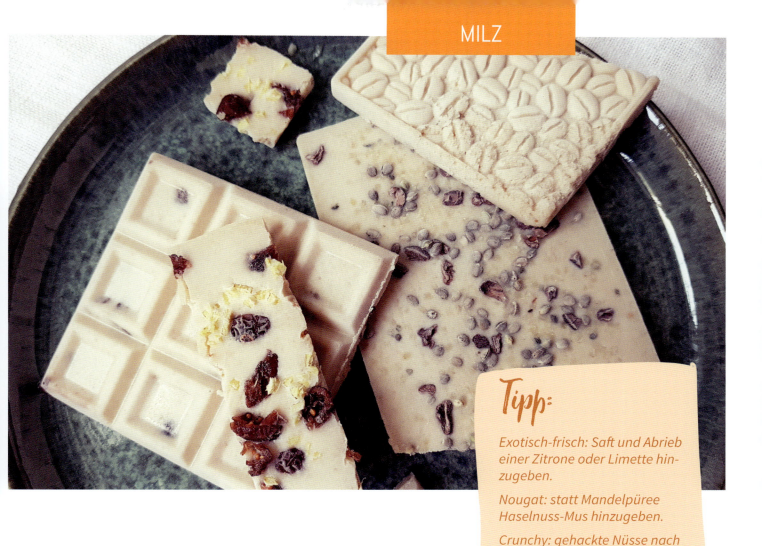

Tipp:

Exotisch-frisch: Saft und Abrieb einer Zitrone oder Limette hinzugeben.

Nougat: statt Mandelpüree Haselnuss-Mus hinzugeben.

Crunchy: gehackte Nüsse nach Wahl oder Buchweizen unterheben.

Fruchtig: Himbeer- oder Erdbeer-Pulver unterrühren.

Ich frier die Schoki in den Silikon-Förmchen gerne ein und habe so immer etwas „Eis-Schoki" daheim – besonders erfrischend im Sommer.

Weiße Schoki

2 Tafeln

Zutaten Dattelpaste:

2 Medjool-Datteln – entkernt – grob zerteilt

50 ml gefiltertes Wasser

So geht's:

Die Datteln mit dem Wasser im Personal Blender zur feinen Paste mixen.

Zutaten Schoki:

2 EL rohe Kakaobutter-Plättchen

2 EL Kokosöl

2 EL Dattel-Paste (s.o.)

2 EL Mandelpüree

So geht's:

Die Kakaobutter mit dem Kokosöl im warmen Wasserbad schmelzen – geht schneller, indem Du auf das Wasserbad einen Deckel setzt.

Dattelpaste und Mandelpüree in die geschmolzene Kokos-Kakaobutter geben und mit einem Löffel gut verrühren.

In Silikon-Förmchen (Schoki-Tafeln oder Pralinen) füllen – im Kühlschrank fest werden lassen.

Sollte sich keine schöne, glänzende Schokoladen-Creme bilden: die Creme kurz im Personal Blender durchmixen.

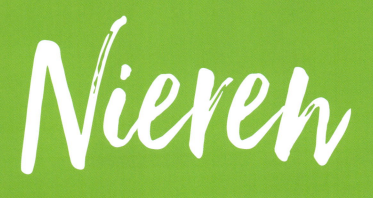

Nieren

Symbol der Partnerschaft

Benötigte Nährstoffe:

Vitamin A, Vitamin B2, Vitamin B5, Vitamin B6, Vitamin C, Vitamin D, Vitamin K, Magnesium, Kalium, Natrium, Phosphor, Chlorid, Molybdän, Selen, Zink, Arginin, BCAA, Cystein, Histidin, Methionin, Phenylalanin

Enthalten in:

Grünem Hafertee, Buchweizen, Cashews, Datteln, Erdnüssen, Gurken, Kakao, Knobi, Kokos, Mandeln, Minze, Paprika, Pilzen, Tomaten, Zitronen

Lage/Allgemeine Informationen:

- paariges Organ, bohnenförmig, je ca. 150 g schwer, ca. Höhe der 12. Rippe
- nahe der Lendenwirbelsäule unterhalb des Zwerchfells – **rechte Niere** unterhalb der Leber – **linke Niere** unterhalb der Milz
- in die innere „Bucht" münden die Harnleiter, Nerven, Lymphe und Blutgefäße, an denen sie auch aufgehängt sind:
  - ▹ die Nieren „schweben" kreisartig durch den Druck der Nierenschlagader, wodurch das Zwerchfell in der Lage ist, sich flexibel bei der Atmung auszudehnen

Aufbau:

- **Nierenrinde:** Ummantelung der Nieren = Filteranlage der Nieren
- **Nierenmark:** innenliegender Bereich = „pyramidenförmige Kelche", die den Harn ins Nierenbecken weitergeben
- **Nierenbecken:** Sammelgefäß für den Urin – hier befinden sich die Blutfilter: Abfallstoffe des Blutes werden rausgefiltert und bilden den Urin

Organ-Uhr TCM:

- stärkste Aktivität: 17 bis 19 Uhr
- Ruhezeit: 5 bis 7 Uhr

Aufgaben:

- **vor allem: Blutreinigung, Entgiftung und Ausscheidung**
- **Blutreinigung:** täglich ca. 1.600 L Blut
  - ▹ 5 – 6 L Blut hat der Mensch – wird bis zu 270 Mal am Tag gefiltert
- **Harnausscheidung:**
  - ▹ Urin gelangt durch Sammelrohre über das Nierenbecken in die Harnleiter und weiter in die Harnblase
  - ▹ durch abwechselnde Kontraktions- und Erschlaffungs-Rhythmen, die unwillkürlich mehrfach in der Minute ablaufen, gelangt der Harn in die Harnblase
- **Entgiftung/Ausscheidung durch den Harn:**
  - ▹ aus dem Proteinstoffwechsel: Kreatinin, Harnstoff, Harnsäure
  - ▹ überschüssige Mineralien
  - ▹ fremde Giftstoffe wie Medikamentenrückstände und andere toxische Substanzen, die die Leber nicht entgiften konnte
  - ▹ Wasserausscheidungen

- – starkes Schwitzen/Durchfall etc: der osmotische Druck im Blut wird erhöht – dem Körper droht Wassermangel – dadurch wird nur so wenig Urin wie möglich ausgeschieden – der Urin wird dadurch dunkler/konzentrierter
  - ▹ jede Minute bilden sich ca. 125 ml Primärharn – täglich also 150 – 180 L
- **Regulierung des Wasser-/Mineralstoff-Haushaltes:** Primärharn = unverdünnte Vorstufe des Urin – enthält Glucose, Mineralstoffe, Wasser
  - ▹ würde der Organismus den Primärharn ausscheiden, wäre dies eine große Wasser-, Mineralstoff- und Energie-Verschwendung → daher wird der Großteil des Primärharn wieder ins Blut resorbiert: aus 125 ml Primärharn bleibt 1 ml übrig
  - ▹ Stoffwechselendprodukte und für den Organismus negative Stoffe verbleiben im Urin und werden ausgeschieden
- **Hormon-Produktion**
  - ▹ EPO: regt die Bildung roter Blutkörperchen im Knochenmark an
  - ▹ Renin: Blutdruckregulierung
  - – bei mangelhafter Durchblutung kann die Nierenfunktion herabgesetzt sein → Nierenversagen droht:
  - – für die bessere Durchblutung steigt der osmotische Druck im Blut
- **Knochendichte: Umwandlung von Vitamin D in seine aktive Form**
  - ▹ Vitamin D ist vielmehr ein Hormon als ein Vitamin (siehe auch Vitamin D im Anhang) – wichtig für die Calcium-Aufnahme aus dem Darm ins Blut
  - ▹ Nieren stellen das Vitamin D, das sie erhalten, für den Calcium-Einbau in die Knochen und in die Zähne zur Verfügung

Zitronen-Detox-Wasser

1 Liter

Zutaten:

1 Orange – halbiert –
in dünne Scheiben geschnitten

1 Zitrone – halbiert –
in dünne Scheiben geschnitten

1 Grapefruit – halbiert –
in dünne Scheiben geschnitten

1 Limette – halbiert –
in dünne Scheiben geschnitten

½ Landgurke – in dünne Scheiben geschnitten

1 Bund Minze – grob gehackt

1 l gefiltertes Wasser

So geht's:

Alle Zutaten in eine Karaffe füllen. Einige Minuten ziehen lassen und genießen.

Tipp:

Das Detox-Wasser kann immer wieder aufgefüllt werden.

Varianten: Grapefruit mit Rosmarin – oder Granatapfel mit Rosenblätter.

Die Citrate in der Zitrone sind die beste Freundin der Nieren – vor allem am frühen Morgen genossen.

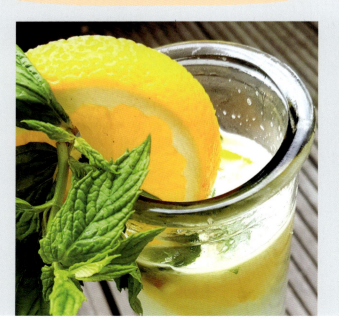

Tzaziki

für eine Dipp-Schale

Zutaten:

½ Landgurke – längs halbiert – in hauchdünne Scheibchen geschnitten

150 g Cashews

1 Knobi-Zehe – geschält

2 EL Zitronensaft – frisch gepresst

4 EL Olivenöl

1 EL Salzsole

1 TL Oregano

100 ml gefiltertes Wasser

So geht's:

Alle Zutaten bis auf die Gurken-Scheibchen im Personal Blender zur homogenen Creme mixen.

Die Creme in eine Schale geben, die Gurken-Scheibchen unterheben.

Mit etwas Olivenöl beträufeln – mit Oregano bestreuen – mit Oliven dekorieren.

Tipp:

Diese Tzaziki-Variante beschwingt uns positiv und schmeckt köstlich.

Hierzu passt BroHt, Austernpilz-Geschnetzeltes – aber auch als Wrap-Füllung ist das Tzaziki sehr passend.

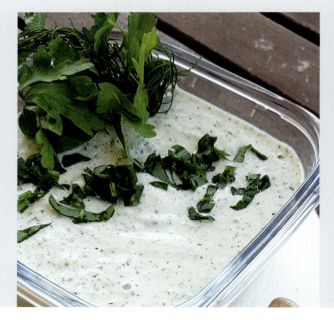

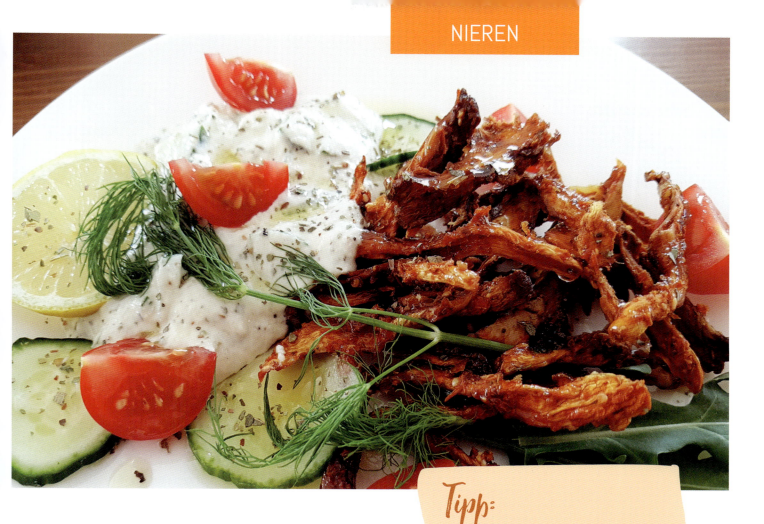

Austernpilz-Geschnetzeltes mediterran

Tipp:

Passt toll zu Tzaziki – aber auch zu Ananas-Rotkohl und Pastinaken-Macadamia-Klößchen (beides Darm).

für eine Paraflexx-Folie

Zutaten:

600 g Austernpilze – in Streifen geschnitten

Marinade:

2 Roma-Tomaten – grob zerteilt

10 getrocknete Tomaten-Hälften – grob zerteilt

1 EL Oregano

1 Knobi-Zehe – geschält

½ Zitrone – frisch gepresst

5 EL Olivenöl

1 EL Salzsole

60 ml gefiltertes Wasser

So geht's:

Alle Zutaten der Marinade im Mixer zur homogenen Creme mixen.

Die Austernpilz-Streifen gut marinieren und einzeln auf die Paraflexx-Folie des Dörrgeräts legen und in 8 – 12 Std. bei unter 42 °C dörren – zwischendurch die Austernpilze wenden.

Zitronen-Tarte

für eine Tarte-Form mit ca. 15 cm Durchmesser

Vorbereitung:

Die Tarte-Form mit etwas Kokosöl bepinseln und mit Backpapier auslegen.

Tarte-Boden:

100 g Kokosraspel

6 Medjool-Datteln – entkernt – grob gehackt

1 EL Kokosöl – im Wasserbad geschmolzen

1 Zitrone – frisch gepresst

So geht's:

Alle Zutaten im Food-Prozessor zum Teig verarbeiten und auf die mit Backpapier ausgelegte Tarte-Form verteilen – dabei den Tarte-Rand hochziehen.

Zitronen-Creme:

4 EL Kokosöl

3 EL Mandelpüree

2 EL Kakaobutter

2 EL Dattel-Paste (2 Medjool-Datteln entkernen und mit 50 ml gefiltertem Wasser im Personal Blender zur Dattel-Paste mixen)

1 Zitrone – frisch gepresst und Abrieb

So geht's:

Das Kokosöl mit der Kakaobutter vorsichtig im Wasserbad schmelzen.

Die anderen Zutaten hinzugeben und alles mit einem Löffel zur sämigen Creme verrühren.

Die Creme auf den Tarte-Boden geben und nach Lust und Laune mit Zitronen-Zesten, Blüten, Nüssen etc verzieren.

Die Tarte benötigt ca. 1 – 2 Std. Kühlzeit, um richtig anzuziehen.

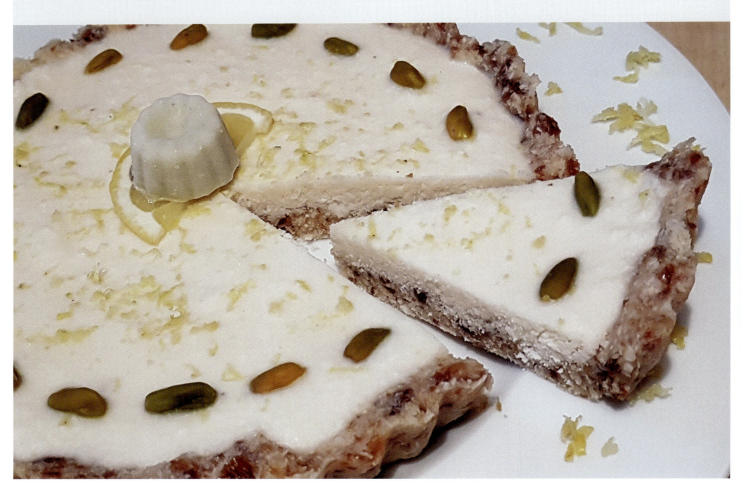

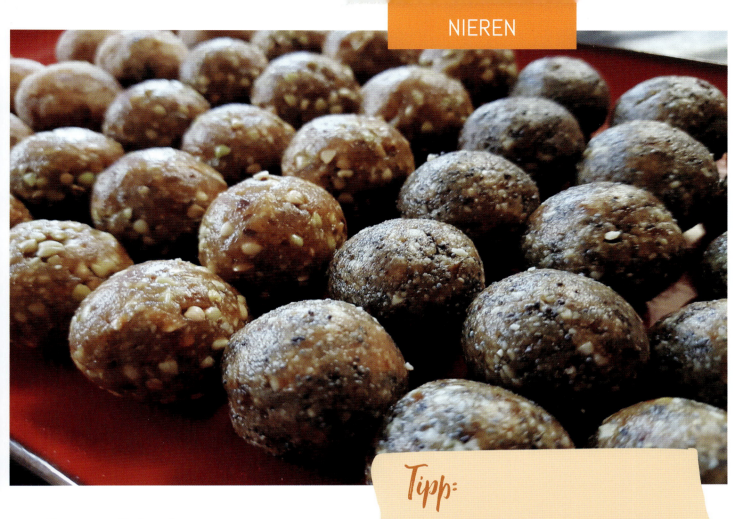

Peanut-Salted-Caramel-Bällchen

Tipp:

Mit Schoki-Sauce aus geschmolzener Kakao-butter und Kakao-Pulver beträufeln – oder komplett damit überziehen. Schmeckt wie ein bekannter Erdnuss-Riegel – nur besser!

15 bis 20 Stück

Vorbereitung Buchweizen:

100 g Buchweizen 1 Std. in gefiltertem Wasser wässern – gut abspülen – 4 Std. im Dörrgerät trocknen

Zutaten Bällchen:

140 g Cashews – im Blender zu Mehl gemahlen

11 Medjool-Datteln – entkernt – grob zerteilt

2 EL Erdnussmus

1 EL Buchweizen – getrocknet (siehe oben)

1 TL Salzsole

So geht's:

Alle Zutaten außer den Buchweizen im Food-Prozessor zum Teig verarbeiten.

Den Buchweizen mit den Händen unterkneten – er sorgt für herrlichen Crunch.

Aus dem Teig mit den Händen beliebig große Bäll-chen formen.

Blase

Lage/Allgemeine Informationen:

- muskeldurchzogenes Hohlorgan im Becken
- Fassungsvermögen ca. 400 – 600 ml Harn
- bereits ab einer Füllmenge von ca. 200 ml Harn setzt Harndrang ein – ab 350 ml setzt starker Harndrang ein – der willkürlich zurückgehalten werden kann

Aufbau:

- Harnleiter verbinden das Nierenbecken mit der Blase und transportieren den Urin (= gefilterte Giftstoffe) wellenartig in die Blase
- Muskelaufbau der Harnblase: glatte Muskelzellen sowie willkürlich steuerbare quergestreifte Muskeln

Organ-Uhr TCM:

- stärkste Aktivität: 15 bis 17 Uhr
- Ruhezeit: 3 bis 5 Uhr

Aufgaben:

- Sammelstelle des in den Nieren aus dem Primärharn entstandenen Endharn = Urin
- Ausscheidung der Giftstoffe wie Harnstoff, Harnsäure, Medikamentenrückstände etc. über die Harnröhre
  - ca. 1 – 2 L Urin werden täglich ausgeschieden
  - Farbe: hell- bis dunkelgelb
  - Ausscheidung verläuft über willkürlich steuerbare Reflexe – reguliert über den Parasympathikus

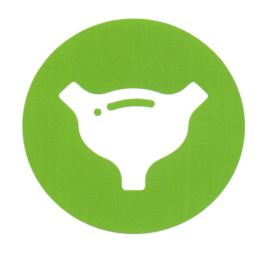

Benötigte Nährstoffe:

Vitamin A, Vitamin B2, Vitamin B5, Vitamin B6, Vitamin C, Vitamin D, Natrium, Phosphor, Selen, Zink, Phenylalanin

Enthalten in:

Champignons, Chia, Chili, Cranberries, Erdnüssen, Ingwer, Koriander, Kürbis, Kürbiskernen, Mandeln, Mangos, Mohn, Petersilie, Sonnenblumenkernen, Tomaten, Zitronen, Zwiebeln

Champignon-Mohn-Tomaten-Chia-Cracker

für eine Paraflexx-Folie

Zutaten:

10 mittelgroße Champignons – grob zerteilt

1 kleine Schalotte – geschält – grob zerteilt

1 Roma-Tomate – grob zerteilt

1 EL Chia Samen

1 EL Blaumohn

5 EL Olivenöl

2 EL Apfelessig

1 EL Paprika edelsüß

Salzsole/Pfeffer nach Belieben

100 ml gefiltertes Wasser

nach Belieben etwas Petersilie und/oder Koriandergrün – fein gehackt

So geht's:

Alle Zutaten im Hochleistungs-Mixer zum Teig mixen. Den Teig dünn auf die Paraflexx-Folie des Dörrgeräts aufstreichen.

Mit einem Teig-Schaber in beliebig große Cracker-Stücke unterteilen und nach Wunsch mit Brennesselsamen, geschälten Hanfsamen etc. bestreuen. Bei unter 42 °C die Cracker ca. 10 – 15 Std. bis zur gewünschten Konsistenz dörren – sobald der Teig fest ist, wenden und auf dem Gitter fertig dörren.

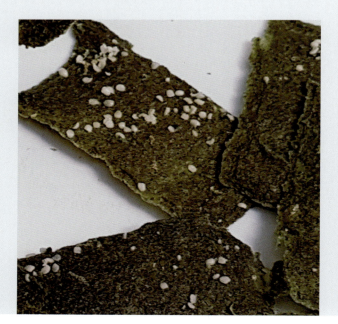

Mango-Sorbet

4 Portionen

Zutaten:

400 g Mango-Fruchtfleisch – grob zerkleinert

ca. 80 ml gefiltertes Wasser

So geht's:

Die Mango-Stücke in einen Gefrierbeutel geben und im TK-Fach einfrieren.

Das Wasser in den Hochleistungs-Mixer geben (ist notwendig, damit das Schneidwerk des Mixers greift) und die gefrorenen Mango-Stücke hinzu geben.

Den Mixer mit Hilfe des „Pulse"-Programms und des Stößels die Mango in ca. 30 Sekunden zum Sorbet mixen. Dabei mit dem Stößel die Mango immer wieder vom Rand in den Mix-Bereich schieben.

In Dessert-Schalen füllen und sofort genießen.

Tipp:

Mit etwas Limettensaft und Kokosöl/Kokosmus wird das Sorbet noch exotischer.

Mit einem Klecks Cashew-Creme aus Cashews, Medjool-Datteln und Vanille verfeinern.

Funktioniert auch mit sämtlichen anderen TK-Früchten.

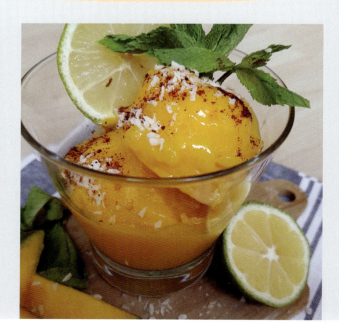

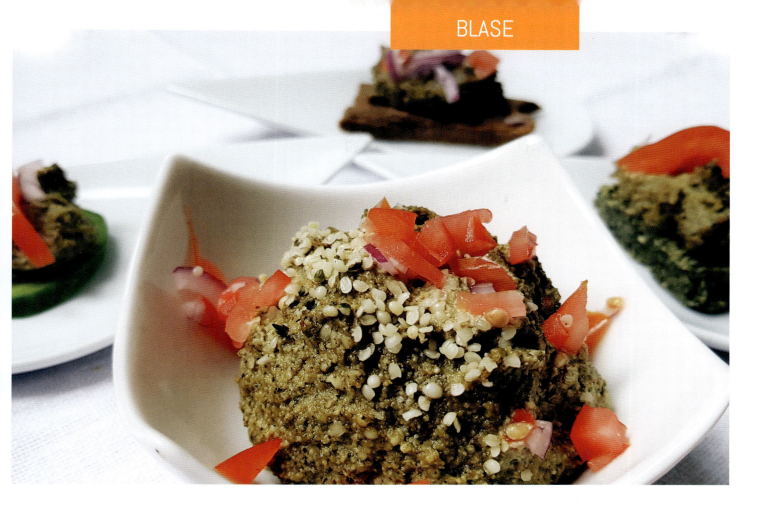

Kürbis-Paste à la Lebervurst

für eine Dipp-Schale

Zutaten:

150 g Sonnenblumenkerne – 12 Std. in gefiltertem Wasser gewässert – gut abgespült
50 g Kürbiskerne – 12 Std. in gefiltertem Wasser gewässert – gut abgespült
1 kleine Pastinake – grob zerteilt
4 getrocknete Tomaten-Hälften
2 EL Mandelpüree
3 EL Majoran (wichtig!)
1 EL Kräuter der Provence
8 EL Kürbiskernöl (wichtig!)
1 EL frisch gemahlener Pfeffer
3 EL frisch gemahlene Kürbiskerne
3 EL Salzsole bzw. nach Belieben
80 ml gefiltertes Wasser

Tipp:

Schmeckt super als BroHt-Aufstrich – oder als Dipp. Sehr wichtig für den Geschmack sind Majoran und Kürbiskernöl. Danke an meine liebe Freundin Britta Diana Petri für die Inspiration zu diesem Rezept.

So geht's:

Alle Zutaten im Hochleistungs-Mixer zur Paste mixen.

Thailändischer Kürbis-Salat à la Som Tam

4 Portionen

Zutaten:

400 g Hokkaido-Kürbis – entkernt –
grob zerteilt und im Food-Prozessor geraspelt

2 Roma Tomaten – entkernt – fein gewürfelt

1 Lauchzwiebel mit Grün –
in feine Ringe geschnitten

½ Bund Koriandergrün – fein gehackt

Frische Chili – fein gehackt – nach Belieben

Dressing:

1 Medjool-Dattel – entkernt – grob zerteilt

1 Knobi-Zehe – geschält

1 daumengroßes Stück Ingwer – geschält –
grob zerteilt

5 EL Sesamöl Nativ

2 EL Erdnussmus

2 EL Tamari bzw. nach Belieben

2 Limetten – Saft und etwas Abrieb

So geht's:

Die Zutaten für das Dressing im Personal Blender mixen. Die Salat-Zutaten in eine Schüssel geben. Mit dem Dressing gut vermischen.

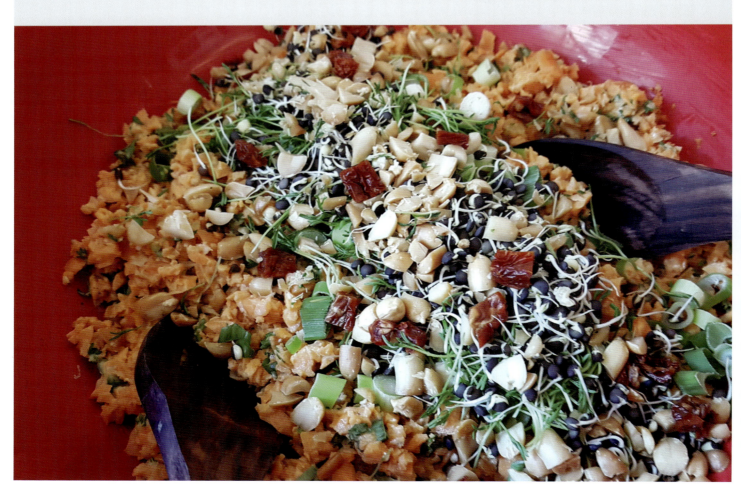

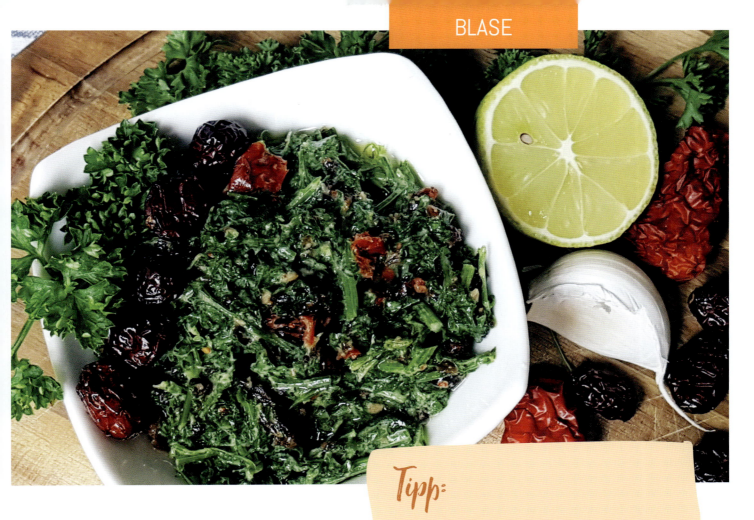

BLASE

Scharfes Petersilien-Cranberry-Chili-Pesto

für eine Dipp-Schale

Zutaten:

1 Bund Petersilie – grob gehackt

1 Knobi-Zehe – geschält

2 getrocknete Tomaten Hälften – grob gehackt

20 g getrocknete Cranberries

½ Zitrone – frisch gepresst

4 EL Olivenöl

1 EL Zedernnuss-Mus

Chili nach Belieben

1 EL Salzsole – nach Belieben

So geht's:
Alle Zutaten im Food-Prozessor zum Pesto hacken.

Tipp:

Schmeckt köstlich zu BroHt und zu Crackern – aber auch als Dipp zu Süßkartoffel-Chips.

Petersilie hat wundervolles Entgiftungs-Potenzial – Cranberries schützen die Blase vor unerwünschten Eindringlingen – die Zedernnuss ist ein vollkommen unterschätzter Allrounder und sollte viel mehr Einzug in unsere Küche halten.

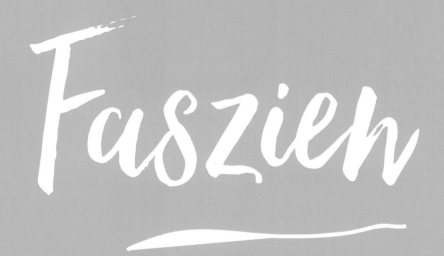

Bindegewebe

Grundregulation nach
Prof. Dr. Alfred Pischinger:

Nährstoff-Aufnahme der Zelle:
durch Blutgefäße, die in die Grundsubstanz führen – Zelle bedient sich hier (der „Supermarkt"
der Zellen)

Schadstoff-Entledigung der Zelle:
durch die Grundsubstanz → zu den Lymphen
= „Kanalisation" → Transport zur Ausleitung
(Lungen, Darm, Nieren)

Lage/Allgemeine Informationen:

- Faszie = lat. „Fascia" = Band/Bündel
- durchziehen netzartig den gesamten Körper – sind oft Ansatzstellen von Muskeln
- verbinden und umhüllen Muskeln, Organe, Knochen, Blutgefäße, Sehnen, Nerven
- Bestandteil von Faszien: Kollagen, Elastin, Wasser – durchzogen von Lymphbahnen
- enthalten Schmerz-Rezeptoren – reagieren so auf Druck, Schwingung, Temperatur

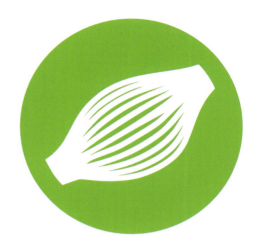

Aufbau:

- **ca. alle 2 Jahre komplett erneuert – durch Bindegewebszellen:**
  - ▶ straffes Bindegewebe – Kollagen = dehnbares, reißfestes Strukturprotein – feste/straffe, formgebende Struktur – bildet Bänder, Sehnen, Muskelhüllen, die um die Organe liegen
  - ▶ lockeres Bindegewebe – Elastin = elastisches Strukturprotein (ähnlich eines Gummibands) – enthält viel Wasser – durchläuft den ganzen Körper – verstärkt/stabilisiert/stützt Organe
  - ▶ oberflächliche Faszien = Bestandteil des Unterhautgewebes – verbinden Organe und Gewebe, umhüllen Blutgefäße, Nerven – sehr dehnbar
  - ▶ viszerale Faszien = Aufhängung und Schutz der Organe, z.B. Hirnhaut, Herzbeutel, Brustfell
  - ▶ tiefe Faszien = umhüllen einzelne Muskeln und – Gruppen, Knochen, Gelenke – halten starke Zugkräfte aus aufgrund stark verflochtener Kollagenfasern

Aufgaben:

- Stabilität/Beweglichkeit/Aufrechterhaltung des Körpers
- geben Muskeln Form, Festigkeit, Schutz vor Verletzungen
- halten die inneren Organe in ihrer Topographie – sorgen in der Schwangerschaft für Dehnbarkeit des Körpers ohne Verletzungen und ohne Funktionseinschränkungen
- trennen Muskeln voneinander, so dass benachbarte Muskeln nicht in ihrer Funktion negativ beeinflusst werden
- sorgen durch Übertragung der Kräfte der unterschiedlichen Muskelgruppen auf das Skelett für ordnungsgemäße Bewegungsabläufe

- Körperzellen kommunizieren über Faszien miteinander
- Wasser- und Fett-Speicher (Energiespeicher)
- Stoßdämpfer: Bewegungen werden gedämpft und gepuffert
- Stabilisation von Gelenken
- Schutz vor unerwünschten Eindringlingen
- Part des Immunsystems: sie enthalten spezifische Zellen des Immunsystems

Benötigte Nährstoffe:

Vitamin A, Vitamin B2, Vitamin B5, Vitamin B6, Vitamin C, Vitamin D, Natrium, Phosphor, Selen, Zink, Phenylalanin

Enthalten in:

Champignons, Chia, Chili, Cranberries, Erdnüssen, Ingwer, Koriander, Kürbis, Kürbiskernen, Mandeln, Mangos, Mohn, Petersilie, Sonnenblumenkernen, Tomaten, Zitronen, Zwiebeln

Spitzkohl-Salat mit Senf-Dressing

4 Portionen

Zutaten:

1 mittelgroßer Spitzkohl – längs geviertelt – quer in feine Streifen geschnitten

1 rote Zwiebel – fein gehackt

Dressing:

2 EL Cashew-Mus

1 EL Senf

3 EL Olivenöl

2 EL Apfelessig

50 ml gefiltertes Wasser

Salzsole nach Belieben

So geht's:

Alle Zutaten im Personal Blender zum homogenen Dressing mixen und mit dem Spitzkohl-Zwiebel-Salat in einer Schüssel gründlich vermengen.

Auf 4 Salat-Schalen verteilen und genießen.

Grünkohl-Pesto

für eine Dipp-Schale

Zutaten:

180 g Grünkohl – grob gehackt

1 Roma-Tomate – entkernt – grob zerteilt

1 Knobi-Zehe – geschält

5 getrocknete Tomaten-Hälften – grob zerteilt

1 Zitrone – frisch gepresst

120 ml Olivenöl

1 EL Salzsole

4 EL Pinienkerne oder Zedernkerne

So geht's:

Alle Zutaten im Food-Prozessor zum Pesto verarbeiten.

Tipp:

Schmeckt auch toll mit etwas Chili!

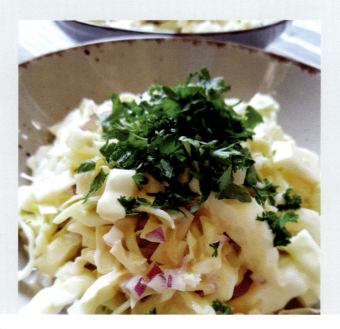

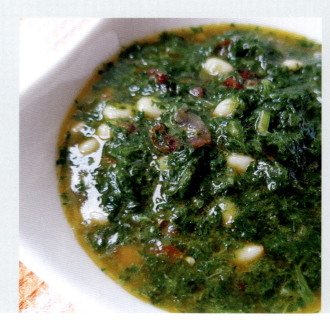

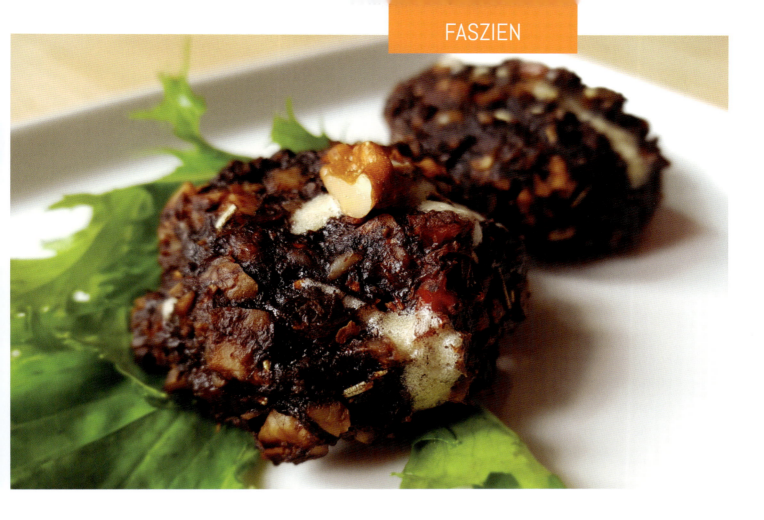

Champignon-Walnuss-Bratlinge

ca. 12 Stück

Zutaten:

50 g Walnüsse – 12 Std. in gefiltertem Wasser gewässert – gut abgespült

120 g Champignons – grob zerteilt

2 Medjool-Datteln – entkernt – grob zerteilt

3 getrocknete Tomaten-Hälften – grob zerteilt

2 EL Olivenöl

2 TL Kakao-Pulver

1 EL Apfelessig

1 TL Rosmarin

nach Belieben Salzsole

So geht's:

Alle Zutaten im Food-Prozessor zum Bratling-Teig verarbeiten.

12 Bratlinge formen und auf die Paraflexx-Folie des Dörrgeräts geben und bei unter 42 °C ca. 4 Std. dörren – dann wenden und auf dem Gitter bis zur gewünschten Konsistenz fertig dörren.

Tipp:

Hierzu passt: Macadamia-Walnuss-Sauce: 30 g Macadamia, 15 g Walnüsse (12 Std. gewässert – gut abgespült), 2 Medjool-Dattel (entkernt – grob zerteilt), 2 getrocknete Tomaten-Hälften (grob zerteilt), 1 dünne Scheibe Ingwer, 2 EL Tamari, 1 EL Apfelessig, 1 TL Rosmarin, 100 ml gefiltertes Wasser – alles zusammen im Personal Blender zur homogenen Creme mixen.

Zucchini-Pastete

für eine Kastenform

Vorbereitung:

1 große Zucchini – in dünne Scheiben gehobelt

Kastenform mit Backpapier auslegen – dann die Zucchini-Scheiben übereinander lappend in die Form geben.

Zutaten Kürbiskern-Paste:

100 g Kürbiskerne – 12 Std. in gefiltertem Wasser gewässert – gut abgespült

2 EL Schabzigerklee

4 EL Olivenöl

2 EL Apfelessig

Salzsole nach Belieben

So geht's:

Alle Zutaten im Food-Prozessor zur Paste verarbeiten und in die mit Zucchini ausgelegte Form geben – gut festdrücken.

Erste Zwischen-Lage:

2 Roma-Tomaten – dünn gehobelt

Auf der Kürbiskern-Paste verteilen – mit Basilikumblättern belegen

Sonnenblumenkern-Paste:

200 g Sonnenblumenkerne – 12 Std. in gefiltertem Wasser gewässert – gut abgespült

30 g getrocknete Tomaten – grob zerteilt

2 EL Quarkgewürz

1 Knobi-Zehe – geschält

4 EL Olivenöl

2 EL Apfelessig

So geht's:

Alle Zutaten im Food-Prozessor zur Paste verarbeiten und ebenfalls in die Form füllen – gut festdrücken.

Zweite Zwischen-Lage:

2 Roma-Tomaten – dünn gehobelt

Auf die Sonnenblumenkern-Paste verteilen – mit Rucola-Blättern belegen

Oliven-Paste:

100 g Sonnenblumenkerne – 12 Std. in gefiltertem Wasser gewässert – gut abgespült

100 g entsteinte Oliven (Abtropfgewicht)

10 Basilikum-Blätter

1 Knobi Zehe – geschält

2 EL Olivenöl

1 EL Apfelessig

So geht's:

Alle Zutaten im Food-Prozessor zur Paste verarbeiten und als letzte Paste in die Form füllen und gut festdrücken.

Die überlappenden Zucchini-Enden auf die Paste geben und festdrücken.

Einige Zeit kühl stellen – dann vorsichtig die Pastete aus der Form heben – in Scheiben schneiden – und genießen.

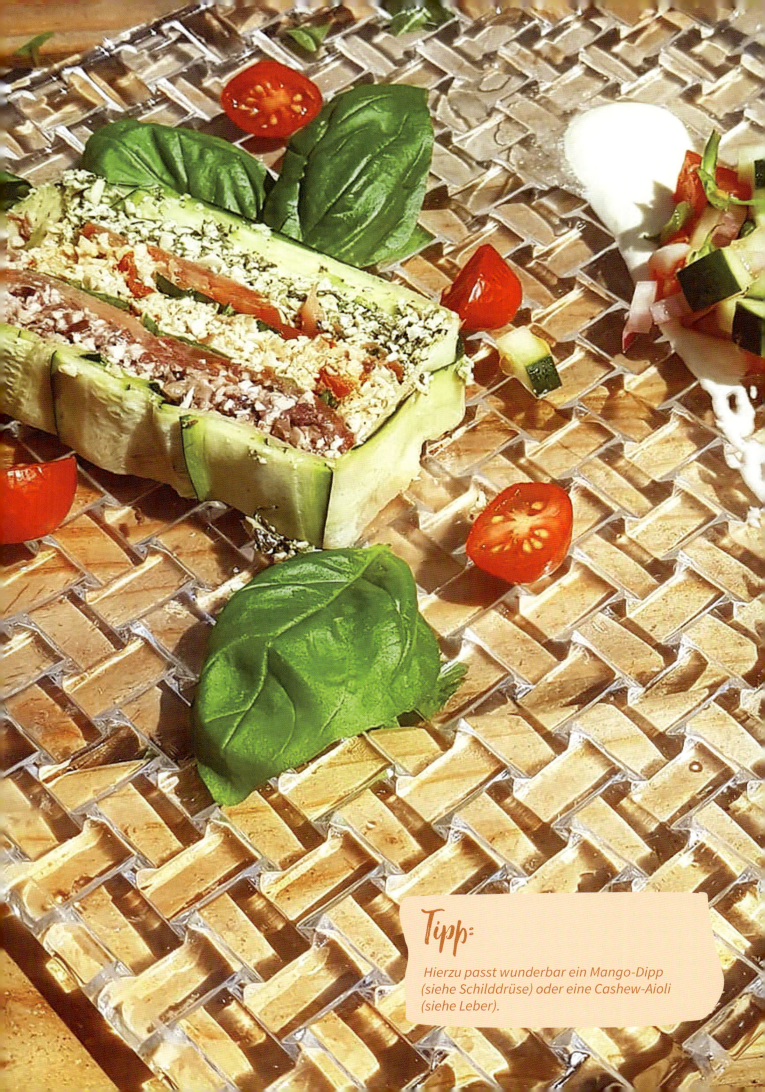

Tipp:

Hierzu passt wunderbar ein Mango-Dipp
(siehe Schilddrüse) oder eine Cashew-Aioli
(siehe Leber).

Aprikosen-Cheesecake

für 6 Törtchen à 6 cm Durchmesser
oder eine 15 x 20 cm große Auflaufform

Torten-Boden:

100 g Cashews – im Blender fein gemahlen

5 Medjool-Datteln – entkernt – grob zerteilt

1 EL Mandelpüree

1 EL Kokosöl – im Wasserbad geschmolzen

½ TL Vanille

So geht's:

Alle Zutaten im Food Prozessor zu einem formbaren Teig vermengen.

Den Boden nun auf Silikon-Förmchen mit ca. 6 cm Durchmesser verteilen und festdrücken, oder in eine 15 cm x 20 cm große mit Backpapier ausgelegte Auflaufform verteilen und mit den Fingern festdrücken.

Zitronen-Cheesecreme:

150 g Cashews

100 g Kokosöl

2 Zitronen – frisch gepresst sowie etwas Abrieb

200 ml gefiltertes Wasser

So geht's:

Alle Zutaten im Hochleistungs-Mixer zur homogenen Creme mixen und auf den Torten-Boden gleichmäßig verteilen.

Im Kühlschrank kalt stellen.

Aprikosen-Creme:

4 Aprikosen – entkernt

6 EL Kokosöl – im Wasserbad geschmolzen

So geht's:

Mixe beide Zutaten im Personal Blender zur geschmeidigen Aprikosen-Creme und verteile sie auf der Cashew-Creme.

Nach Wunsch verzieren und im Kühlschrank einige Stunden fest werden lassen.

Tipp:

Du kannst auch andere Nüsse für den Boden verwenden oder einige Datteln durch getrocknete Aprikosen ersetzen.

Achte darauf, dass die Aprikosen Zimmertemperatur haben – kommen sie aus dem Kühlschrank und werden kalt mit dem Kokosöl gemixt, kann die Creme ausflocken. Das ist nicht schlimm – sieht nur nicht so hübsch aus und macht ein anderes Mund-Gefühl. Sollte dies mal passieren, so gebe den Behälter mit der Creme für einige Minuten in ein warmes Wasserbad und mixe das Ganze anschließend nochmal kurz durch. Dann ist die Creme wieder schön.

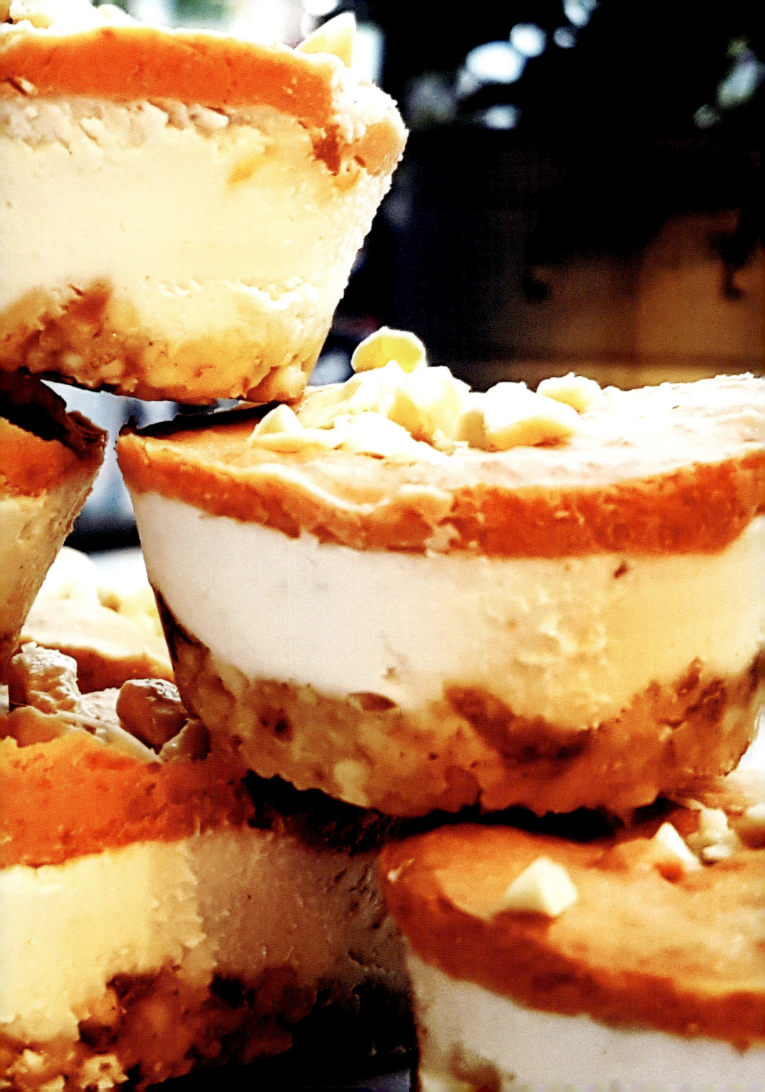

Skelett

Skelett/Knochen/Wirbelsäule

Lage/Allgemeine Informationen:

- Skelett = das innere Körpergerüst – bestehend aus ca. 200 Knochen, die den ganzen Körper durchlaufen

Aufbau:

- Skelett: Kopf-/Rumpf-/Gliedmaßen-Skelett
- Wirbelsäule: besteht aus Hals-/Brust-/Lenden-Wirbelsäule, Kreuz-/Steißbein – trägt den Schädel, Brustbein, Rippen
- Gliedmaßen-Skelett: Schultern, Becken, Arm-/Bein-Skelett
- Knochenzellen:
  - ▶ Osteoblasten = bauen Knochensubstanz – vor allem im Schlaf (die ersten 3 Lebensjahrzehnte, dann lässt der Knochenbau nach)
  - ▶ Osteozyten = zur Stabilisierung der weichen Grundsubstanz
  - ▶ Osteoklasten = Knochen-ABBAU – erfolgt ca. 100 x schneller als Knochenaufbau (Knochendichte nimmt ab dem 3. Lebensjahrzehnt ab)

Aufgaben:

- Körperstabilisierung
- Organ-Schutz – z.B. Gehirn, Lungen, Herz…
- sichert die Bewegungsfähigkeit des Körpers – an Knochen können sich Sehnen, Bänder, Knochen befestigen – durch Gelenke sind alle Knochen miteinander verbunden
- speichert die Mineralstoffe Calcium und Phosphat
- das innenliegende Knochenmark ist beteiligt an der Blutbildung (Becken, Brustkorb, Wirbelsäule)

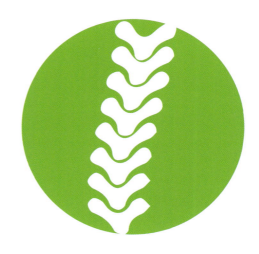

Benötigte Nährstoffe:

Vitamin A, Vitamin C, Vitamin D, Vitamin H, Vitamin K,
Calcium, Kalium, Magnesium, Phosphor,
Bor, Eisen, Iod, Kupfer, Molybdän, Silizium,
Arginin, BCAA, Lysin, Methionin

Enthalten in:

Algen, Ananas, Avocados, Beeren,
Blumenkohl, Cashews, Knobi, Kohl, Kokos,
Koriander, Leinsamen,
Mandeln, Minze, Petersilie, Tomaten,
Trockenobst, Zitrone, Zwiebeln

Avocado-Beeren-Smoothie

1 große oder 2 kleine Portionen

Zutaten:

½ Avocado

1 Handvoll Beeren
(Blaubeeren, Himbeeren, Johannisbeeren etc.)

2 lila Möhren – grob zerteilt

1 Granatapfel – nur die Kerne hiervon

½ Limette oder Zitrone – frisch gepresst

200 – 500 ml gefiltertes Wasser –
je nach gewünschter Konsistenz

So geht's:
Alle Zutaten im Hochleistungs-Mixer zum cremigen Power-Smoothie mixen.

Tipp:

Tiefkühl-Beeren können auch verwendet werden. Die lila Möhre ist besonders reich an Antioxidantien – sollte sie nicht verfügbar sein, gehen auch orange-farbene Möhren. Funktioniert auch mit Roter Beete (ROH! Nicht vakuumiert/erhitzt) oder mit Rotkohl.

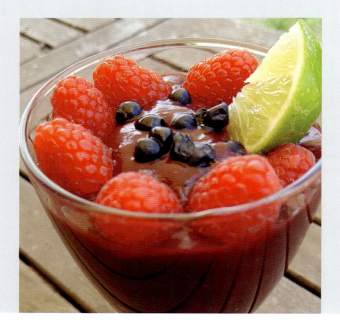

Ananas-Weißkohl-Rotkohl-Salat

4 kleine oder 2 große Portionen

Zutaten:

½ Ananas – geschält – grob zerteilt

100 g Weißkohl – grob zerteilt

100 g Rotkohl – grob zerteilt

kleine rote Zwiebel – geschält – grob zerteilt

2 Limetten – frisch gepresst

5 EL Olivenöl

1 EL Leinsamen

1 EL Schwarzkümmel

nach Belieben Salzsole

So geht's:
Alle Zutaten im Food-Prozessor zum Raspel-Salat verarbeiten und auf Salat-Schälchen verteilen und genießen.

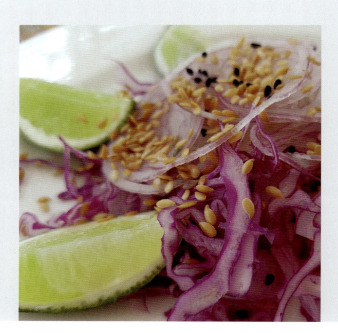

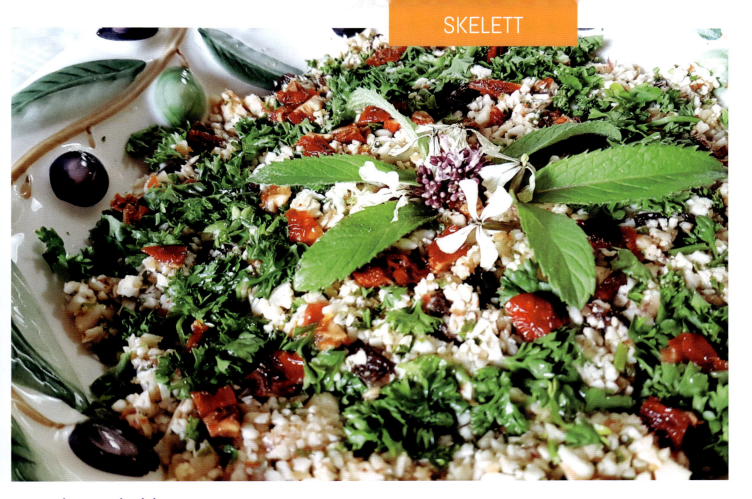

Blumenkohl-
Minz-Tabouleh

4 Portionen

Zutaten:

500 g Blumenkohl – grob zerteilt
....
3 Roma-Tomaten – grob zerteilt
....
1 rote Zwiebel – geschält – grob zerteilt
....
2 Knobi-Zehen – geschält
....
1 Bund glatte Petersilie – grob gehackt
....
1 Bund Minze – grob gehackt
....
2 Zitronen – frisch gepresst – und etwas Abrieb
....
5 EL Olivenöl
....
2 EL Salzsole und frischer schwarzer Pfeffer
....
eine Handvoll Rosinen/Sultaninen
nach Belieben
....

So geht's:

Alle Zutaten – außer die Rosinen/Sultaninen im Food-Prozessor bis zur typischen Tabouleh-Größe hacken. Nach Belieben die Rosinen/Sultaninen unterheben und in eine große Schüssel oder auf 4 Schalen verteilen.

Tipp:

Im Gegensatz zum Original Tabouleh ist diese hier glutenfrei und voller wertvoller Nährstoffe.

Du kannst auch beliebig variieren – fein gehackte Gurke passt toll in den Salat – oder fein gehackte Paprika – oder etwas FEUER mit Chili und Ingwer… Der Phantasie sind – wie überall – keine Grenzen gesetzt.

RAW-Sushi

für 4 gefüllte Nori-Blätter

Zutaten:

1 mittelgroßen Blumenkohl – grob zerkleinert

5 EL Mandelpüree

5 EL Tamari

4 Nori-Blätter

Gemüse-Streifen, z.B. von Möhren, Gurken, Avocados, Tomaten, Sprossen – oder was Dir sonst noch einfällt

Außerdem:
1 kleine Tasse Apfelessig (als „Kleber" für die Rollen – gefiltertes Wasser geht allerdings auch)

So geht's:

Den Blumenkohl im Food-Prozessor ungefähr in Reis-Größe hacken und in einer Schüssel mit Mandelpüree und Tamari mischen.

Ein Nori-Blatt mit der glänzenden Seite nach unten auf ein Brettchen legen und auf die unteren 2/3 des Blattes etwas Blumenkohl-Reis verteilen. In die Mitte einige Veggie-Streifen legen.

Das Nori-Blatt von unten her aufrollen – das geht auch ohne Bambus-Matte einfach mit den Händen: nimm die untere rechte und linke Ecke des Nori-Blattes, auf dem der „Reis" aufliegt – fang an zu rollen – stoppe kurz vor dem oberen Rand – die obere Kante des Nori-Blattes der Länge nach mit etwas Apfelessig bestreichen (als Kleber) – und nun die Sushi-Rolle fertig aufrollen.

Die fertige Rolle mit einem scharfen Messer in 5 – 6 Sushi-Stücke unterteilen.

Mit den weiteren Nori-Blättern ebenso verfahren.

Tipp:

Es ist wichtig, den Blumenkohl für sich zu hacken. Wenn Du ihn mit dem Mandelpüree und Tamari im Food-Prozessor hackst, wird das schnell zu matschig.

Hierzu schmeckt toll der Mango-Dipp (siehe Schilddrüse) – oder ein Dipp aus Pflaume, Dattel, Limette, Tamari, Chili, Kurkuma, Sesamöl.

Anstelle des Blumenkohls kannst Du auch Pastinaken oder Kohlrabi nehmen oder auch einige Cashews oder Sonnenblumenkerne mit hacken.

Den Blumenkohl-Reis kann man auch solo essen (siehe Magen) – diese Variante erinnert mich sehr an gebratenen Gemüse-Reis, den ich früher sehr gerne vor allem in Thailand gegessen habe.

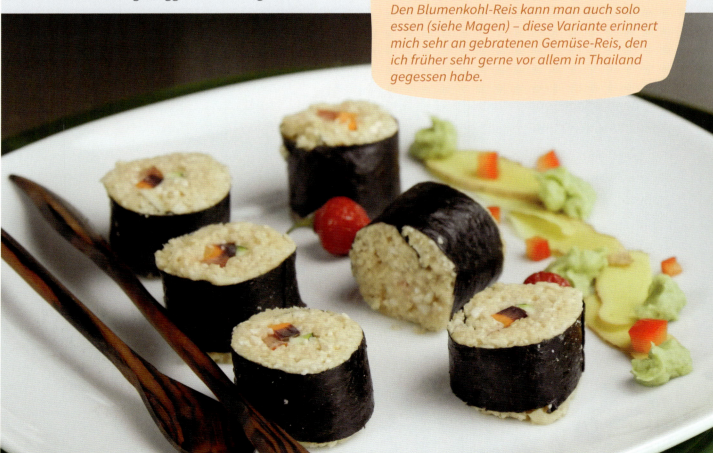

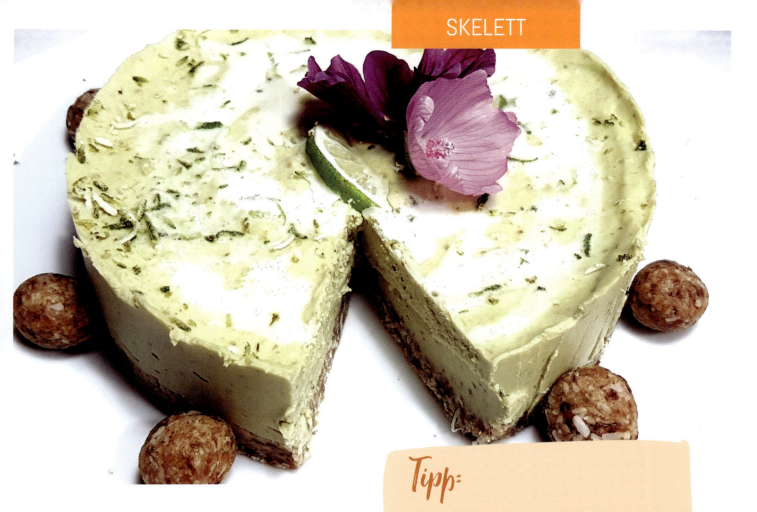

Key-Lime-Pie

für 4 Patisserie-Ringe à 7 cm Durchmesser

Torten-Boden:

100 g Cashews

4 Medjool-Datteln – entkernt – grob zerteilt

So geht's:

Die Cashews und Datteln im Food-Prozessor zum Teig verarbeiten.

Den offenen Boden von 4 Patisserie-Ringen mit Backpapier umwickeln und mit Gummis fixieren, so dass die Ringe einen Boden haben und gefüllt werden können.

Den Torten-Boden gleichmäßig auf die 4 Ringe verteilen und festdrücken.

Lime-Creme:

2 große oder 4 kleine Haas Avocados – halbiert – entkernt

4 Medjool-Datteln – entkernt – grob zerteilt

4 Limetten – frisch gepresst und etwas Abrieb

8 EL Kokosöl – im Wasserbad geschmolzen

Tipp:

Ich mache oft die doppelte Menge und frier einige Törtchen ein – so habe ich immer einen kleinen Vorrat dieser exotischen Köstlichkeiten daheim.

Für den Boden kannst Du anstatt Cashews auch Kokosflocken verwenden.

Den Boden-Teig kannst Du auch solo machen und zu Energie-Bällchen formen.

Die Creme schmeckt auch pur sehr gut – ist ein tolles erfrischendes Dessert.

Du kannst das Kokosöl reduzieren, indem Du ca. 4 EL geschmolzene Kakaobutter und 4 EL geschmolzenes Kokosöl verwendest.

So geht's:

Die Avocados aus der Schale lösen und das Fruchtfleisch mit den anderen Zutaten im Hochleistungs-Mixer mit Hilfe des Stößels zur homogenen Creme mixen.

Die Creme auf die Ringe verteilen – nach Lust und Laune dekorieren, z.B. mit essbaren Blüten, geschälten Hanfsamen, Limetten-Zesten, Beeren etc. und kühl stellen.

Zum Genießen die Törtchen aus den Ringen heben und auf 4 Tellern anrichten.

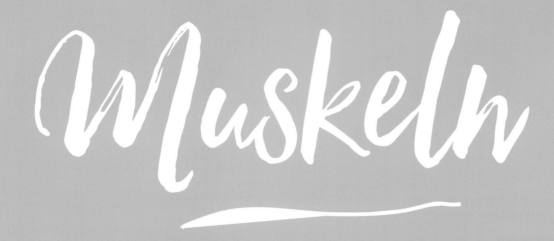

Muskeln

Trainingseinheiten

Einige Minuten täglich Trampolin springen:

Lymphaktivierung (es gibt keine bessere Möglichkeit hierfür!) – Zellreinigung – Sauerstoffversorgung – **MUSKELAUFBAU** (alle Muskeln müssen durch die wechselnden Beschleunigungskräfte unwillkürlich mitarbeiten – die beim Abbremsen verstärkte Gravitationskraft führt zur Muskel-Stärkung)

Lage/Allgemeine Informationen:

- mit ca. 650 Muskeln das Masse-mäßig größte Organ im Körper
- durchzieht den kompletten Körper

Aufbau:

- **2 Sorten Muskelfasern:**
  - ▶ schnellzuckende „FT-Fasern" genannt – ca. 30 – 40 % im menschlichen Körper – weiße Muskelfasern
  - ▶ langsam zuckende „ST-Fasern" genannt – ca. 50 – 60 % im menschlichen Körper – rote Muskelfasern
- **2 Sorten Muskelarten:**
  - ▶ glatte Muskulatur – z.B. Magen, Darm – sehr kurze Zellen
  - ▶ quergestreifte Muskulatur – z.B. Zwerchfell, Zunge - sehr lange Zellen – umfasst ca. 600 Muskeln und die gesamte Skelettmuskulatur
  - – Skelettmuskel: besteht aus tausenden Muskelfasern – jede einzelne umhüllt von Faserschichten (Septen genannt) – die Gesamtheit der Muskelfasern ist umhüllt von Bindegewebe (Muskelfaszie genannt) – Muskelfaserbündel entstehen, die bei Muskelaktivitäten zusammenarbeiten

Aufgaben:

- **FT-Fasern:** enthalten sehr viel Phosphat, Kohlenhydrate und einen Fettspeicher – sehr energiereich, daher ideal für Sprints/Sprünge
- **ST-Fasern:** hoher Myoglobin-Gehalt = sauerstoffbindendes Protein – enthalten sehr viele Mitochondrien und Kapillare – sehr leistungsfähig, daher ideal für dauerhafte Leistungen
- **glatte Muskulatur:** arbeitet unterbewusst durch plötzlich erfolgende Impuls-Kontraktionen (Zusammenziehen) ständig im Einsatz und stets leicht angespannt (auch Ruhetonus genannt) – z.B. im Verdauungstrakt
- **quergestreifte Muskulatur:** arbeitet bewusst und kontrollierbar – enthält die kontraktilen Proteine Aktin und Myosin – kontraktile Impulse werden vom Zentralnervensystem ausgelöst
- Ringmuskeln (Schließmuskeln) – z.B. Mund, Auge, After – umschließen eine Öffnung

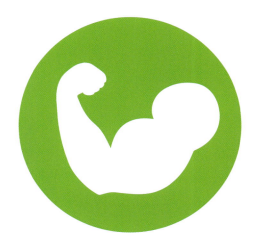

- Hohlmuskeln – z.B. Herz, Magen, Darm – verfügen über einen Hohlraum
- spindelförmige Muskeln – für schnelle Körperbewegungen
- gefiederte Muskeln – für kurze, kräftige Bewegungen – z.B. vorderes Schienbein
- mehrbäuchige Muskeln – Muskel ist durch Zwischensehnen getrennt
- mehrköpfige Muskeln – Ursprung an derselben Sehne, verlaufen jedoch getrennt voneinander weiter, z.B. Bizeps und Trizeps

Benötigte Nährstoffe:

Vitamin A, Vitamin B1, Vitamin B2, Vitamin B5, Vitamin B6, Vitamin B9, Vitamin B12, Vitamin C, Vitamin D, Vitamin E, Vitamin K, Calcium, Kalium, Magnesium, Natrium, Eisen, Kupfer, Selen, Silizium, Zink, Arginin, BCAA, Cystein, Lysin, Threonin

Enthalten in:

Aprikosen, Basilikum, Buchweizen, Cashews, Champignons, Chili, Kakao, Karotte, Knobi, Kokos, Mandeln, Mohn, Oliven, Paprika, Rucola, Sellerie, Spinat, Sprossen, Tomaten, Trockenobst, Vanille, Walnüssen, Zitrone, Zucchini, Zwiebeln

Möhren-Vanille-Sellerie-Tomaten-Salat

2 Portionen

Zutaten:

4 Möhren – grob zerteilt

1 Orange – geschält – grob zerteilt

1 Zitrone – geschält – grob zerteilt

5 getrocknete Tomaten Hälften – grob zerteilt

4 EL Olivenöl

½ TL Vanille

2 Stangen Sellerie –
in dünne Scheiben geschnitten

So geht's:

Alle Zutaten bis auf den Sellerie im Food-Prozessor zum Rohkost-Salat verarbeiten und in eine Schüssel geben. Die Sellerie-Scheibchen unterheben und in kleinen Salat-Schalen anrichten.

Tipp:

Die Vanille macht den Salat sehr fein, feierlich und „exklusiv" – das Zusammenspiel zwischen der Möhre und Orange ist ein Traum. Mit Chili bekommt der Salat etwas Feuer. Gibst Du gehackte Walnüsse oder geschälte Hanfsamen hinzu, ergänzt Du einige B-Vitamine und wertvolle Omega-3-Fettsäuren. Wunderbar schmeckt der Salat mit einem Klecks Cashew-Joghurt (siehe Darm) – so erhältst Du auch bioverfügbares Probiotika.

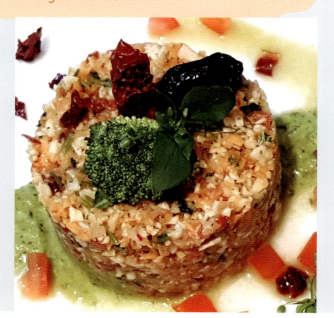

Schoki-Chili-Tomaten-Sauce

für eine Dipp-Schale

Zutaten:

8 getrocknete Tomaten-Hälften – grob zerteilt

1 Roma-Tomate – grob zerteilt

1 Medjool-Dattel – entkernt – grob zerteilt

1 EL Rosmarin

1 EL Kakao-Pulver

2 EL Olivenöl

2 EL Apfelessig

nach Belieben Chili

100 ml gefiltertes Wasser

So geht's:

Alle Zutaten im Personal Blender zur homogenen Sauce mixen.

Tipp:

Extra Salzsole wird hier nicht nötig sein, da die getrockneten Tomaten meist schon ausreichend gesalzen sind.

Passt super zu Rohkost-BroHt (siehe Gehirn) oder zu Rohkost-Sticks oder auch als Wrap-Füllung (siehe Leber).

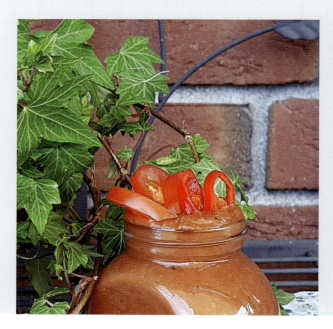

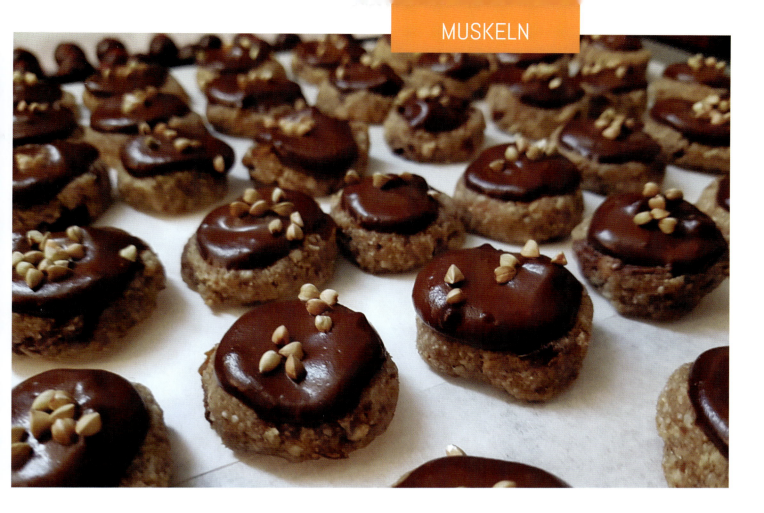

Buchweizen-Schoki-Kekse

ca. 25 Stück

Vorbereitung Buchweizen:

200 g Buchweizen – ca. 15 Min. in gefiltertem Wasser gewässert und gut abgespült – im Dörrgerät bei unter 42 °C ca. 4 Std. getrocknet – anschließend im Blender zu Mehl gemahlen.

Vorbereitung Schoki:

4 EL Kakaobutter

4 EL Kokosöl

3 Medjool-Datteln – entsteint – grob zerteilt

4 EL Kakao-Pulver

50 ml gefiltertes Wasser

So geht's:

Kakaobutter und Kokosöl zusammen im Wasserbad schmelzen. Alle Zutaten im Personal Blender zur Schoki-Creme mixen.

Die Hälfte der Masse in Schokoladen-Silikon-Förmchen füllen und kurz im Kühlschrank oder Tiefkühler fest werden lassen – die feste Schokolade grob hacken und in den Keks-Teig geben.

Die andere Hälfte der Schoki im Dörrgerät bei unter 42 °C cremig halten – diese später als Topping auf die geformten/ausgestochenen Kekse geben.

Kekse:

200 g Cashews – im Personal Blender fein gemahlen

200 g Buchweizenmehl – siehe „Vorbereitung"

15 Medjool-Datteln – entkernt – grob zerteilt

40 g Schoki-Stückchen (siehe Vorbereitung Schoki) – fein gehackt

So geht's:

Alle Keks-Zutaten im Food-Prozessor zum Teig verarbeiten.

Kekse mit ca. 2 cm Durchmesser/2 cm hoch formen – und auf das Gitter des Dörrgeräts verteilen.

Die Kekse oben leicht eindrücken, so dass eine kleine Mulde für die Schoki entsteht.

Die cremige Schoki-Creme aus dem Dörrgerät nehmen und die Kekse damit beträufeln.

Im Dörrgerät auf dem Gitter bei unter 42 °C ca. 4 – 8 Std. bis zur gewünschten Konsistenz dörren – anschließend kühl stellen.

Oliven-Tarte

für 4 Patisserie-Ringe à 7 cm Durchmesser

Zutaten für den Boden:

70 g Mandeln – 12 Std. in gefiltertem Wasser gewässert – gut abgespült

5 Oliven – entkernt

1 getrocknete Tomate-Hälfte – grob zerteilt

1 Zwiebel – geschält – grob zerteilt

1 Knobi-Zehe – geschält

2 EL Mandelpüree

1 EL Salzsole

1 TL Oregano

So geht's:

Alle Zutaten im Food-Prozessor zum Teig verarbeiten.

Die Patisserie-Ringe am Boden mit Backpapier umwickeln und mit einem Gummi fixieren – und auf dem so entstandenen Boden nun gleichmäßig den Teig verteilen.

Oliven-Tapenade:

4 EL Mandelpüree

1 Roma-Tomate – grob zerteilt

1 getrocknete Tomaten-Hälfte – grob zerteilt

100 g Oliven – entsteint

50 ml gefiltertes Wasser

So geht's:

Alle Tapenade-Zutaten im Personal Blender zur Tapenade mixen und auf die 4 Böden verteilen – dekorieren und mindestens 1 Std. im Kühlschrank kühlen.

Deko:
Salat-Blätter für den Teller, einige Oliven-Ringe für die Törtchen

So geht's:

4 Teller mit Salat-Blättern auslegen – die Tartes aus den Ringen befreien und auf den Salat geben – evtl. noch mit Tomaten-Stückchen und geschälten Hanfsamen dekorieren.

Tipp:

Du kannst auch Tomaten-Tartes oder Gemüse-Tartes jeglicher Art zaubern – lasse auch hier wieder Deiner Kreativität freien Lauf.

Ich habe früher immer sehr gerne die unterschiedlichsten Tartes gezaubert: immer einen Boden aus verschiedenen Nüssen/Saaten mit Gemüse gemixt – und eine passende Creme obendrauf gegeben.

Wenn Du die Tarte ins Dörrgerät gibst und sie auf max. 40 °C erwärmst, hast du direkt auch ein warmes rohköstliches – leicht zerlaufenes Gericht.

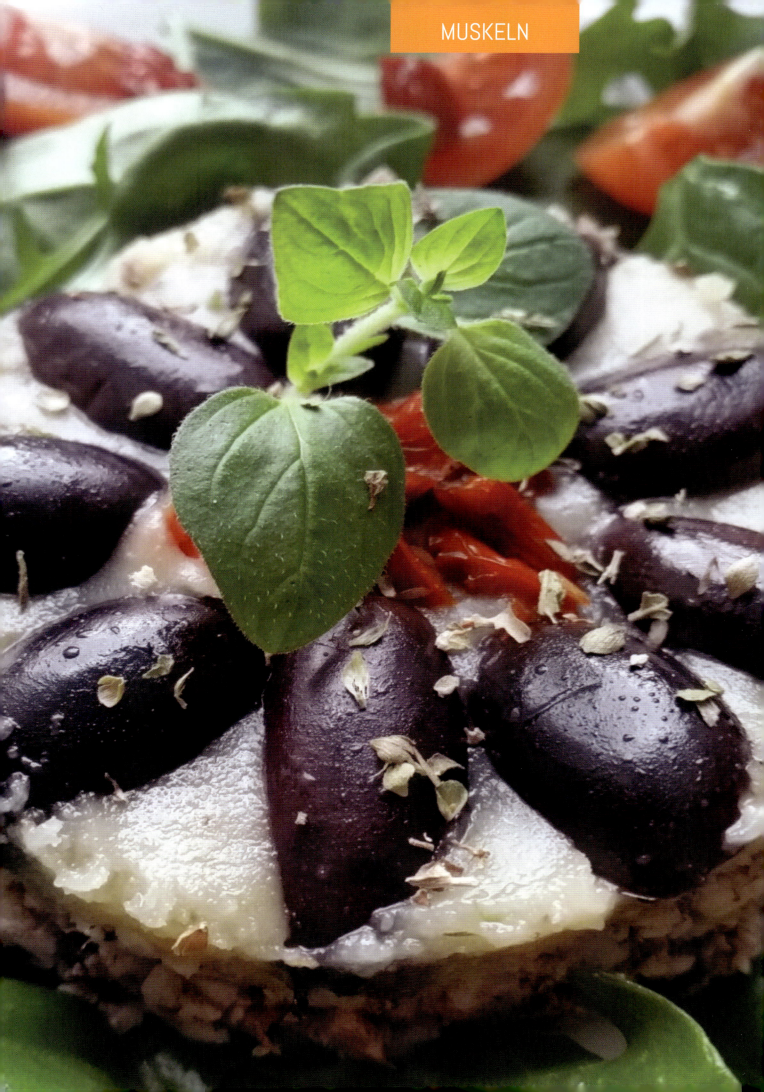

Zucchini-Lasagne

für eine 15 cm x 20 cm große Auflaufform

Zutaten:

2 große Zucchini – in hauchdünne Scheiben gehobelt

Nudel-Marinade:

2 Zitronen – frisch gepresst

2 EL Salzsole

So geht's:

Die Marinade anrühren und über die Zucchini-Scheiben geben – 30 Min. in einer Schüssel ziehen lassen – dann die Marinade abgießen und die Zucchini-Nudeln im Sieb etwas abtropfen lassen.

Tomaten-Sauce:

50 g Paranüsse – 6 Std. in gefiltertem Wasser gewässert – gut abgespült

3 mittlere Champignons – grob zerteilt

10 getrocknete Tomaten-Hälften – grob zerteilt

2 mittelgroße frische Tomaten – grob zerteilt

1 rote Paprika – grob zerteilt

5 Medjool-Datteln – entkernt – grob zerteilt

1 kleine Zwiebel – geschält – grob zerteilt

1 Knobi-Zehe – geschält

5 EL Olivenöl

3 EL Apfelessig

2 EL Paprika edelsüß

1 EL Rosmarin – getrocknet

2 EL Salzsole

Pfeffer/Chili nach Belieben

So geht's:

Alle Zutaten im Food-Prozessor zur Paste verarbeiten.

Basilikum-Pesto:

50 g Walnüsse – 12 Std. in gefiltertem Wasser gewässert – gut abgespült

1 Bund Basilikum – grob gehackt

100 g Spinat

1 Knobi-Zehe – geschält

1 kleine Zwiebel – geschält – grob zerteilt

1 Zitrone – frisch gepresst

4 EL Olivenöl

2 EL Salzsole

So geht's:

Alle Zutaten im Food-Prozessor zum Pesto verarbeiten.

Cashew-Creme:

150 g Cashews

1 Knobi-Zehe – geschält

1 kleine Zwiebel – geschält – grob zerteilt

1 EL Salzsole

200 ml gefiltertes Wasser

So geht's:

Alle Zutaten im Personal Blender zur Creme mixen.

Außerdem:

50 g Baby-Spinat-Blätter

2 Roma-Tomaten – hauchdünn gehobelt

50 g Basilikum-Blätter

Blüten/Sprossen/geschälte Hanfsamen zur Deko

Schichten:

1. Lage:	eine Auflaufform mit Zucchini-Scheiben auslegen
2. Lage:	einige Spinat-Blätter
3. Lage:	die Tomaten-Creme ca. 1 cm dick verstreichen
4. Lage:	einige gehobelte Tomaten-Scheiben
5. Lage:	wieder hauchdünne Zucchini-Scheiben
6. Lage:	das Basilikum-Pesto
7. Lage:	Zucchini-Scheiben
8. Lage:	Rest der Tomaten-Creme
9. Lage:	Zucchini-Scheiben
10. Lage:	Spinat-Blätter
11. Lage:	Cashew-Creme

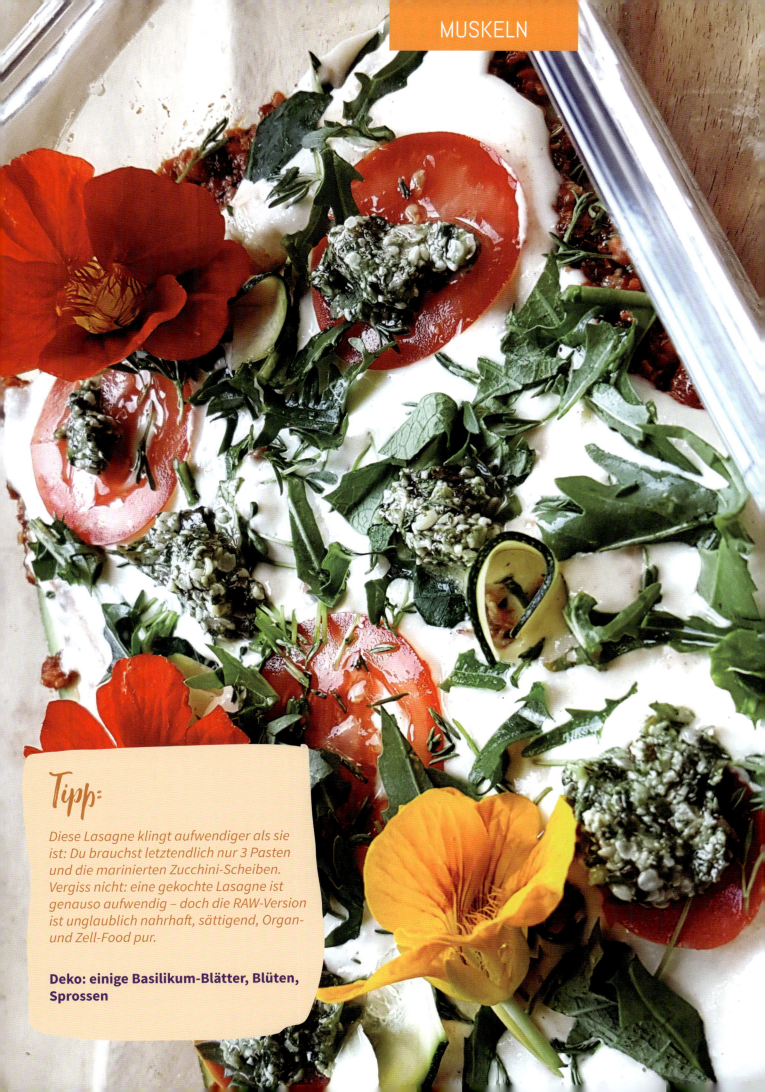

Tipp:

Diese Lasagne klingt aufwendiger als sie ist: Du brauchst letztendlich nur 3 Pasten und die marinierten Zucchini-Scheiben. Vergiss nicht: eine gekochte Lasagne ist genauso aufwendig – doch die RAW-Version ist unglaublich nahrhaft, sättigend, Organ- und Zell-Food pur.

Deko: einige Basilikum-Blätter, Blüten, Sprossen

Haut

Lage/Allgemeine Informationen:

- umhüllt den kompletten Körper
- innenliegende Schleimhäute durchziehen Gewebe und Organe
- ca. 10 – 14 kg schwer und ca. 2 qm Ausdehnung
- ca. 2,4 Mio. Schweißdrüsen auf der Haut-Oberfläche

Aufbau:

- **Leistenhaut:** unbehaart – unter der Fußsohle, Handinnenflächen – einzigartig bei jedem Menschen
- **Epidermis/Oberhaut:** erneuert sich alle 4 Wochen – äußerste Hautschicht – bestimmt die Hautfarbe durch das Farbpigment Melanin – bildet wasserabweisendes und festes Faserprotein Keratin sowie schützende Hornschicht
- **Dermis/Lederhaut:** besteht aus stabilen „Anti-Aging" Bindegewebsfasern Kollagen (straffe Haut) und Elastin (elastische Haut) – hier sitzen die Talg- und Schweißdrüsen – speichert Wasser – versorgt die Epidermis durch kapillare Blutgefäße – reguliert die Körpertemperatur
- **Subcutis/Unterhautfettgewebe:** bestehend aus lockerem Bindegewebe – den Körper isolierende Fettschicht – Bindeglied zwischen Haut und Körper – Faszien, Muskeln, Knochen, Organe sind hier mit großen Faserbündeln befestigt – Haarwurzeln sind hier bis tief in die Lederhaut verankert
- **Hautanhangsgebilde:** Haare und Fingernägel

Aufgaben:

- Reizwahrnehmung aus der Umwelt
- Entgiftung über den Schweiß
- Grenzschicht zwischen Körper und Außenwelt
- Schutz vor Umwelteinflüssen durch z.B. UV-Strahlen, Erreger aller Art…
- Schutz vor Überhitzung durch Schweiß, vor Wärmeverlust durch Fettschicht und Haare, vor Verletzung durch Hornhaut
- Sinnesorgan für Druck, Wärme, Kälte, Schmerz

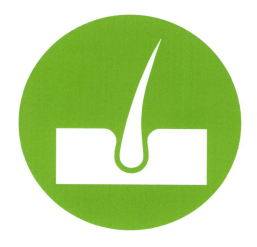

Benötigte Nährstoffe:

Vitamin A, Vitamin B2, Vitamin B3, Vitamin B5, Vitamin B6, Vitamin C, Vitamin E, Vitamin H, Magnesium, Kupfer, Silizium, Arginin, BCAA, Lysin, Methionin, Phenylalanin, Threonin, Cystein

Enthalten in:

Avocados, Basilikum, Cashews, Chili, Dill, Erdnüssen, Feigen, Ingwer, Knobi, Koriander, Kreuzkümmel, Lauch, Leinsamen, Mangos, Nüssen, Paranüssen, Sonnenblumenkernen, Spinat, Sprossen, Tomaten, Trockenobst, Zitronen, Zucchinis, Zwiebeln

Mango-Avocado-Knobi-Chili-Salat

2 Portionen

Zutaten:

400 g Mango – geschält – entkernt – fein gewürfelt

1 Avocado – nicht zu weich – halbiert – entkernt – fein gewürfelt

1 Roma-Tomate – fein gewürfelt

1 Knobi-Zehe – geschält – fein gewürfelt

1 Chili-Schote – in hauchdünne Scheibchen geschnitten

1 Zitrone – frisch gepresst

So geht's:

Alle Zutaten in einer Schüssel mischen und auf 2 Salat-Schalen verteilen.

Tipp:

Perfekt hierzu passt fein gehackter Koriander und etwas fein gehackter Ingwer.

Tomaten-Salbei-Creme

für eine Dipp-Schale

Zutaten:

10 getrocknete Tomaten-Hälften – grob zerteilt

1 Knobi-Zehe – geschält

2 EL Apfelessig

2 EL Olivenöl

1 TL getrockneter Salbei

150 – 200 ml gefiltertes Wasser – je nach gewünschter Konsistenz etwas mehr oder weniger

So geht's:

Alle Zutaten im Personal Blender zur Creme mixen.

Tipp:

Schmeckt toll zu Crackern oder auf BroHt – aber auch zu Gemüse-Sticks.

Mit etwas mehr Wasser wird hieraus ein Süppchen.

Salz ist aufgrund der meist schon gesalzenen getrockneten Tomaten nicht notwendig.

Salbei schmeckt nicht nur fantastisch – es ist auch ein tolles Heilkraut.

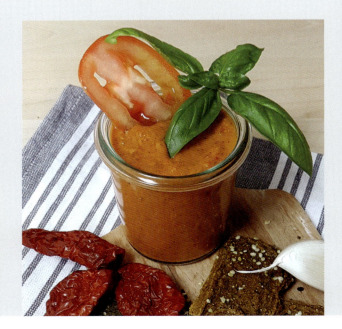

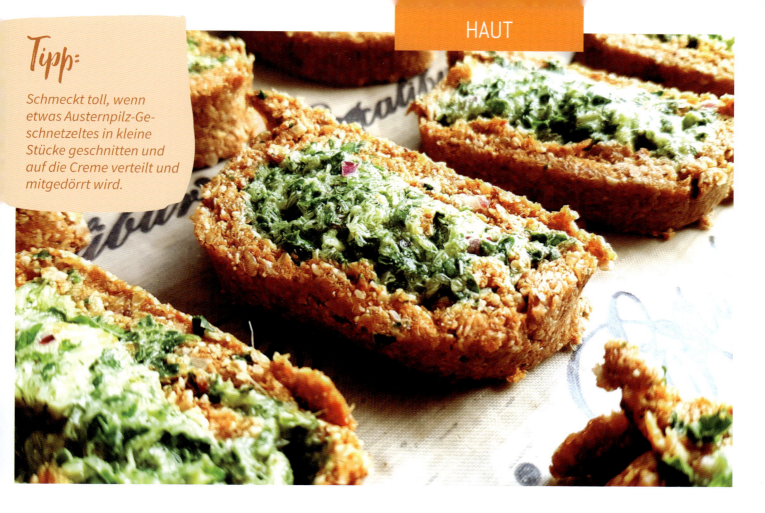

Spinat-Strudel

6 Portionen

Teig:

150 g Sonnenblumenkerne – 12 Std. in gefiltertem Wasser gewässert – gut abgespült – im Dörrgerät bei unter 42 °C getrocknet – anschließend im Blender frisch zu Mehl gemahlen

100 g Leinsamen – im Personal Blender frisch zu Mehl gemahlen

4 EL Flohsamenschalen

5 Cocktail-Tomaten

3 EL Olivenöl

2 TL Oregano

2 TL Paprika edelsüß

2 EL Salzsole

130 ml gefiltertes Wasser

So geht's:

Die Tomaten, Salzsole, Olivenöl, Oregano, Paprika edelsüß und das Wasser im Personal Blender zur homogenen Paste mixen. Alle Zutaten des Teigs in einer Schüssel miteinander gut verkneten.

Den Teig auf eine Paraflexx-Folie geben und mit einer 2. Paraflexx-Folie abdecken.

Mit einem Nudelholz den Teig auf eine Größe von ca. 20 cm x 30 cm ausrollen.

Spinatfüllung:

120 g Spinat – grob gehackt

1 Bund Dill – grob gehackt

1 Knobi-Zehe – geschält

1 EL Cashew-Mus

1 EL Oregano

1 Zitrone – frisch gepresst

30 ml Olivenöl

3 EL Salzsole

So geht's:

Die Zutaten für die Füllung im Food-Prozessor zur nicht zu flüssigen Creme verarbeiten und gleichmäßig auf die unteren zwei Drittel des Teigs verteilen.

Von der befüllten Seite beginnend den Teig zum Strudel aufrollen.

Die Strudel-Rolle in ca. 1 cm breite Scheiben schneiden und auf der Paraflexx-Folie des Dörrgeräts bei unter 42 °C ca. 8 Std. bis zur gewünschten Konsistenz dörren – zwischendurch wenden.

Paranuss-Feigen-Ingwer-Taler

für ca. 15 Stück

Zutaten:

150 g Paranüsse – 6 Std. in gefiltertem Wasser gewässert – gut abgespült

5 getrocknete Feigen – grob gehackt

1 dicke Scheibe Ingwer – grob gehackt

So geht's:

Alle Zutaten im Food-Prozessor zum Teig hacken – sollte der Teig zu bröselig sein, gebe etwas gefiltertes Wasser oder Nuss-Mus Deiner Wahl hinzu.

Aus dem Teig ca. 15 Taler, Kugeln oder Riegel formen – ganz nach Wunsch.

Tipp:

Du kannst diesen Snack direkt genießen – oder ihn einige Zeit bei unter 42 °C im Dörrgerät antrocknen lassen – oder auch ganz durchtrocknen, so dass Du Energie-Kekse bekommst.

Tunke die Snacks in selbstgemachte, flüssige Rohkost-Schoki aus geschmolzener Kakaobutter mit Kakao-Pulver vermischt.

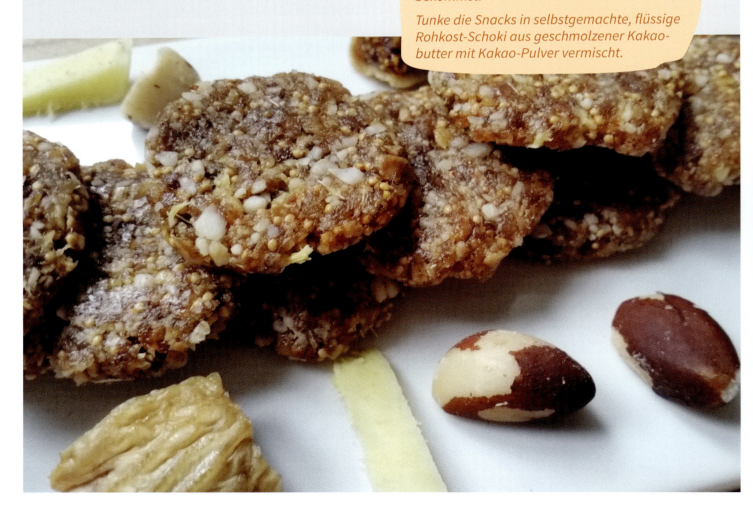

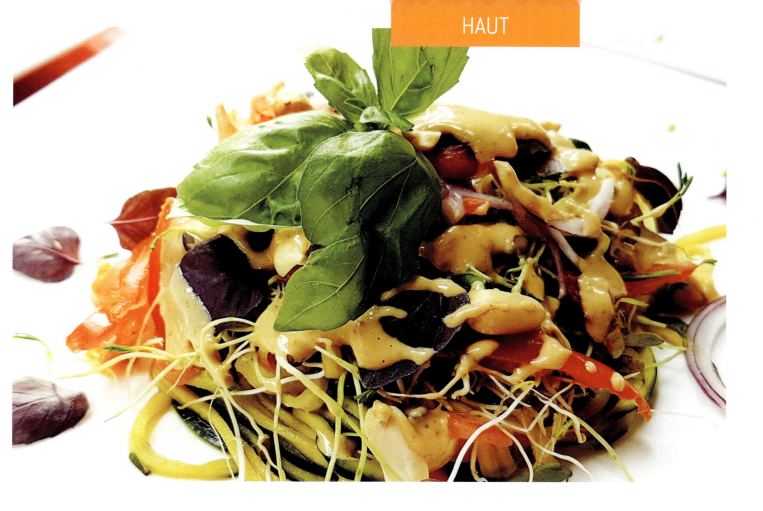

Pad Thai

4 Portionen

Spaghetti:

2 Zucchini – mit dem Spiral-Schneider
zu Spaghetti gedreht

2 Möhren – mit dem Spiral-Schneider
zu Spaghetti gedreht

Marinade:

2 Limetten – frisch gepresst

2 EL Tamari

So geht's:

Die Marinade verrühren und gut mit den Zucchini-Möhren-Spaghetti mischen.

Sauce:

4 EL Erdnuss-Mus

1 Medjool-Dattel – entkernt – grob zerteilt

1 daumendicke Scheibe Ingwer

1 Knobi-Zehe – geschält

1 Limette – frisch gepresst

50 ml Apfelessig

2 EL Tamari

1 TL Kreuzkümmel

So geht's:

Alle Saucen-Zutaten im Personal Blender zur homogenen Creme mixen und mit den Spaghetti vermischen.

Außerdem:

1 Schalotte – in feine Streifen geschnitten

1 Frühlingszwiebel – in feine Ringe geschnitten

1 Roma-Tomate – entkernt –
das Fruchtfleisch in feine Streifen geschnitten

10 Blätter Thai-Basilikum

Chili und Koriandergrün nach Belieben –
fein geschnitten

So geht's:

Die weiteren Zutaten gut mit den Spaghetti vermischen – und genießen.

V. ANHANG: Vitamin- & Mineralstoff-Tabelle

Vitamine

VITAMIN A (RETINOL) fettlöslich

Vitamin A = tierisch
Beta-carotin und Provitamin A = pflanzlich

- **Augen:** wichtig für die Seh-Schärfe –
  bei Augen-Problemen idealerweise auch die Leber
  mit Bitterstoffen versorgen (Augen-Leber-Meridian)

- **Schilddrüse (Hormon-Zentrale):**
  mindert Wechseljahrsbeschwerden

- **Immunsystem:**
  Leukozyten-Bildung und damit Infektionsschutz

- **Muskeln – Faszien:**
  Muskelgewebsaufbau, Muskelheilung –
  Basis für Spitzenleistungen bei körperlicher Betätigung

- **Knochen – Zähne:** fördert die Bildung
  von gesunden Knochen und Zähnen

- **Schleimhaut – Haut:** schützt Haut und Schleimhäute
  von Atemwegen, Harntrakt, Verdauungstrakt

- **Fortpflanzung:** fördert Spermien-Bildung

- **Allgemeine Regeneration:** vor allem im Schlaf

Enthalten in:

Aprikose, Avocados, Beeren, Brokkoli, Chili, Datteln, Dill, Fenchel, Grünkohl, Karotte, Kohl, Koriander, Kürbis, Löwenzahn, Mandeln, Mango, Paprika, Petersilie, Rucola, Sellerie, Spinat, Sprossen, Stangensellerie, Süßkartoffel, Tomate, Walnüsse, Zucchini (orangefarbenes/dunkelgrünes Gemüse und Obst)

VITAMIN B1 (THIAMIN)

- **Gehirn:** Steigerung der Gedächtnisleistung/Konzentration
  sowie Förderung der positiven Grundeinstellung und
  Gelassenheit

- **Gehirn – Nerven – Muskeln:**
  behilflich bei Reizübertragungen zwischen Gehirn und Muskeln

- **Schilddrüse:** reibungslose Hormon-Bildung

- **Herz – Nerven – Wachstum:**
  Einfluss auf wichtige Stoffwechselvorgänge

- **Bauchspeicheldrüse – Leber – Galle:**
  wandelt im Kohlenhydrat-Stoffwechsel Kohlenhydrate
  in Energie – somit wichtig für ein hohes Energielevel

- **Außerdem:** sehr hitzeempfindlich

Enthalten in:

Algen, Avocados, Blumenkohl, Brokkoli, Buchweizen, Cashews, Champignons, Chia, Chili, Dill, Feige, Fenchel, Kakao, Koriander, Mandeln, Mohn, Nüsse, Paranüsse, Petersilie, Samen, Sonnen-blumenkerne, Spinat, Sprossen, Süßholz, Topinambur (Mangel = ungewöhnlich)

VITAMIN **B2** (RIBOFLAVIN)

- **Zelle:** wirkt antioxidativ und schützt so die Zellen
- **Zellen – Muskeln:** erhöht die Bildung roter Blutkörperchen – wichtig für die Sauerstoffversorgung der Zellen und Muskeln
- **Bauchspeicheldrüse:** Kohlenhydrat-Umwandlung in Energie
- **Leber – Galle:** Proteine werden für den Körper verfügbar
- **Muskeln:** Synthese von Wachstumshormonen – eine der Voraussetzungen für Gesundheit und Muskelbildung
- **Immunsystem – Milz:** fördert die Leukozyten-Bildung und die Antikörper-Produktion
- **Haut – Schleimhaut:** Zusammenarbeit mit Provitamin A – Anti-Aging, Haut- und Schleimhaut-Schutz
- **Nebennieren:** Förderung der Hormon-Bildung
- **Außerdem:** Co-Enzym an über 60 verschiedenen Stoffwechselvorgängen, z.B. ATP-Bildung (**A**denosin**T**ri**P**hosphat = Energie) – sehr lichtempfindlich – Zusammenspiel mit anderen B-Vitaminen

Enthalten in:

Avocados, Brokkoli, Buchweizen, Cashews, Champignons, Chia, Dill, Fenchel, Grünkohl, Ingwer, Kakao, Koriander, Kürbiskernen, Löwenzahn, Mandeln, Nüssen, Paprika, Petersilie, Pistazien, Rucola, Salat, Sesam, Spargel, Spinat, Sprossen, Süßholz, Wildkräutern, Zucchini

VITAMIN **B3** (NIACIN)

- **Zelle:** wirkt antioxidativ und ist an der DNA-Reparatur beteiligt
- **Gehirn – Nerven – Faszien:** unterstützt Nervenstärke und ausgeglichene Stimmung
- **Bauchspeicheldrüse – Leber – Galle:** unterstützt den Kohlenhydrat- und Fettstoffwechsel und reguliert die Cholesterin-Bildung
- **Magen-Darm-Trakt – Immunsystem:** spielt eine große Rolle bei der optimalen Nährstoffaufnahme (vor allem von den Spurenelementen) sowie beim Immunsystem.
- **Haut:** unterstützt die Gesundhaltung
- **Außerdem:** kann aus der Aminosäure Tryptophan hergestellt werden

Enthalten in:

Algen, Buchweizen, Champignons, Chili, Erdnüssen, Grünkohl, Kakao, Kohlrabi, Koriander, Kürbis, Kürbiskernen, Mandeln, Nüssen, Paprika rot, Petersilie, Pilzen, Samen, Sonnenblumenkernen, Sprossen, Süßholz, Topinambur

VITAMIN B5 (PANTOTHENSÄURE)

- **Gehirn – Nerven:** stellt Cholin (ehemals Vitamin B4) her – wichtig für Gedächtnis und Konzentration
- **Bauchspeicheldrüse:** Kohlenhydrat-Umwandlung in Energie
- **Leber:** somit zentrale Stoffwechselfunktionen – z.B. Entgiftung der Leber und Ausleitung (Medikamente, Stoffwechselendprodukte…), Cholesterin-Regulierung,…
- **Immunsystem – Milz – Blut:** Zusammenspiel mit Vitamin C = entzündungshemmende und Allergie auflösende Wirkung
- **Faszien – Bindegewebe:** stellt Bindegewebe und Knorpel her – hält die Gelenke beweglich und schützt so vor Arthrose
- **Haut – Schleimhaut:** unterstützt deren gesunde Funktion – reguliert die Talg-Produktion – macht eine schöne Haut und sorgt für schnelle Wundheilung
- **Hormonproduktion:** z.B. Adrenalin bei Stress, Cortisol für Fettabbau etc.
- **Außerdem:** sehr hitzeempfindlich

Enthalten in:

Algen, Ananas, Apfel, Aprikose, Blumenkohl, Brokkoli, Buchweizen, Cashews, Champignons, Chia, Gurke, Kakao, Karotte, Koriander, Kürbis, Kürbiskernen, Mango, Minze, Mohn, Nüssen, Olive, Orange, Paprika rot, Petersilie, Pilzen, Rucola, Samen, Sellerie, Spinat, Sprossen, Stangensellerie, Süßkartoffeln, Tomate, Wassermelone, Zitrone, Zucchini (Mangel = ungewöhnlich)

VITAMIN B6 (PYRIDOXIN)

- **Gehirn:** beteiligt an der Herstellung des Glücks-Hormons Serotonin und Beschleunigung der Vitamin B3-Produktion
- **Schilddrüse – Nieren – Blase:** unterstützt deren ordnungsgemäße Funktionen
- **Blut:** unterstützt die Hämoglobin-Bildung
- **Herz – Blut:** unterstützt die Pump-Leistung des Herzens – vor allem wichtig für Sportler, die leistungsbedingt mehr Blut durch den Körper pumpen müssen
- **Bauchspeicheldrüse – Zellen – Nerven:** Glucose-Versorgung und somit Energiespender
- **Leber – Galle:** Verwertung von Proteinen – die Proteine können nur so gut sein wie der Vitamin B6-Haushalt – zusammen mit Vitamin B12 und Vitamin B9 (Folsäure) baut es das giftige Stoffwechselendprodukt Homocystein ab
- **Immunsystem – Darm – Milz:** benötigt für die Antikörper-Herstellung
- **Muskeln – Faszien:** schnelle Regeneration – vor allem nach Sport – kann nächtliche Muskelkrämpfe/Kribbeln verhindern
- **Haut:** sorgt für schöne Haut = Anti-Aging
- **Außerdem:** Natrium-Kalium-Haushalt – wenn zu viel Natrium und zu wenig Kalium vorhanden ist, können Ödeme (Wasser im Gewebe) entstehen – Vitamin B6 zusammen mit Vitamin B2 kann helfen, dies zu regulieren

Enthalten in:

Algen, Avocados, Bananen, Blumenkohl, Brokkoli, Buchweizen, Chia, Chili, Dill, Erdnüssen, Feldsalat, Grünkohl, Haselnüssen, Ingwer, Koriander, Löwenzahn, Mais, Mohn, Nüssen, Paprika, Petersilie, Sellerie, Sesam, Sonnenblumenkernen, Spinat, Sprossen, Süßkartoffeln, Trockenobst, Walnüssen

VITAMIN B9 (FOLSÄURE)

- **Zelle:** verantwortlich für die Sauerstoffversorgung der Zelle – zusammen mit Vitamin E und Eisen

- **Gehirn – Nerven:** spielt eine wichtige Rolle für die gesunde Psyche

- **Blut:** Zusammenarbeit mit Vitamin B12 bei der Produktion von roten Blutkörperchen für den Sauerstofftransport

- **Leber – Galle:** zusammen mit Vitamin B12 und Vitamin B6 baut Folsäure das giftige Stoffwechselendprodukt „Homocystein" ab

- **Immunsystem – Blut – Milz:** regt die Leukozyten-Bildung an

- **Fortpflanzung:** Zellteilung und Wachstum in der Schwangerschaft

- **Muskeln:** unterstützt die Muskelfasererholung – vor allem der Herz-Muskel pumpt gleichmäßig und rhythmisch, wodurch auch im Sport Leistungssteigerungen möglich sind

- **Außerdem:** Co-Enzym bei der DNA-Produktion

> **Enthalten in:**
>
> *Algen, Aronia, Blumenkohl, Brokkoli, Buchweizen, Chia, Chicoree, Fenchel, Grünkohl, Kakao, Koriander, Kürbiskernen, Mohn, Nüssen, Paprika rot, Petersilie, Rucola, Sesam, Sonnenblumenkernen, Spargel, Spinat, Sprossen, Tomaten, Topinambur, Zucchini*

SONDERFALL VITAMIN B12 (COBALAMIN)

Das Vitamin B12 ist eigentlich kein Vitamin – sondern Mikroorganismen im Boden. Durch unseren viel zu „hygienischen" Ackerbau kommen wir nicht mehr in den Genuss von Vitamin B12. Hinzu kommt, dass das Cobalamin ein „Taxi" benötigt, um in die Zellen zu gelangen. Dieses Taxi ist das „Transport-Protein" Intrinsik Faktor. Dieser Faktor wird in einer gesunden Magenschleimhaut gebildet. Durch unsere „Zivilisations-Kost" (getreide- und kochkost-basiert) ist unser Magen meist nicht mehr in der Lage, dieses „Taxi" herzustellen. Des Weiteren ist Cobalamin sehr hitzeempfindlich, so dass selbst in konventionellen Lebensmitteln wie z.B. Milchprodukten durch das Pasteurisieren das enthaltene Cobalamin vernichtet wird. Dasselbe Schicksal ereilt auch das Cobalamin in Fleisch – Wurst – Fisch. Ich stelle immer gerne die Frage: wie kommt die KUH an ihr Cobalamin? Sicher nicht durch ihr täglich verzehrtes Steak oder durch ihre artfremde Milch, die sie genießt. Viel mehr erhält sie es durch die Mikroorganismen, die sich an den Grasbüscheln und Blättern befinden, die sie genüsslich – zufrieden und artgerecht isst.

In der Massentierhaltung wird der Kuh ihre artgerechte Ernährung jedoch vorenthalten – sie bekommt Soja (das zudem oft aus genmanipuliertem Saatgut entstanden ist), das sie nicht gut verdauen kann, da nicht artgerecht, und die meisten Milchkühe müssen deshalb während ihres Lebens am Magen operiert werden. Diese Kosten sind einkalkuliert im Milch-Geschäft. Das Vitamin B12, das sie benötigt, erhält sie durch künstliche Zusätze.

Außerdem: in einem gesunden menschlichen Dickdarm kann Cobalamin von der Darmflora produziert werden. Nun gibt es viel Literatur dazu, dass dieses Cobalamin nicht vom Körper aufgenommen werden kann.

Dazu werfe ich gerne 2 Fragen in den Raum:

1. WIESO kann unser Darm so einen essentiellen Mikronährstoff für uns herstellen, damit es von uns ungenutzt in der Kloschüssel landet?

2. WIE funktionieren dann ZÄPFCHEN, wenn doch der Dickdarm nicht in der Lage ist, Stoffe aufzunehmen? Dann wäre ein ganzer Pharmazweig quasi unnötig.

Fazit:

Um bioverfügbares Cobalamin aufnehmen zu können, benötigt es die entsprechenden Mikroorganismen, den Intrinsik Faktor im Magen und idealerweise einen gesunden Darm.

Doch wofür benötigen wir Cobalamin?

- Zellteilung
- Blutbildung
- Nervensystem
- Koordination geschmeidiger Muskelbewegungen
- Umwandlung von Kohlenhydraten in Energie
- Zusammen mit Vitamin B6 und Vitamin B9 (Folsäure) baut es das giftige Stoffwechselendprodukt Homocystein ab

Enthalten in:

Chlorella, Spirulina, Miso, Kombucha, Sauerkraut, Kimchi…

VITAMIN C (ASCORBINSÄURE)

- **Zelle – Leber – Galle:** beseitigt als starkes Antioxidant Zellschäden, die durch Umweltgifte entstanden sind – somit wichtiger Baustein auch für Leber und Galle
- **Augen – Zähne:** unterstützt die Augen- und Zahn-Gesundheit
- **Blut – Herz:** unterstützt die Blutbildung und Blutverdünnung – somit wichtig für das Herz-Kreislauf-System
- **Gefäße – Leber:** schützt die Gefäßwände, da es oxidiertes LDL (= „böses" Cholesterin) abbaut
- **Immunsystem – Darm – Milz:** Infektionsabwehr und Stärkung des Immunsystems
- **Muskeln – Faszien – Knochen – Gefäße – Haut:** essenziell bei Reparatur und Regeneration von geschädigten Körpergeweben – bildet Kollagen und Elastan
- **Außerdem:** verbesserte Eisen-Resorption

Enthalten in:

Acerola, Ananas, Apfel, Aprikose, Aronia, Baobab, Beeren, Blumenkohl, Brennnessel, Brokkoli, Chili, Chinakohl, Fenchel, Grünkohl, Kiefernnadeln, Kohl, Kohlrabi, Koriander, Mango, Orange, Paprika, Pastinake, Petersilie, Pfeffer, Rotkohl, Rucola, Sauerkraut, schwarzer Johannisbeere, Spinat, Süßholz, Tomaten, Zitronen, Zucchini, Zwiebeln

VITAMIN D (CALCIFEROL) fettlöslich

Sonderfall Vitamin D. Man kann den benötigten Bedarf nicht über die Ernährung decken – es wird zwingend die Sonne – genauer gesagt die UVB-Strahlen – benötigt. Die Sonne muss einen Stand von mindestens 45° haben, damit die UVB-Strahlen zu uns gelangen. Andernfalls kommen nur die radikalen UVA-Strahlen durch. Die Sonne streichelt dann zwar unsere Seele – hilft uns aber nicht bei der Vitamin D-Produktion.

Außerdem muss der Himmel klar sein – heißt: es dürfen keine Wolken zwischen uns und der Sonne stehen – ansonsten werden die UVB-Strahlen wieder zurückgeschossen.

Unsere Haut darf nicht eingecremt sein – die Creme verhindert, dass UVB vom an der Haut befindlichen Cholesterin aufgenommen werden kann.

Fazit:

Für die Vitamin D-Produktion müssen wir – entgegen der Empfehlungen der Dermatologen & Co. – in der vollen Mittagshitze für 10 – 30 Minuten in die Sonne und ein SONNENBAD nehmen. Unsere Haut darf nicht eingecremt sein und es sollten mindestens 30 % unserer Haut nackt sein (Kopf – Dekolleté – Arme und Beine).

In Nord- und Mittel-Deutschland hat die Sonne nur in den Monaten von April bis September die mindestens benötigte Grad-Stellung von 45° – und zwar zwischen 12 und 15 h.

Die Abendsonne schmeichelt wie gesagt unserer Seele – hilft aber nicht mehr bei der Vitamin D-Produktion.

- Wird mit Hilfe von Cholesterin über die Haut aufgenommen
- Steuert sämtliche Stoffwechselvorgänge
- Reguliert den Calcium-Phosphat-Haushalt
- Zusammen mit Vitamin K baut es das Calcium, das die Nieren hergeben, in Knochen ein – somit auch schnellere Knochen-Heilung nach Frakturen
- Geschmeidige Muskelkontraktionen
- Stärkung der Zähne
- Hat positiven Einfluss auf den gesamten Organismus – von der Zelle über die Schilddrüse, Nieren, Herz, Faszien und auf unser Gehirn – Anti-Aging

Enthalten in:

Avocados, Pilzen, SONNEN-LICHT → in D von April – September zwischen 12 – 15 h für 10 – 30 Min. mit mind. 30 % nackter Hautfläche (nicht eingecremt!!) und nur bei strahlend blauem Himmel bewusst sonnenbaden. Ggf. Vitamin D hochdosiert kurweise supplementieren – ein Mangel kann Ursache für sämtliche Symptome sein!

Sonderfall bestrahlte Champignons:

Legt man sie mit den Lamellen nach oben unter eine Reptilien-Lampe, bilden sie innerhalb weniger Minuten ein Vielfaches an Vitamin D. Trocknen wir nun bei unter 42 °C die so betankten Champignons, so konservieren wir das Vitamin D hierdurch. Statt Vitamin D teuer einzukaufen und zu supplementieren, wäre dies hier eine interessante und bioverfügbare Alternative. Reptilien-Lampe übrigens deshalb, da man hier sicher sein kann, dass tatsächlich das benötigte UVB enthalten ist – denn Reptilien gehen ohne UVB ein.

VITAMIN E (TOCOPHEROL) fettlöslich

- **Zelle:** starkes Antioxidans – also Radikalfänger und somit DNA-Schutz und Schutz der Zell-Membran und vor Zell-Entartungen
- **Herz – Gefäße – Muskeln – Leber – Galle:** Herstellung des optimalen HDL/LDL Cholesterin-Wertes und somit Unterstützung der Herz- und Arterien-Gesundheit – nur DANN werden genug Wachstumshormone gebildet, die nach sportlicher Anstrengung die Muskeln erneuern
- **Leber – Galle:** unterstützt den Fett-Stoffwechsel
- **Vitamin E-Mangel:** Fette oxidieren – sichtbare Altersflecken entstehen auf der Haut, nicht sichtbare entstehen im Gehirn, in der Lunge und in den Nerven
- **Außerdem:** hilft bei körperlich starker Belastung – Stichwort Anti-Aging

Enthalten in:

Algen, Avocados, Buchweizen, Dill, Chili, Fenchel, Grünkohl, Hanfsamen, Kokos, Koriander, Kürbiskernen, Leinsamenn, Mandeln, Mohn, Nüssen, Oliven, Paprika, Petersilie, Pistazien, Rucola, Samen, Sonnenblumenkernen, Spinat, Sprossen, Süßkartoffeln

VITAMIN H (BIOTIN / VITAMIN B7)

- **Gehirn – Nerven:** unterstützt die Gehirn- und Nervenleistungen
- **Schilddrüse:** bildet z.B. das Hormon Testosteron
- **Blut:** bildet Blutzellen
- **Bauchspeicheldrüse:** unterstützt den Glukose-Stoffwechsel
- **Leber – Galle:** Co-Enzym beim Fett- und Protein-Stoffwechsel
- **Haut – Haar – Zelle – Energie:** Schönheits-, Schlankheits-, Vitalitäts-Vitamin – zuständig für gesunde Haut, glänzendes Haar, kräftige Fingernägel, gesundes Zellwachstum, Vitalität und Energie

Enthalten in:

Cashews, Champignons, Dill, Erdnuss, Feigen, Haselnuss, Kakao, Kokos, Kürbiskernen, Leinsamen, Melone, Mohn, Nüssen, Pilzen, Pistazien, Sesam, Sonnenblumenkernen, Spinat, Sprossen, Trockenobst, Walnuss

VITAMIN K (KOAGULATION) fettlöslich

Vitamin K1 (Phyllochinon) = Pflanzen

Vitamin K2 (Menachinon) = Bakterien

Vitamin K3 (Menadion) = Synthetisch (kann zu Blutarmut führen)

- **Gehirn:** wichtig für gute Gehirnleistungen
- **Zähne – Knochen:** Zusammen mit Vitamin D (das die Nieren hergeben) für den Calcium-Einbau in Knochen und Zähne zuständig
- **Blut – Gefäße:** reguliert die Blutgerinnung und Blutbildung – kann Gefäßverkalkungen/-Ablagerungen auflösen
- **Herz:** Nährstoffversorgung des Herzens
- **Leber – Galle:** unterstützt die gesunde Leberfunktion und Entgiftung
- **Faszien – Bindegewebe:** hält Faszien und Gewebe gesund

Kann bei intakter Darmflora im Dickdarm hergestellt werden.

Enthalten in:

Algen, Ananas, Avocados, Bananen, Beeren, Blumenkohl, Brennnessel, Brokkoli, Buchweizen, Champignons, Chicoree, Fenchel, Grünkohl, Gurke, Hagebutte, Karotte, Kohl, Koriander, Lauch, Mango, Paprika grün, Pastinake, Petersilie, Rucola, Salat, Sauerkraut, Sellerie, Spinat, Sprossen, Stangensellerie, Süßkartoffeln, Tomaten, Topinambur, Zucchini

Mineralstoffe

CALCIUM

- **Nerven:** Nervreizweiterleitung und optimale Nerven-Funktion
- **Blut:** zusammen mit Vitamin K zuständig für die Blutgerinnung
- **Herz:** Zuständig für einen regelmäßigen Herzschlag
- **Herz – Muskeln:** unterstützt die Muskelkontraktion und gewährleistet den regelmäßigen Herzschlag
- **Knochen – Zähne:** 99 % befinden sich in Knochen und Zähnen, 1 % im Extrazellulärraum
- **Knochen – Zähne:** Zusammenarbeit mit Vitamin D und Vitamin K2 – Aufbau und Erhalt von Knochen sowie Zähne
- **Knochen – Zähne:** Zusammen mit Phosphor, Kohlenstoff, Sauerstoff erhalten Knochen und Zähne die nötige Festigkeit und Stabilität
- **Knochen:** Zusammen mit Silizium produziert es Kollagenfasern und Knochen
- **Calciummangel:** unregelmäßiger Herzschlag, Muskelkrämpfe, erst sehr spät: Osteoporose
- **Außerdem:** schmerzstillende und juckreizstillende Wirkung – kurbelt den Eisenstoffwechsel an

Enthalten in:

Algen, Basilikum, Beeren, Brennnessel, Chia, Dill, Feigen, Fenchel, Gemüse, Grünkohl, Haselnüssen, Kakao, Koriander, Mandeln, Mohn, Nüssen, Oliven, Petersilie, Rucola, Samen, Sesam, Spinat, Stangensellerie, Süßholz, Trockenfrüchten, Vanille, Zimt

MAGNESIUM

- **Nerven – Gefäße – Faszien:** Regulations-Vorgänge sorgen für elastische Blutgefäße und schützen das Nervensystem und die Faszien
- **Nerven – Muskeln:** überträgt Nervenimpulse zu den Muskeln und unterstützt die Muskelkontraktionen
- **Herz – Muskeln:** Herzrhythmusregulation – erlaubt dem Muskel, sich zwischen den Pumpschlägen zu entspannen – somit können sich auch andere Muskeln in der Zeit entspannen
- **Bauchspeicheldrüse – Leber – Galle:** Beteiligt an sämtlichen wichtigen Stoffwechselvorgängen im Körper – z.B. am Kohlenhydrat- und Protein-Stoffwechsel
- **Bauchspeicheldrüse:** Ist der Magnesium-Spiegel ausreichend hoch, kann von der Pankreas Insulin ausgeschüttet werden, so dass es Glucose zur Energiegewinnung in die Zellen bringen kann
- **Immunsystem – Darm – Milz – Lungen:** aktiviert Vitamin C und unterstützt das Immunsystem
- **Knochen – Zähne:** beteiligt am Calcium-Einbau in die Knochen und Zähne, da es Vitamin D in seine aktive Form Vitamin D3 umwandelt
- **Zusammenspiel:** beteiligt an der idealen Magnesium-Aufnahme sind neben Calcium auch Vitamin B1, Vitamin B6 sowie Selen und Zink
- **Außerdem:** Unterstützt die Kollagenbildung – entzündungshemmende Wirkung – aktiviert über 300 Enzyme – entgiftet Schwermetalle wie Quecksilber, Aluminium etc.

Enthalten in:

Algen, Avocados, Banane, Basilikum, Brokkoli, Buchweizen, Cashews, Chia, Dill, Feige, Fenchel, Ingwer, Kakao, Knoblauch, Kohlrabi, Koriander, Lauch, Leinsamen, Mandeln, Möhrengrün, Mohn, Nüssen, Paranüssen, Petersilie, Pinien, Rucola, Samen, Sonnenblumenkernen, Spinat, Süßholz, Trockenobst, Walnüssen

KALIUM

- **Zelle:** vorwiegend im Intrazellulärraum zu finden
- **Nerven – Sinnesorgane:** Nervenimpulsübertragung durch die Natrium-Kalium-Pumpe: wir können sehen, fühlen, riechen, schmecken…
- **Herz – Blut:** zusammen mit Natrium: Hydrierung des Körpers – somit geordnete Bewegungsabläufe:
  - ▸ gleichmäßiger Blutfluss und Blutdruckoptimierung
  - ▸ Herz kann mehr Blut pumpen, was zu Leistungssteigerungen führen kann
- **Muskeln – Herz:** Muskelbewegungen werden geschmeidiger – auch die des Herzens
- **Kochen:** unterstützt die Knochenbildung in Zusammenarbeit mit Vitamin C
- **Außerdem:** Kann die Ausscheidung von Calcium und Magnesium über den Urin vermindern

Enthalten in:

Aprikose, Avocados, Banane, Basilikum, Blumenkohl, Brennnessel, Brokkoli, Champignons, Chia, Datteln, Feigen, Fenchel, Granatapfel, Ingwer, Kakao, Karotte, Knoblauch, Kohl, Koriander, Kürbis, Kürbiskernen, Meerrettich, Minze, Mohn, Nüssen, Pastinake, Petersilie, Pilzen, Rosinen, Rucola, Sellerie, Sesam, Sonnenblumenkernen, Spargel, Spinat, Stangensellerie, Süßholz, Tomaten, Topinambur, Trockenfrüchten

NATRIUM

- **Zelle – Extrazellulärraum:** Transportiert andere Ionen (Calcium, Magnesium, Kalium…) durch die Zellmembran und sorgt für die richtige Elektrolyte-Konzentration der Intra- und Extrazellulärflüssigkeit
- **Nerven:** Weiterleitung von Nervenimpulsen
- **Blut – Herz:** Blutdruck-Regulierung in Zusammenarbeit mit Chlorid
- **Blut – Nieren:** Verflüssigt Calcium und andere Mineralstoffe im Blut und reguliert zusammen mit Kalium den Wasserhaushalt
- **Nieren:** Mineralstoffhaushalt wird über die Nieren reguliert – auch Natrium – und ein Zuviel über die Nieren ausgeschieden
- **Faszien – Muskeln:** Muskelkontraktionen und Faszien-Regulation
- **Natriummangel:** Muskel-Steifheit, Muskelkrämpfe

Enthalten in:

Kapern, Kürbiskernen, Oliven, Rucola, Sellerie, Spinat, Stangensellerie

Außerdem:
Stein-Salz, Ur-Salz, Himalaya-Salz, Halit-Salz, Salz-Sole…

PHOSPHOR

- **Zelle – Bauchspeicheldrüse:** entscheidende Funktion beim Energie-Stoffwechsel – wandelt Nahrung in Energie (ATP) um – somit an fast allen Stoffwechselvorgängen beteiligt
- **Zelle:** Bestandteil der Zellmembran und DNA
- **Knochen – Zähne:** agiert mit Calcium und den Vitaminen D und K beim Knochen-/Zahn-Aufbau und -Erhalt
- **Außerdem:** beteiligt am Säure-Basen-Haushalt in Blut, Urin, Speichel

Enthalten in:

Buchweizen, Cashews, Champignons, Chia, Feige, Fenchel, Grünkohl, Kakao, Knoblauch, Kohl, Kürbiskernen, Mohn, Nüssen, Paranüssen, Rucola, Sesam, Sonnenblumen-kernen, Süßholz, Topinambur, Trockenobst, Walnüssen

CHLORID

- **Magen – Verdauung – Immunsystem:** Bildet zusammen mit Wasserstoff Salzsäure für den Magensaft:
  - ▸ Wichtig für die Verdauung
  - ▸ Wichtiges Instrument für die Erreger-Abwehr

Enthalten in:

Kokos, Meeresgemüse, Sauerkraut, Sellerie, Süßholz

Spurenelemente

CHROM

- **Zelle:** beteiligt an der Zellteilung
- **Bauchspeicheldrüse:** Beteiligung am Kohlenhydrat-Stoffwechsel – reguliert den Blutzuckerspiegel
- **Leber – Galle:** wichtige Rolle beim Fett-Stoffwechsel – senkt das „schlechte" LDL-Cholesterin – erhöht das „gute" HDL-Cholesterin
- **Muskeln:** verbessert die Protein-Synthese und fördert den Muskelaufbau

Enthalten in:

Buchweizen, Gemüse, Paranuss, schwarzer Pfeffer, Thymian

EISEN

- **Zelle – Blut – Lungen:** Bestandteil des roten Blutfarbstoffs Hämoglobin – bindet Sauerstoff-Atome an sich und kann so die Sauerstoff-Versorgung von den Alveolen (Lungenbläschen) der Lunge über das Blut bis in die Zellen übernehmen – besonders für aktive Menschen wichtig – nur so wird genug sauerstoffreiches Blut in die hart arbeitenden Extremitäten gepumpt → Folge: Leistungssteigerung
- **Blut:** ist wichtig für die Blutplasma-Bildung und für den Kreislauf
- **Zelle:** wichtig für den Energiestoffwechsel
- **Nieren – Leber:** unterstützt die Ausleitung über die Nieren und Leber
- **Fördernd:** Vitamin C, z.B. Sauerkraut, Petersilie, Koriander
- **Hemmend:** Kaffee, schwarzer Tee, Oxalate
- **Außerdem:** Eisenspeicher in Knochen, Leber und Milz – dadurch auch Unterstützung des Immunsystems

Enthalten in:

Cashews, Dill, Feldsalat, Fenchel, Kakao, Koriander, Kürbiskernen, Kurkuma, Leinsamen, Löwenzahn, Mandeln, Minze, Mohn, Meerrettich, Petersilie, rote Beete, Rucola, Sesam, Sonnenblumenkernen, Spinat, Süßholz, Thymian, Topinambur, Wildkräutern, Zimt, Zucchini

KUPFER

- **Blut – Lungen:** zusammen mit Eisen beteiligt an der Bildung der roten Blutkörperchen (Erythrozyten), die u.a. für die Sauerstoffversorgung notwendig und auch wichtig für die Lungen und sportliche Leistungen sind
- **Nerven – Knochen – Haut:** notwendig für die ordnungsgemäße Funktionen der Organe
- **Bauchspeicheldrüse – Leber – Galle:** beteiligt an der Enzymproduktion
- **Immunsystem – Milz – Darm – Haut – Schleimhaut:** Stärkung des Immunsystems und verbesserte Wundheilung
- **Faszien – Muskeln:** Regeneration und Wiederaufbau nach körperlicher Schädigung
- **Außerdem:** Förderung der Haar-Pigmentierung

Enthalten in:

Acerola, Avocados, Buchweizen, Cashews, Champignons, Datteln, Kakao, Kohlrabi, Kokos, Koriander, Kürbiskernen, Leinsamen, Mandeln, Mohn, Paranuss, Petersilie, Pilzen, Rucola, Sesam, Sonnenblumenkernen, Spinat, Süßholz, Walnuss, Zitrone

IOD

- **Zelle – Gehirn – Knochen:** Zuständig für Zellreifung, Gehirn- und Knochenentwicklung, Wachstum
- **Zelle:** schützt vor radioaktiven Elementen, die sich an die Zellmembranen setzen, wenn diese nicht von Iod besetzt sind
- **Schilddrüse:** Produziert die Schilddrüsenhormone T3 (aktive Form) und T4 (Speicher-Form), die viele Stoffwechsel-Prozesse regulieren
- **Leber – Galle:** unterstützt den Fett- und Protein-Stoffwechsel – entgiftet
- **Hemmend:** Final nicht geklärt, ob Senfglykoside die Iod-Aufnahme hemmen
- **Außerdem:** Durch Schweiß geht viel Iod verloren – daher benötigen körperlich aktive Menschen mehr Iod

Enthalten in:

Brokkoli, Cashews, Champignons, Erdnüssen, Feldsalat, Karotte, Koriander, Meeresalgen (bes. Dulse, Spirulina, Wakame, Nori), Mohn, Petersilie, Sesam

MANGAN

- **Zelle:** wirkt antioxidativ und schützt die Zelle
- **Gehirn:** wichtig für gute Laune – an der Dopamin-Bildung beteiligt
- **Bauchspeicheldrüse:** rascher Erholungsprozess, da es Enzyme aktiviert – speichert außerdem Glucose
- **Leber – Galle:** Energiegewinnung aus dem Protein- und Fett-Stoffwechsel
- **Knochen:** beteiligt am Aufbau von gesunden Knochen
- **Haut:** an der Bildung von dem Hautpigment Melanin beteiligt
- **Fördernd:** Lebensmittel, die reich sind an der Aminosäure Histidin, z.B. Sprossen, außerdem Citrate aus Zitrusfrüchten

Enthalten in:

Banane, Basilikum, Buchweizen, Cashews, Chia, Dill, Grünkohl, Ingwer, Kakao, Koriander, Kürbiskernen, Leinsamen, Mandeln, Mohn, Petersilie, Rucola, Sesam, Sonnenblumenkernen, Spinat, Süßholz, Walnüssen

MOLYBDÄN

- **Zelle:** reduziert körpereigenen Stress
- **Bauchspeicheldrüse:** an der Enzym-Bildung beteiligt
- **Leber – Galle:** wichtig für die Entgiftung – transportiert außerdem das in der Leber gespeicherte Eisen in den Blutkreislauf und ist somit für körperlich aktive Menschen besonders wichtig

Enthalten in:

Blumenkohl, Buchweizen, Dill, Knoblauch, Koriander, Nüssen, Petersilie, Rotkohl, Schnittlauch

SELEN

tierisch = Selencystein

pflanzlich = Selenomethionin (80 – 100 % Bioverfügbarkeit)

anorganisch = Selenit, Selenat

- **Zelle:** unabdingbar für sämtliche Zellfunktionen – wirkt antioxidativ – unterstützt die Glutathion-Bildung und somit die Entgiftung und Zellschutz
- **Schilddrüse:** in Zusammenarbeit mit Iod aktiviert es Schilddrüsen-Hormone
- **Blut – Atmung – Zwerchfell:** schützt rote Blutkörperchen vor Schäden
- **Bauchspeicheldrüse:** ist an der Enzym-Produktion beteiligt und Enzym-Bestandteil
- **Leber – Galle:** Entgiftungs-Prozesse: leitet Schwermetalle aus, schützt vor Umweltstress
- **Immunsystem – Darm – Milz:** stärkt das Immunsystem
- **Fortpflanzung:** unterstützt die Spermien-Bildung
- **Faszien – Muskeln:** zusammen mit Vitamin E sorgt es für elastisches Muskelgewebe, geschmeidige Faszien und Bewegungsabläufe

Enthalten in:

Champignons, Knoblauch, Knollengemüse, Kohl, Kokos, Nüssen, Paranüssen, Rosenkohl, Spargel, Walnüssen

SILIZIUM

- **Blut – Gefäße:** hält die Gefäße elastisch – kann Arteriosklerose und Bluthochdruck vorbeugen
- **Immunsystem – Darm – Milz:** unterstützt die Bildung von Antikörpern
- **Knochen:** unterstützt die Knochenbildung
- **Faszien – Gewebe – Haut – Muskeln – Zwerchfell – Atmung:** positive Beeinflussung der Bildung und Gesundhaltung von Gewebe, Knorpel, Faszien, Haut, Haar, Nägel, Muskeln
- **Außerdem:** verlangsamt den Alterungsprozess – somit Anti-Aging

Enthalten in:

Ackerschachtelhalm, Apfel, Aprikose, Brennnessel, Feigen, Gurke, Löwenzahn, Mais, Meerrettich, Okra, Paprika, Pastinake, Petersilie, Salat, Spargel, Spinat, Sonnenblumenkernen, Topinambur, Wassermelone

ZINK

- **Zelle:** beteiligt bei der DNA/RNA-Produktion – wirkt antioxidativ und schützt die Zelle
- **Gehirn – Nerven:** spielt eine wesentliche Rolle im Gehirn und bei den Nervenfunktionen
- **Auge – Prostata:** hier finden sich die höchsten Zink-Konzentrationen – schützt das Auge – fördert die Fortpflanzung und das Zellwachstum
- **Blut:** unabdingbar für die konstante Aufrechterhaltung des pH-Wertes im Blut
- **Bauchspeicheldrüse:** ist Enzym-Bestandteil und speichert Insulin
- **Leber – Galle:** beteiligt am Protein-Stoffwechsel
- **Immunsystem – Darm – Milz:** aktiviert über 200 Enzyme – auch die des Immunsystems und schützt so vor Infektionen
- **Faszien – Muskeln:** fördert Heilprozesse der Faszien und Muskeln
- **Fördernd:** Zitrusfrüchte, Aminosäuren
- **Hemmend:** Kupferrohre, Kaffee, Tee, Phytate

Enthalten in:

Algen, Basilikum, Buchweizen, Dill, Erdnuss, Ingwer, Kakao, Koriander, Kürbiskernen, Lauch, Leinsamen, Mais, Mohn, Paranuss, Pastinake, Pekans, Petersilie, Sesam, Sonnenblumenkernen, Sprossen, Süßholz, Walnüssen

Essentielle Aminosäuren (AS)

ISOLEUCIN (LINKSDREHEND)/LEUCIN (RECHTSDREHEND)/ VALIN/BCAAs

- **Gehirn:** puffert das Zellgift Ammoniak und vermeidet so Hirnschäden
- **Nerven:** unterstützt die Nervenfunktion
- **Blut:** erneuert das Hämoglobin
- **Bauchspeicheldrüse – Muskeln:** gemeinsam mit Methionin und Cystein kann Glucose für die Muskeln ohne Insulin nutzbar gemacht werden und so die Bauchspeicheldrüse entlasten
- **Leber – Galle – Muskeln – Haut – Knochen:** wichtig für die Proteinsynthese der Muskeln sowie Regeneration von Körpergewebe, Haut und Knochen
- **Immunsystem – Darm – Milz:** während der Kindheit wichtig für das Wachstum und die Milz – somit auch für das Immunsystem
- **Außerdem:** wichtig für die optimale Drüsentätigkeit

Enthalten in:

Blumenkohl, Brokkoli, Buchweizen, Cashews, Chia, Chicoree, Erdnüssen, Grünkohl, Kakao, Knoblauch, Kokos, Koriander, Kürbiskernen, Leinsamen, Mais, Mohn, Nüssen, Petersilie, Pilzen, Rucola, Sesam, Sonnenblumenkernen, Spinat, Sprossen, Süßholz, Topinambur, Trockenobst

LYSIN

- **Zelle – Gewebe:** Anti-Aging, da es die Degeneration von Zellen und Geweben verlangsamt
- **Gehirn – Drüsen:** reguliert das Zusammenspiel der Zirbeldrüse – Milchdrüsen – Eierstöcke
- **Leber – Galle:** unterstützt die Fett-Verdauung – Protein-Synthese – Entgiftung
- **Knochen – Faszien – Muskeln:** Bestandteil von Carnitin und Kollagen
- **Knochen – Zähne:** sorgt für die Calcium-Aufnahme
- **Außerdem:** kann hilfreich unterstützen bei Migräne, Herpes, Stress

Enthalten in:

Avocados, Blumenkohl, Brokkoli, Buchweizen, Chia, Chicoree, Fenchel, Grünkohl, Kakao, Knoblauch, Koriander, Kürbiskernen, Lauch, Leinsamen, Mohn, Petersilie, Pilzen, Rucola, Sesam, Sonnenblumenkernen, Spinat, Sprossen, Süßholz, Topinambur, Trockenobst, Zucchini

METHIONIN

- **Blut – Gewebe:** Bestandteil des Hämoglobins, von Gewebe und Serum
- **Lymphe – Bauchspeicheldrüse – Immunsystem – Milz:** unterstützt die ordnungsgemäße Funktion der Organe
- **Leber – Galle:** steht zu Beginn jeder Proteinsynthese – ist beteiligt am Fett-Stoffwechsel und Struktur-Aufbau – entgiftet Schwermetalle und schützt vor Strahlenschäden
- **Haut:** als gute Schwefelquelle beteiligt an gesunden Haaren, Haut, Nägeln

Enthalten in:

Blumenkohl, Buchweizen, Chia, Grünkohl, Haselnüssen, Kakao, Knoblauch, Koriander, Kürbiskernen, Leinsamen, Mohn, Paranüssen, Petersilie, Schnittlauch, Sesam, Sonnenblumenkernen, Spinat, Sprossen, Trockenobst

PHENYLALANIN

- **Gehirn – Nerven:** fördert die Gedächtnisleistung und Signalweiterleitung zwischen den Nervenzellen – kann die Lernleistung unterstützen
- **Nieren – Blase:** wichtig für die Entgiftung und Ausscheidung von Nahrung sowie verbrauchter Zellen und Gewebe über die Nieren und Blase
- **Schilddrüse:** Vorstufe von Tyrosin
- **Haut:** wichtig für Melanin und die Pigmentierung der Haut
- **Außerdem:** verliert seine Wirkung durch Alkohol – reguliert das Hungergefühl

Enthalten in:

Avocados, Blumenkohl, Brokkoli, Buchweizen, Chia, Chicoree, Erdnüssen, Grünkohl, Kakao, Knoblauch, Koriander, Kürbiskernen, Leinsamen, Mandeln, Mohn, Petersilie, Pilzen, Salat, Sesam, Sonnenblumenkernen, Spinat, Sprossen, Süßholz, Topinambur, Trockenobst

THREONIN

- **Zähne – Faszien – Haut:** wichtige Rolle bei der Bildung von Zahnschmelz und Kollagen
- **Bauchspeicheldrüse:** Bestandteil sehr wichtiger Enzyme
- **Bauchspeicheldrüse – Magen – Darm – Leber – Galle:** bildet Verdauungsschleim
- **Leber – Galle:** aktiv am Austausch von Aminosäureatomen im Körper beteiligt und kann zusammen mit den AS Methionin und Asparaginsäure, die Einlagerung von Fett in der Leber vorbeugen
- **Muskeln:** wichtig für die Muskelkontraktion

Enthalten in:

Blumenkohl, Brokkoli, Buchweizen, Chia, Grünkohl, Kakao, Knoblauch, Koriander, Kürbiskernen, Leinsamen, Mohn, Petersilie, Sesam, Sonnenblumenkernen, Spinat, Sprossen, Süßholz, Trockenobst

TRYPTOPHAN

Diese Aminosäure (AS) teilt sich mit den AS BCAAs, Phenylalanin, Tyrosin das Carrierprotein (also das „Taxi") durch die Blut-Hirn-Schranke. Die anderen AS sind in der Regel „stärker" als das Tryptophan – doch wenn man Sport macht, werden die anderen AS dort benötigt und das Tryptophan hat freie Bahn und kann uns glücklich machen. Dies ist eine der Gründe für die Glücksgefühle, die viele nach dem Training haben. Die andere Methode ist, gleichzeitig Kohlenhydrate mit Proteinen zu essen. Verdauungstechnisch ist dies nicht vorteilhaft, hier solltest Du besser Kohlenhydrate und Proteine getrennt essen, um die jeweiligen Enzyme parat zu haben und den Enzym-Haushalt nicht in Chaos zu versetzen (Thema Trennkost) – jedoch kommt es immer drauf an, was Du gerade erreichen möchtest: isst Du Kohlenhydrate mit Proteinen, erhöht dies den Insulinspiegel, so dass die BCAAs in die Muskeln gelangen und die anderen AS die Blut-Hirn-Schranke passieren können.

- **Zelle – Gewebe:** wichtig für die Zell- und Gewebsbildung
- **Gehirn:** Serotonin-Vorstufe und somit wichtig für unsere gute Laune
- **Bauchspeicheldrüse – Magen:** bildet Verdauungssäfte und Enzyme
- **Leber – Galle:** am Aufbau des Cholesterin-Transportmoleküls LDL beteiligt
- **Außerdem:** Vorstufe von Melatonin – somit wichtig für den Tag-/Nacht-Rhythmus – Vorstufe von Vitamin B3

Enthalten in:

Brennnessel, Buchweizen, Cashews, Chia, Kakao, Knoblauch, Kürbiskernen, Leinsamen, Mohn, Senf, Sesam, Sonnenblumenkernen, Sprossen, Trockenobst

Semi-essentielle AS

ARGININ

- **Zelle – Immunsystem:** wichtig für den Zell-Schutz und für ein starkes Immunsystem
- **Blut – Gefäße:** erweitert Blutgefäße und erhöht die Blutzufuhr
- **Muskeln:** schüttet Wachstumshormone aus, die förderlich sind bei der Bildung von Muskeln bei gleichzeitiger Reduktion des Körperfetts
- **Bauchspeicheldrüse:** stimuliert die Insulin-Produktion
- **Leber – Galle:** reinigt die Leber durch Neutralisation von Ammoniak und Alkohol
- **Knochen – Muskeln:** beteiligt an der Knochenbildung, Muskelkontraktion, Muskel-Reparatur, Kollagen
- **Außerdem:** Vorstufe von Stickstoff

Enthalten in:

Blumenkohl, Brennnessel, Brokkoli, Buchweizen, Cashews, Champignons, Chia, Chicoree, Erdnuss, Grünkohl, Kakao, Knoblauch, Kohl, Koriander, Kürbiskernen, Leinsamen, Mandeln, Mohn, Paranüssen, Pastinake, Petersilie, Pilzen, Pinien, Rucola, Salat, Sesam, Sonnenblumenkernen, Spinat, Sprossen, Süßholz, Topinambur, Walnuss, Zwiebel

HISTIDIN

- **Zelle:** an der Säure-Basen-Regulation beteiligt
- **Nerven:** wichtige Funktionen für die Myelinzellen, die die Nerven umhüllen
- **Blut:** Bestandteil von Hämoglobin
- **Leber – Galle:** unterstützt die Glykogen-Bildung – entgiftet Schwermetalle und schützt vor Strahlenschäden
- **Immunsystem – Darm – Milz:** verhindert die Bildung pathogenen Schleims
- **Fortpflanzung:** Bestandteil der Spermien – optimale Schwangerschaft
- **Außerdem:** Vorstufe von Histamin

Enthalten in:

Buchweizen, Chia, Erdnüssen, Grünkohl, Kakao, Knoblauch, Koriander, Kürbiskernen, Leinsamen, Mohn, Petersilie, Sesam, Sonnenblumenkernen, Spinat, Sprossen, Süßholz, Trockenobst

Nicht essentielle AS – aber wichtig für die Herstellung von Glutathion

CYSTEIN

- **Zelle – Leber – Galle:** wichtig zur Bildung des Antioxidans Glutathion – somit wichtig für die Zelle und Entgiftung
- **Blut:** beteiligt an der Bildung der roten Blutkörperchen (Erythrozyten)
- **Bauchspeicheldrüse:** wichtiger Baustein von Enzymen
- **Immunsystem – Darm – Milz:** unterstützt das Immunsystem und schützt vor Infektionen
- **Faszien:** Bestandteil der Gewebegesundheit
- **Außerdem:** Bestandteil vom Haar

Enthalten in:

Brennnessel, Buchweizen, Cashews, Chia, Erdnüssen, Haselnüssen, Kakao, Knoblauch, Kohl, Koriander, Kürbiskernen, Leinsamen, Macadamia, Mandeln, Mohn, Paranüssen, Petersilie, Sesam, Sonnenblumenkernen, Spinat, Süßholz, Trockenobst, Walnüssen

Fazit der Mikro-Nährstoffe:

Du siehst, dass Du sämtliche Mikro-Nährstoffe inklusive der benötigten Aminosäuren ganz einfach mit pflanzlichen Lebensmitteln decken kannst.

Vor allem Algen, Avocado, Blumenkohl, Buchweizen, Brokkoli, Cashews, Datteln, Flohsamenschalen, Kakao, Knoblauch, Kohl, Kokos, Koriander, Kürbiskerne, Leinsamen, Mandeln, Nüsse, Petersilie, Pilze, Rucola, Sauerkraut, Sesam, Sonnenblumenkerne, Spinat, Sprossen, Tomate, Topinambur und Trockenobst spielen eine wertvolle und köstliche Rolle hierbei.

Bezugsquellen/Empfehlungen

Lebensmittel und Küchengeräte
www.keimling.de
www.pureraw.de

Lebensmittel

Öle – Oliven – Pesto	www.vitaverde.de
Tamari – Kelp-Spaghetti	www.raw-living.de
Öle – Nuss-Muse – Mehle	www.duesseldorfer-oelmanufaktur.de
Weizengras	www.weizengrasversand.de

Restaurants
ALGE   www.alge.de
Bio-vegane Restaurant-Kette mit Rohkost-Anteil,
z.B. in Mönchengladbach, Königs-Wusterhausen, Heidelberg, Weilheim…

Meine ganz persönlichen Küchengeräte

Hochleistungs-Mixer	www.biancodipuro.com
Geräte per Handbetrieb	www.gefu.com (z.B. Spiralschneider)
Food-Prozessor Kult X	www.wmf.com/de
Wasserfilter	www.ams-ag.de (Umkehrosmose)
Tribest Personal Blender	www.keimling.de/personal-blender.html

Meine ganz persönlichen Empfehlungen
Ganzheitliche Therapeuten   www.naturheilzentrum-buchweizenberg.de
(hier finden auch viele meiner Rohkost-Workshops statt)

Ganzheitliche Zahnmedizin, Detox   www.firstbiodent.de
(hier biete ich ergänzend Ernährungsberatung an)

GOTS Zertifizierte Kleidung: www.grundstoff.net
                                           www.avocadostore.de
                                           www.grueneerde.com/de
                                           www.hessnatur.com/de
                                           www.maas-natur.de

Rohkost-Zeitung: www.die-wurzel.de
Spirit-Portal: www.spiritmoment.de

Quellenangaben

Bücher
Norman W. Walker – „Täglich frische Salate erhalten ihre Gesundheit"
Robert O. Young – „Die pH-Formel"
Brian Clement – „Wunderlebensmittel"
Galina Schatalova – „Wir fressen uns zu Tode"
Dr. med. Barbara Hendel/Peter Ferreira – „Wasser & Salz - Urquell des Lebens"
Jörg Ullmann/Kirstin Knufmann – „Algen"
Brendan Brazier – „Vegan in Topform"
Jean-Claude Alix – „Es geht um Ihr Leben"

Websites:
www.organe.de
www.weizengras.de
www.zentrum-der-gesundheit.de
www.naehrwertrechner.de
www.renegraeber.de
www.j-lorber.de/gesund/bewegung/trampolin.htm

Danke!

Mein ganz besonderer Dank gilt meinem lieben Freund **Sven Rohark**, mit dem ich 2016 auf der Düsseldorfer Rheinwiese lag – den vorbeiziehenden Wolken nach hing – Datteln gefuttert und über die schönen Dinge des Lebens und über Rohkost gequatscht habe – und der mich mit dem Hein Verlag verkuppelt hat. Danke an den **Roh-Ark-Verlag** für die tolle Zusammenarbeit und die Möglichkeit, hier mein Buch veröffentlichen zu können. Danke an meine liebe Ina für die wundervolle Gestaltung dieses Buches – als ich anfing es zu schreiben, hatte ich keinen Schimmer davon, dass **Ina** solch ein Werk daraus zaubern wird. Ein liebes Danke auch an meine Freundin **Manu**, die mein Buch vor-lektoriert hat und vermutlich mein objektiv kritischster und liebevollster Fan ist. Außerdem ein liebes Danke an meine Zwillings-Elfen-Freundin **Uschi** – Danke, dass Du immer an mich geglaubt und meinen Weg so stark mit geprägt hast. Danke an meine liebe anmutige Spirit Moments **Nina** für Dein SEIN und den intensiven Austausch in allen Lebenslagen. Danke an das wundervolle **ALGE-Team** – vor allem an **Beate und Jürgen** – es ist so schön, bei einem so wertvollen und wegweisenden Projekt mitwirken zu dürfen. Danke an Winfried und Keimling für Euren tollen Support. Danke an biancodipuro – die meisten Rezepte von mir sind mit meinem schicken knallroten Puro Originale entstanden. Danke an das Naturheilzentrum Buchweizenberg, an **Klaus Wirges** – **Heike Fischbach** – **Jean-Claude Alix** – dass ich bei und mit Euch wachsen darf und die Rohkost am BwB mit Workshops integrieren darf. Jean-Claude – Deine Bücher haben mich seit Beginn meiner Transformation immer begleitet. Danke an **Dr. Hansjörg Lammers** – für die Zusammenarbeit und den immer interessanten Austausch. Danke an meine liebe Freundin **Britta Diana Petri** und an **Ingo Lienemann** – auf dass wir weitere tolle gemeinsame Projekte aushecken werden. Danke an **David** von der ALGE Mönchengladbach – der Dreh für den **Raw Summit Kongress 2019** war spitze. Danke an meine liebe Freundin **Simone**, die immer für mich da ist und die nun in Tampa/Florida ihren veganen „Coco`n`ice" Food-Truck – mit dem besten veganen Eis das ich kenne – verwirklicht. Danke an meinen Freund **Akki** für die vielen inspirierenden Gespräche – das Teilen der vielen Selbstversuche und das Wissen, man ist nicht allein mit „all dem". Danke an „**Massi-Restaurant-Düsseldorf**" – dass ich in Deiner Oase meinen Freunden mein Rawfood servieren darf und dass Du selbst immer so neugierig auf die rohvegane Vielfalt bist und Deine Kreativität auch in diese Richtung lenkst. Danke an meine Freunde **Schosch** und **Professorchen** – Ihr seid inzwischen auch wundervolle Raw Chefs. Danke an meine liebe Freundin **Jutta** – wir haben uns zusammen im Gourmet-Bereich seit den 80-er Jahren weiter entwickelt – es macht immer Spaß mit Dir zusammen zu kredenzen. Danke an meine süßen „Schneckis" **Alex** und **Moni** – und an meine „4 Freunde" – **Claudi** und **Ilo**. Danke an meine liebe **Tennis-Britta** für all Deine Neugierde und Vorfreude auf dieses Buch. Danke an die Messe **Rohvolution** und **Orkos** mit **Simon** – es macht immer Freude, mit Dir zu wuseln. Danke an **Michael Delias** und die Rohkost-Zeitung „**Die Wurzel**" – dass ich seit der Ausgabe 01/2017 mit Rezepten & Co. im Heft erscheinen darf. Danke an meinen Freund **Lars** – der mich in die Rohkost Potlucks eingeführt hat und durch den ich auch **Jenni Auer** kennenlernen durfte, die mich erstmalig in der Wurzel erwähnte (Ausgabe 04/2016). Danke an **Claus** „Zum Straugbinger" in Thailand/Bang Niang – meine „rohköstlich-asiatische Außenstelle", wo ich kredenzen und testen kann – und wo z.B. mein bekanntes Mango-Törtchen entstand. Danke an all meine Freunde, die mir so geduldig den Freiraum geben, dass ich dieses Buch neben all meinen anderen Projekten verwirklichen kann. Und ganz besonderen Dank meinem Mann **Alf** – dass Du mir immer den Rücken frei hältst und all meine Macken geduldig erträgst… Zu guter Letzt Danke an das **Universum**, dass ich all diese wundervollen Projekte in diesem Leben verwirklichen darf.

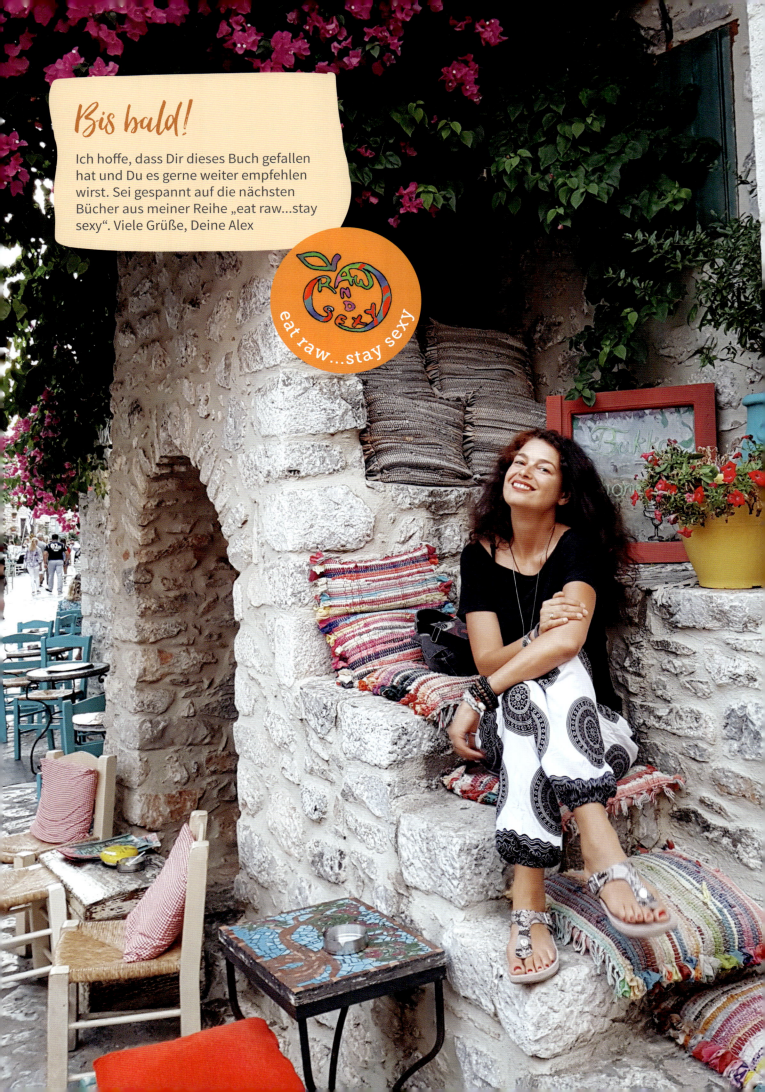

Bis bald!

Ich hoffe, dass Dir dieses Buch gefallen hat und Du es gerne weiter empfehlen wirst. Sei gespannt auf die nächsten Bücher aus meiner Reihe „eat raw...stay sexy". Viele Grüße, Deine Alex

REGISTER